Kinderanästhesie

F.-J. Kretz   F. Schier (Hrsg.)

Das Kind im Spannungsfeld zwischen Anästhesie und Chirurgie

Mit 65 Abbildungen und 19 Tabellen

Springer-Verlag
Berlin Heidelberg New York
London Paris Tokyo
Hong Kong Barcelona
Budapest

Dr. med. *F.-J. Kretz*
Klinik für Anästhesiologie und operative Intensivmedizin

PD Dr. med. *F. Schier*
Abteilung für Kinderchirurgie FU Berlin
Universitätsklinikum Steglitz
Hindenburgdamm 30
W-1000 Berlin 45

ISBN 3-540-53848-8 Springer-Verlag Berlin Heidelberg New York
ISBN 0-387-53848-8 Springer-Verlag Berlin Heidelberg New York

Die Deutsche Bibliothek – CIP-Einheitsaufnahme
Das Kind im Spannungsfeld zwischen Anästhesie und Chirurgie
: mit 19 Tabellen / F.-J. Kretz ; K. Eyrich (Hrsg.). – Berlin ;
Heidelberg ; New York ; London ; Paris ; Tokyo ; Hong Kong ;
Barcelona ; Budapest : Springer, 1991
   (Kinderanästhesie)
   ISBN 3-540-53848-8
NE: Kretz, Franz-Josef [Hrsg.]

Dieses Werk ist urheberrechtlich geschützt. Die dadurch begründeten Rechte, insbesondere die der Übersetzung, des Nachdrucks, des Vortrags, der Entnahme von Abbildungen und Tabellen, der Funksendung, der Mikroverfilmung oder der Vervielfältigung auf anderen Wegen und der Speicherung in Datenverarbeitungsanlagen, bleiben, auch bei nur auszugsweiser Verwertung, vorbehalten. Eine Vervielfältigung dieses Werkes oder von Teilen dieses Werkes ist auch im Einzelfall nur in den Grenzen der gesetzlichen Bestimmungen des Urheberrechtsgesetzes der Bundesrepublik Deutschland vom 9. September 1965 in der jeweils geltenden Fassung zulässig. Sie ist grundsätzlich vergütungspflichtig. Zuwiderhandlungen unterliegen den Strafbestimmungen des Urheberrechtsgesetzes.

© Springer-Verlag Berlin Heidelberg 1991
Printed in Germany

Die Wiedergabe von Gebrauchsnamen, Handelsnamen, Warenbezeichnungen usw. in diesem Werk berechtigt auch ohne besondere Kennzeichnung nicht zu der Annahme, daß solche Namen im Sinne der Warenzeichen- und Markenschutz-Gesetzgebung als frei zu betrachten wären und daher von jedermann benutzt werden dürften.

Produkthaftung: Für Angaben über Dosierungsanweisungen und Applikationsformen kann vom Verlag keine Gewähr übernommen werden. Derartige Angaben müssen vom jeweiligen Anwender im Einzelfall anhand anderer Literaturstellen auf ihre Richtigkeit überprüft werden.

Druck u. Verarbeitung: Ernst Kieser GmbH, 8902 Neusäß
2127/3140/543210 – gedruckt auf säurefreiem Papier

Statt eines Vorworts

„Das Kind im Spannungsfeld von Anästhesie und Chirurgie" – ein provokantes Thema. Von Anfang an steht das Kind im Spannungsfeld – zunächst in jenem von Hebamme und Gynäkologen, dann von Geburtshelfer und Pädiater, dann von Mutter und Vater, später von Schule und Elternhaus und im Falle einer Operation in jenem von Anästhesie und Chirurgie; an Spannungsfeldern besteht somit kein Mangel.

Der Physiker unterscheidet zwischen mechanischer und elektrischer Spannung. Unter mechanischer Spannung versteht man die bei Belastung eines elastischen Körpers auftretenden inneren Kräfte, die die ursprüngliche Form des unbelasteten Körpers wieder herzustellen versuchen. Die elektrische Spannung ist die Voraussetzung für das Fließen eines elektrischen Stroms und entspricht Energie, die aufgewendet werden muß, um die Ladung von einem Punkt des Feldes zum anderen zu bewegen.

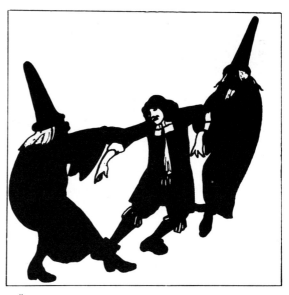

Abb. 1. Galenische Ärzte des 17. Jahrhunderts streiten um einen Kranken. (Nach Cabanès und Wittkowski)

VI   Statt eines Vorworts

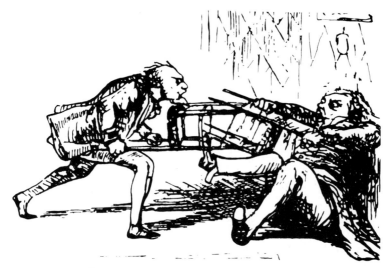

Abb. 2. Zwei Ärzte bei der Konsultation (Zeichnung von Joseph Louis Trimolet, 1812–1843)

Die Bilder, die sich aus diesen physikalischen Definitionen ableiten, passen nur schlecht zu dem, was hier mit Spannungsfeld gemeint ist. Eher kommen darin die psychologischen Aspekte zum Ausdruck; weniger die positiven: Spannung als erwartungsvolle Neugier, als Gespanntsein, als vielmehr die negativen: Spannung als Gereiztheit, als Ausdruck der Auseinandersetzung.

Diese Auseinandersetzung hat auch in der Medizin eine lange Tradition. Schon die galenischen Ärzte des 17. Jahrhunderts wurden beim kommerziellen Ringen um den Kranken in Karikaturen dargestellt (Abb. 1), und später dokumentierte der französische Zeichner Joseph-Louis Trimolet diese Szenen am Krankenbett in drastischer Weise (Abb. 2). Für diese unerfreuliche Auseinanderstzung hatte der Chronist, wenn ohnehin schon die Würfel über Krankheit und Wohlergehen gefallen waren, nur noch den bitteren nüchtern-trockenen Kommentar: „Über die Krankheit oder die Ursache des Todes jedoch gehen ihre Meinungen auseinander. Es entsteht ein Disput!" (Abb. 3).

Chronisten und Karikaturisten überzeichnen – und das ist auch ihr Beruf. Die alltägliche Praxis sieht – ohne unzulässig harmonisieren zu wollen – anders aus. Seit mehr als 2 Jahrzehnten gibt es eine erfreuliche Zusammenarbeit zwischen Kinderchirurgen und Anästhesisten, die erst die erfolgreiche Behandlung von Kindern jeder Altersgruppe – vom Frühgeborenen bis zum Schulkind – ermöglichen. Von ganz extremen Ausnahmen abgesehen, gibt es heute keine Erkrankung mehr, die eine Kontraindikation für eine Narkose darstellt und die deshalb die operative Behandlung eines Leidens unmöglich machen würde.

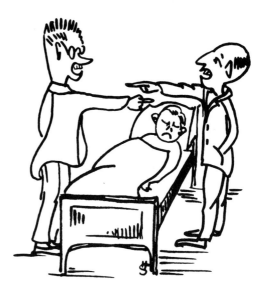

Abb. 3. Illustration zu Henry Fielding, *Tom Jones* (1749): „Über die Krankheit oder die Ursache des Todes gingen ihre Meinungen auseinander. Hierdurch entstand ein Disput. (Steinbart)

Bei dieser erfreulichen und vertrauensvollen Arbeit gibt es aber in der täglichen Praxis viele Fragen, die immer wieder kontrovers diskutiert werden und ungeklärt bleiben, weil klinische Studien hierzu meist fehlen. Dies war sicher auch der Grund dafür, daß sich soviele Anästhesisten, Chirurgen und Pädiater für dieses Symposium interessierten. Waren zunächst 350 Teilnehmer erwartet worden, so kamen letztendlich 1400, wobei die Faszination Berlins nach dem Fall der Mauer auch einen Teil zu dieser überaus regen Beteiligung beigetragen haben dürfte. Bedauerlicherweise hatte aber die große Teilnehmerzahl auch ihre Schattenseite: Die Diskussion litt unter der großen Zahl der Teilnehmer. Hätte da nicht mancher noch eine Frage aus seiner eigenen täglichen Praxis gehabt?

„Das Kind im Spannungsfeld von Anästhesie und Chirurgie" – ja, Spannungen entstehen nicht nur durch ungeklärte Fragen, sondern auch dann, wenn Partner sich gegenseitig überfordern. Der Kinderchirurg hat vom Anästhesisten ein sehr interessantes Bild (Abb. 4), das zeigt, was er von ihm erwartet, erbittet und erhofft. Der ideale Anästhesist muß vielarmig sein, den Kopf um 360° rotieren können, das Gedächtnis, das Auge, das Ohr des Chirurgen sein. Aber nicht nur das. Er hat Friedensstifter zwischen Operateur und Eltern zu sein, darf nur über einen kleinen Schrumpfmagen verfügen, soll aber eine Blasenkapazität von 10 l haben, muß schließlich auf Rollschuhen laufen können und gleichzeitig gesport sein. Abgesehen davon sollte er eine aktuelle kinderärztliche Bibliothek ersetzen mit Kenntnis aller Syndrome, Dosierungen, Labordaten, SI-Einheiten und ihren Umrechnungsformeln etc.

VIII Statt eines Vorworts

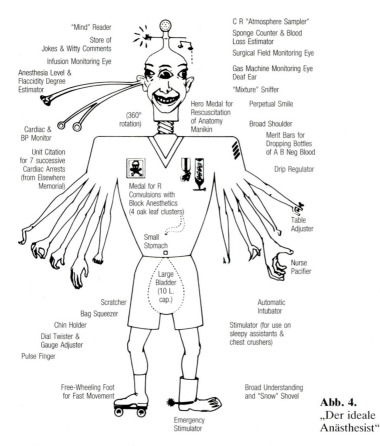

Abb. 4. „Der ideale Anästhesist"

Der Anästhesist hat natürlich auch ein Bild vom Kinderchirurgen, es ist leider noch nicht gezeichnet worden: er erwartet, daß der Kinderchirurg einen zuverlässigen Operationsplan erstellt, die Änderungen in Grenzen hält, daß er die Kinder zur präoperativen Visite schickt, sofern sie ambulant operiert werden sollen, daß er den Schnupfen des Kindes sieht und nicht übersieht, daß er blutverlustarm, schnell und schonend operiert, daß er den Sinn regionalanästhesiologischer Maßnahmen anerkennt, daß er nicht „sein Kind" schon verloren sieht, wenn es einmal postoperativ nachbeatmet werden muß und vieles andere mehr.

Fragen zu stellen, Antworten zu geben, Spannungen zu mindern, die Zusammenarbeit zu fördern – das war das Ziel des Symposiums. Vorträge und Diskussionen sind, um sie einem breiteren Publikum zugänglich zu machen, hier in einem Symposiumsband publiziert. Möge diese Publikation dazu beitragen, das gegenseitige Verständnis der Kinderchirurgen und Anästhesisten noch weiter zu verbessern.

Berlin, im Mai 1991

Prof. Dr. med. *J. Waldschmidt*
Prof. Dr. med. *K. Eyrich*

Inhaltsverzeichnis

A Kontroversen in der präoperativen Phase

1 Impfung, Narkose und Operation *(H.-W. Kreth)* . .   3
2 Unsere Verfahrensweise vor und nach Impfungen
  (W. Tischer, W. Raue und L. Wild)   10

  Diskussion zu den Beiträgen 1 und 2   12

3 Infektion, Operation und Narkose *(T. Fösel)*   16
4 Inzidenz und Schweregrad von hypoxämischen
  Episoden bei Allgemeinanästhesien von Kindern mit
  und ohne Infekt der oberen Atemwege
  (N. Rolf und C. J. Coté)   20

  Diskussion zu den Beiträgen 3 und 4   25

5 Prämedikationsmethoden unter dem Aspekt der
  Operationsplanung *(H. Hagemann und C. Dybus)* .   32
6 Aufklärung in der Kinderanästhesie
  und Kinderchirurgie *(E. Biermann)*   43
7 Ist die Anwesenheit der Mutter bzw. des Vaters bei
  der Narkoseeinleitung nützlich oder störend?
  (A. Streller und F. J. Kretz)   54

  Diskussion zu den Beiträgen 5–7   58

8 Voruntersuchungen aus anästhesiologischer Sicht
  (J. Holzki)   61
9 Voruntersuchungen aus kinderchirurgischer Sicht
  (F. Höpner)   65
10 Voruntersuchungen aus HNO-ärztlicher Sicht
   (H. Scherer)   68
11 Voruntersuchungen aus neurochirurgischer Sicht
   (K. Weigel)   70

12 Zur Notwendigkeit des EKG's vor operativen
Eingriffen bei Kindern *(J. von Walter)* 73

Diskussion zu den Beiträgen 8–12 79

B Kontroversen in der intraoperativen Phase

13 Grundzüge des Monitoring *(G. B. Kraus)* 91

14 Zentrale Venenkatheter, Blasenkatheter,
Magensonden, Drainagen – Nutzen und Risiko aus
kinderchirurgischer Sicht
(B. Willberg, S. Hosie und K.-L. Waag) 103

Diskussion zu den Beiträgen 13 und 14 110

15 Physiologische Prämissen: Hämoglobin, O_2-Sättigung,
O_2-Transport und O_2-Verbrauch im Kindesalter
(E. Kattner) 113

16 Fremdbluttransfusionen und blutsparende Methoden
im Kindesalter *(H. Gombotz* und *J. Stein)* 121

Diskussion zu den Beiträgen 15 und 16 131

C Kontroversen in der postoperativen Phase

17 Fühlen Neugeborene Schmerzen? *(P. Lemburg)* . . 135

18 Theoretische Grundlagen der Analgesieforschung
im Kindesalter *(W. Büttner)* 141

19 Postoperative Analgesie
(H. W. Striebel und *B. Gottschalk)* 152

20 Regionalanästhesie bei Kindern *(J. Biscoping)* . . . 165

Diskussion zu den Beiträgen 17–20 177

21 Postoperative Überwachung von Frühgeborenen
(M. Abel) 182

22 Indikationen zur postoperativen Beatmung nach
großen kinderchirurgischen Eingriffen *(K. Bunke)* . 185

Diskussion zu den Beiträgen 21 und 22 190

**D Neugeborenenreanimation
und Grenzen der Behandlungspflicht**

23 Grundzüge der Neugeborenenreanimation *(F. Frei)* . 199

Diskussion zu Beitrag 23 207

24 Das schwergradig fehlgebildete Neugeborene:
Die Grenzen der Behandlungspflicht
aus kinderchirurgischer Sicht *(B. Thomasson)*   209

25 Grenzen der Behandlungspflicht aus
kinderanästhesiologischer Sicht *(J. Holzki)*   219

Diskussion zu den Beiträgen 24 und 25   229

E Inhalationsanästhetika in der Kinderanästhesie

26 Erfahrungen mit Isofluran in der Kinderanästhesie
(J. Hausdörfer)   233

27 Differentialindikation von Halothan,
Enfluran und Isofluran in der Kinderanästhesie
(F. J. Kretz und K. Eyrich)   237

**F Kinderchirurgie und Kinderanästhesie
in der Dritten Welt**

28 Erfahrungen als Kinderchirurg in Thailand *(A. Jahn)*   247

29 Probleme der anästhesiologischen Versorgung von
Kindern in Ländern der „Dritten Welt"
(B. Kloss-Quiroga)   257

G Abstracts der freien Vorträge

Meinungsverschiedenheiten der Chirurgen und
Anästhesisten in der Notfallbehandlung des
Kleinkindes *(K. Wojciechowski, A. Budniewski,
T. Grotel, H. Nowak und S. Fechner)*   267

Steigert ein niedriger Hämoglobinwert die
postoperativen Komplikationen bei Säuglingen mit
Apnoen? *(W. Gangoly und G. Weber)*   268

Autologe Bluttransfusion bei Kindern mit offener
Herzoperation – Technik und Hämodynamik
*(J. I. Stein, H. Gombotz, B. Rigler, J. Berger,
C. Suppan und A. Beitzke)*   268

Pulsoxymetrie und Kapnographie in der
Kinderanästhesie – Vergleichende Untersuchungen
von Halothan/N_2O/O_2-Maskennarkosen und Ketamin
i. m. bei Herniotomien im Kindesalter
(T. Rosolski, C. Thiele und B. Richter)   269

Die Lungenmechanik der Exspirationsphase bei
beatmeten Kindern während einer Intubationsnarkose
(H. B. Simon, R. Schlimgen und T. DoKhac)   270

Die Stellung der malignen Hyperthermiediagnostik in
der langfristigen Anästhesie- und Operationsvorbereitung *(D. Olthoff* und *C. D. Meinecke)*   271

Die Intensivtherapie kritisch thermisch geschädigter
Kinder in der Akutphase – ein interdisziplinäres
Problem? *(D. Fichtner* und *K. Weißker)*   272

Das Neugeborene als kinderanästhesiologisches
Übungsobjekt – eine aktuelle Tatsache *(G. Habel)* . .   272

Das Kind beim ersten deutschen Kinderanästhesisten,
dem Berliner Chirurgen Dieffenbach *(G. Habel)* . . .   273

Maßnahmen zur Verhütung perioperativer
Psychotraumen bei Kindern mit ambulanten Eingriffen
(A. W. de Pay, H. J. Lindner, R. Humburg
und *S. Warth)*   273

Lokalanästhesie zur postoperativen Analgesie bei
kinderchirurgischen Routineeingriffen
(H. Giest, J. Giest und *H. Correns)*   274

Bedarfsangepaßte Analgesie im Kindesalter
(B. Schockenhoff, P. Hoffmann und *P. Lierz)*   275

Patientenkontrollierte Analgesie bei Kindern und
Jugendlichen: Ergebnisse einer randomisierten,
prospektiven Studie *(B. M. Lehn, C. B. Berde,
J. D. Yee, N. Sethna* und *D. C. Russo)*   276

Postoperative Analgesie im Kindesalter: Paracetamol,
Tramadol und Pethidin im Vergleich *(G. Krandick,
U. Hoffmann, S. Marr* und *M. Oberhauser)*   277

Beeinflußt die Tageszeit das Nüchternvolumen des
Magens von prämedizierten Kindern? Vergleichende
Untersuchungen bei oraler, rektaler und intra-
muskulärer Prämedikation *(G. Michaelis, D. Jooß,
J. Biscoping* und *G. Hempelmann)*   278

Die Wirkung einer Prämedikation und die
Möglichkeiten ihrer Beurteilung im Kindesalter
(K. Purtscher und *G. Weber)*   279

Anästhesiologische Probleme bei Kindern mit
medikamentöser Dauertherapie *(I. Seyfarth-Metzger)*   280

Leberteilresektion – konventionelle Verfahren vs.
Nd:YAG-Laser *(C. Philipp, V. Arendt, H.-P. Berlien*
und *J. Waldschmidt)*   281

Autorenverzeichnis

Prof. Dr. M. Abel
Institut für Anästhesiologie der Universität zu Köln,
Josef-Stelzmann-Straße, 5000 Köln

Dr. V. Arendt
Kinderchirurgische Abteilung, Univ.-Klinikum Steglitz,
Hindenburgdamm 30, D-1000 Berlin 45

Prof. Dr. A. Beitzke
Univ.-Kinderklinik,
Auenbruggerplatz 29, A-8036 Graz

Dr. C. B. Berde
Children's Hospital, Harvard Medical School,
Longwood Avenue, Boston/MA 02115, USA

Dr. J. Berger
Klinik für Anästhesiologie, Universität Graz,
Heinrichstraße 31, A-8010 Graz

Prof. Dr. H. P. Berlien
Fachgebiet Lasermedizin, Univ.-Klinikum Steglitz,
Hindenburgdamm 30, D-1000 Berlin 45

Dr. jur. E. Biermann
Berufsverband deutscher Anästhesisten,
Obere Schmiedgasse 11, D-8500 Nürnberg 1

Prof. Dr. J. Biscoping
Abt. für Anästhesiologie und operative Intensivmedizin,
Klinikum der Justus-Liebig-Universität,
Klinikstraße 29, D-6300 Gießen

Dr. A. Budniewski
Kinderchirurgische Abt. und Intensivstation des
Regionalkinderkrankenhauses Poznan,
ul Krysiewicza 7/8, PL-Poznan

Dr. K. Bunke
Abt. Kinderanästhesiologie und Intensivtherapie,
Klinikum Berlin-Buch,
Karower Straße 11, D-1115 Berlin-Buch

Dr. W. Büttner
Institut für Anästhesiologie
Marienhospital, Hölkeskampring 40, D-4690 Herne

Dr. H. Correns
Klinik für Anästhesiologie, Bereich Medizin (Charité) der Humboldt-Universität,
Schumannstraße 20/21, D-1040 Berlin

Dr. C. J. Coté
Department of Anesthesia, Massachusetts General Hospital,
Boston/MA 02114, USA

Dr. Thai DoKhac
Klinik für Anästhesiologie und operative Intensivmedizin
am Knappschaftskrankenhaus,
Dorstener Straße 151, D-4350 Recklinghausen

Dr. C. Dybus
Zentrum für Anästhesiologie, Medizinische Hochschule Hannover,
Konstanty-Gutschow-Straße 8, D-3000 Hannover 61

Prof. Dr. K. Eyrich
Klinik für Anästhesiologie und operative Intensivmedizin,
Univ.-Klinikum Steglitz,
Hindenburgdamm 30, D-1000 Berlin 45

Dr. S. Fechner
Kinderchirurgische Abt. und Intensivstation des
Regionalkrankenhauses Poznanz,
ul Krysiewicza 7/8, PL-Poznan

Dr. D. Fichtner
Abt. Kinderanästhesiologie und Intensivtherapie, Klinikum Berlin-Buch,
Karower Straße 11, D-1115 Berlin-Buch

Dr. T. Fösel
Institut für Anästhesie, Universität des Saarlandes,
Semmelweisstraße 5, D-6650 Homburg/Saar

Priv.-Doz. Dr. F. Frei
Kinderspital,
Römergasse, CH-4005 Basel

Dr. W. Gangoly
Institut für Anästhesiologie der Univ. Graz,
Auenbruggerplatz 29, A-8036 Graz

Dr. H. und J. Giest
Kinderchirurgische Abt., Bereich Medizin (Charité) der Humboldt-Universität,
Schumannstraße 20/21, D-1040 Berlin

Doz. Dr. H. Gombotz
Klinik für Anästhesiologie, Universität Graz
Auenbruggerplatz 29, A-8036 Graz

Dr. B. Gottschalk
Klinik für Anästhesiologie und operative Intensivmedizin,
Univ.-Klinikum Steglitz,
Hindenburgdamm 30, D-1000 Berlin 45

Dr. T. Grotel
Kinderchirurgische Abt. und Intensivstation des Regionalkrankenhauses Poznanz,
ul Krysiewicza 7/8, PL-Poznan

Dr. G. Habel
Abt. Kinderanästhesiologie und Intensivtherapie,
Klinikum Berlin-Buch,
Karower Straße 11, D-1115 Berlin-Buch

Priv.-Doz. Dr. H. Hagemann
Zentrum für Anästhesiologie, Medizinische Hochschule Hannover,
Konstanty-Gutschow-Straße 8, D-3000 Hannover 61

Prof. Dr. J. Hausdörfer
Zentrum für Anästhesiologie, Medizinische Hochschule Hannover,
Konstanty-Gutschow-Straße 8, D-3000 Hannover 61

Prof. Dr. G. Hempelmann
Abt. für Anästhesiologie und operative Intensivmedizin,
Klinikum der Justus-Liebig-Universität,
Klinikstraße 29, D-6300 Gießen

Dr. P. Hoffmann
Abt. Anästhesiologie und operative Intensivmedizin,
Allgemeines Krankenhaus Hamburg-Barmbek,
Rübenkamp 148, D-2000 Hamburg 60

Dr. U. Hoffmann
Abt. Anästhesie der Kinderchirurgischen Klinik im Dr. von Haunerschen Kinderspital der Universität München,
Lindwurmstraße 4, D-8000 München 2

Dr. J. Holzki
Anästhesieabteilung, Kinderkrankenhaus der Stadt Köln,
Amsterdamer Straße 59, D-5000 Köln 60

Prof. Dr. F. Höpner
Chefarzt der kinderchirurgischen Abt. des Städtischen
Krankenhauses München-Schwabing,
Kölner Platz 1, D-8000 München 40

Dr. S. Hosie
Abt. für Kinderchirurgie, Heinrich-Heine-Universität
Düsseldorf,
Moorenstraße 5, D-4000 Düsseldorf

Dr. R. Humburg
Ambulantes Operationszentrum Heilbronn,
Jörg-Ratgeb-Platz, D-7100 Heilbronn-Sontheim-Ost

Dr. A. Jahn
Chefarzt der kinderchirurgischen Abt., Kinderklinik
St. Marien,
Grillparzer-Straße 9, D-8300 Landshut

Dr. D. Jooß
Abt. für Anästhesiologie und operative Intensivmedizin,
Klinikum der Justus-Liebig-Universität,
Klinikstraße 29, D-6300 Gießen

Dr. Barbara Kloss-Quiroga
Fachärztin für Anästhesie und Intensivmedizin, stellvertr.
Leiterin der Zentralstelle für Gesundheit (im Aufbau)
der „Deutschen Stiftung für internationale Entwicklung"
D-1000 Berlin

Dr. G. Krandick
Abt. Anästhesie der Kinderchirurgischen Klinik im Dr. von
Haunerschen Kinderspital der Universität München.
Lindwurmstraße 4, D-8000 München 2

Priv.-Doz. Dr. G. Kraus
Institut für Anästhesiologie,
Universitätsklinik Erlangen-Nürnberg
Maximiliansplatz 15, D-8520 Erlangen

Prof. Dr. H.-W. Kreth
Univ.-Kinderklinik,
Joseph-Schneider-Straße, D-8700 Würzburg

Dr. F. J. Kretz
Klinik für Anästhesiologie und operative Intensivmedizin,
Univ.-Klinikum Steglitz,
Hindenburgdamm 30, D-1000 Berlin 45

Dipl.-Psych. B. Lehn
Dr. von Haunersches Kinderspital der Universität München,
Lindwurmstraße 4, D-8000 München 2

Prof. Dr. P. Lemburg
Univ.-Kinderklinik, Abt. Neonatologie,
Moorenstraße 5, D-4000 Düsseldorf

Dr. P. Lierz
Abt. Anästhesiologie und operative Intensivmedizin,
Allgemeines Krankenhaus Hamburg-Barmbek,
Rübenkamp 148, D-2000 Hamburg 60

Dr. H. J. Lindner
Ambulantes Operationszentrum Heilbronn,
Jörg-Ratgeb-Platz, D-7100 Heilbronn-Sontheim-Ost

Dr. S. Marr
Abt. Anästhesie der Kinderchirurgischen Klinik im
Dr. von Haunerschen Kinderspital,
Lindwurmstraße 4, D-8000 München 2

Dr. C. D. Meinecke
Klinik für Anästhesiologie und Intensivtherapie,
Liebigstraße 20 a, D-7010 Leipzig

Dr. G. Michaelis
Abt. für Anästhesiologie und operative Intensivmedizin,
Klinikum der Justus-Liebig-Universität,
Klinikstraße 29, D-6300 Gießen

Dr. H. Nowak
Kinderchirurgische Abt. und Intensivstation des
Regionalkrankenhauses Poznanz,
ul Krysiewicza 7/8, PL-Poznan

Dr. M. Oberhauser
Abt. Anästhesie der Kinderchirurgischen Klinik im
Dr. von Haunerschen Kinderspital,
Lindwurmstraße 4, D-8000 München 2

Prof. Dr. sc. med. D. Olthoff
Direktor der Klinik für Anästhesiologie und Intensivtherapie,
Karl-Marx-Universität,
Liebigstraße 20 a, D-7010 Leipzig

Dr. A. W. de Pay
Ambulantes Operationszentrum Heilbronn,
Jörg-Ratgeb-Platz, D-7100 Heilbronn-Sontheim-Ost

Dr. C. Philipp
Fachgebiet Lasermedizin, Univ.-Klinikum Steglitz.
Hindenburgdamm 30, D-1000 Berlin 45

Dr. K. Purtscher
Universitätsklinik für Kinderchirurgie,
Heinrichstraße 31, A-8010 Graz

Dr. W. Raue
Klinik und Poliklinik für Kinderchirurgie der
Karl-Marx-Universität,
Theresienstraße 43, D-7021 Leipzig

Dipl. med. B. Richter
Klinik für Anästhesiologie und Intensivtherapie der
Ernst-Moritz-Arndt-Universität,
Friedrich-Löffler-Straße 23, D-2200 Greifswald

Dr. B. Rigler
Chirurgische Univ.-Klinik, Auenbruggerplatz 29
A-8036 Graz

Dr. N. Rolf
Klinik und Poliklinik für Anästhesiologie und operative
Intensivmedizin, Westfäl. Wilhelms-Univ. Münster,
Albert-Schweitzer-Straße 33, D-4400 Münster

Dr. sc. med. T. Rosolski
Klinik für Anästhesiologie und Intensivtherapie der
Ernst-Moritz-Arndt-Universität,
Friedrich-Löffler-Straße 23, D-2200 Greifswald

Dr. D. C. Russo
Children's Hospital, Harvard Medical School,
Longwood Avenue, Boston/MA 02115, USA

Prof. Dr. H. Scherer
Direktor der HNO-Klinik, Univ.-Klinikum Steglitz,
Hindenburgdamm 30, D-1000 Berlin 45

Priv.-Doz. Dr. R. Schlimgen
Klinik für Anästhesiologie und operative Intensivmedizin
am Knappschaftskrankenhaus,
Dorstener Straße 151, D-4350 Recklinghausen

Priv.-Doz. Dr. B. Schockenhoff
Abt. Anästhesiologie und operative Intensivmedizin,
Allgemeines Krankenhaus Hamburg-Barmbek,
Rübenkamp 148, D-2000 Hamburg 60

Dr. N. Sethna
Children's Hospital, Harvard Medical School,
Longwood Avenue, Boston/MA 02115, USA

Dr. I. Seyfarth-Metzger
Abt. für Anästhesiologie und operative Intensivmedizin,
Städtisches Krankenhaus München-Schwabing,
Kölner Platz 1, D-8000 München 40

Dr. J. I. Stein
Univ.-Kinderklinik,
Auenbruggerplatz 29, A-8036 Graz

Dr. A. Streller
Klinik für Anästhesiologie und operative Intensivmedizin,
Univ.-Klinikum Steglitz,
Hindenburgdamm 30, D-1000 Berlin 45

Dr. H. W. Striebel, D.E.A.A
Klinik für Anästhesiologie und operative Intensivmedizin,
Univ.-Klinikum Steglitz,
Hindenburgdamm 30, D-1000 Berlin 45

Dr. C. Suppan
Univ.-Kinderklinik,
Auenbruggerplatz 29, A-8036 Graz

Dr. C. Thiele
Klinik für Anästhesiologie und Intensivtherapie der
Ernst-Moritz-Arndt-Universität,
Friedrich-Löffler-Straße 23, D-2200 Greifswald

Prof. Dr. B. Thomasson
Karolinska Institutet, Barnkir. klin.,
St. Görans sjukhus, S-11281 Stockholm

OMR Prof. Dr. sc. med. W. Tischer
Direktor der Klinik und Poliklinik für Kinderchirurgie der
Karl-Marx-Universität Leipzig,
Theresienstraße 43, O-7021 Leipzig

Dr. K.-L. Waag
Leiter der Abt. für Kinderchirurgie, Heinrich-Heine-
Universität Düsseldorf,
Moorenstraße 5, D-4000 Düsseldorf

Prof. Dr. J. Waldschmidt
Leiter der Abt. für Kinderchirurgie, Univ.-Klinikum Steglitz,
Hindenburgdamm 30, D-1000 Berlin 45

Dr. J. von Walter
Kinderkardiologie, Kinderklinik und Poliklinik der TU
München im Städtischen Krankenhaus München-Schwabing,
Kölner Platz 1, D-8000 München 40

Dr. S. Warth
Ambulantes Operationszentrum Heilbronn,
Jörg-Ratgeb-Platz, D-7100 Heilbronn-Sontheim-Ost

Dr. G. Weber
Institut für Anästhesiologie, Universität Graz,
Auenbruggerplatz 29, A-8036 Graz

Dr. K. Weigel
Neurochirurgische Klinik
Univ.-Klinikum Steglitz,
Hindenburgdamm 30, D-1000 Berlin 45

Dr. K. Weißker
Abt. Kinderanästhesiologie und Intensivtherapie,
Klinikum Berlin-Buch,
Karower Straße 11, D-1115 Berlin-Buch

Dr. Lena Wild
Klinik für Anästhesiologie und Intensivtherapie
der Karl-Marx-Universität,
Theresienstraße 43, O.-7021 Leipzig

Dr. B. Willberg
Abt. für Kinderchirurgie, Heinrich-Heine-Universität
Düsseldorf,
Moorenstraße 5, D-4000 Düsseldorf

Prof. Dr. K. Woijciechowski
Kinderchirurgische Abt. und Intensivstation des
Regionalkrankenhauses Poznanz,
ul Krysiewicza 7/8, PL-Poznan

Dr. J. D. Yee
Children's Hospital, Harvard Medical School,
Longwood Avenue, Boston/MA 02115, USA

A. Kontroversen in der präoperativen Phase

1 Impfung, Narkose und Operation

H. W. Kreth

Es gibt keine Impfungen ohne Nebenwirkungen. Die Nebenwirkungen sind allerdings meistens mild und von kurzer Dauer. Schwere Komplikationen mit bleibenden gesundheitlichen Schäden sind große Seltenheiten.

Schon aus forensischen Gründen sollten Impfungen möglichst weit vor einem Wahleingriff abgeschlossen sein, damit impfbedingte Nebenwirkungen nicht Anästhesie und Operation angelastet werden.

Im klinischen Alltag sieht es allerdings anders aus; hier ist es offenbar schwierig, die Termine richtig aufeinander abzustimmen. Immer wieder werden Kinder zu einem Wahleingriff stationär aufgenommen, wobei sich dann bei den Voruntersuchungen herausstellt, daß sie kurz vorher schutzgeimpft wurden. Wie soll man in solchen Fällen verfahren? Soll man den Eingriff um ein paar Tage verschieben oder soll man die Kinder wieder nach Hause schicken und nach 14 Tagen oder 4 Wochen oder gar noch später nach 3 Monaten wieder einbestellen? Hier fehlen klare Orientierungsrichtlinien. Bemerkenswerterweise wird dieser Aspekt in den Lehrbüchern der Pädiatrie und der Kinderchirurgie gar nicht behandelt. Auch in der anästhesiologischen Fachliteratur findet man unterschiedliche Angaben. So werden zwischen Impfungen mit Totimpfstoffen und Wahleingriffen Abstände von „wenigen Tagen bis zu 1 Woche" [1] und an anderer Stelle von „mindestens 2 Wochen" [3] empfohlen. Bezüglich Lebendimpfungen variieren die Angaben von „mindestens 14 Tagen" [13] bis zu „4–6 Wochen" [1, 3], wobei ausdrücklich darauf hingewiesen wird, daß das nur für unkomplizierte Impfverläufe gilt.

Was kann eigentlich passieren, wenn eine Impfung, sei es mit einem Tot- oder Lebendimpfstoff, kurz vor einem Eingriff durchgeführt wurde? Ist das Narkose- und Operationsrisiko erhöht? Drohen dem Kind Gefahren, insbesondere durch virale Impfstoffe? Oder ist „nur" der Impferfolg in Frage gestellt?

Ehe wir auf diese Fragen eingehen, wollen wir uns zunächst mit den Routineimpfungen und ihren Nebenwirkungen näher befassen. Dabei interessiert v. a., wann diese Nebenwirkungen normalerweise auftreten.

Nebenwirkungen nach Routineimpfungen

Totimpfstoffe

In Tabelle 1 sind die lokalen und systemischen Reaktionen aufgelistet, die bei amerikanischen Vorschulkindern innerhalb von 48 h nach *DPT*-, bzw. *DT-Imp-*

Tabelle 1. Nebenwirkungen innerhalb von 48 h nach Diphtherie-Pertussis-Tetanus- (DPT-) vs. Diphtherie-Tetanus- (DT-)Impfung). (Mod. nach Cody et al. [4])

	DPT (15752 Impflinge) [%]	DT (784 Impflinge) [%]
Lokale Reaktionen		
Rötung	37,4	7,6
Schwellung	40,7	7,6
Schmerz	50,9	9,9
Systemische Reaktionen		
Fieber $\geq 38\,°C$	46,5	9,3
Fieber $\geq 39\,°C$	6,1	0,7
Schläfrigkeit	31,5	14,9
Gereiztheit	53,4	22,6
Erbrechen	9,2	2,6
Anorexie	20,9	7,0
Anhaltendes Schreien	3,1	0,7

fung beobachtet wurden. Die Verträglichkeit der DT-Impfung ist gut. Da eine nicht geimpfte Kontrollgruppe fehlt, ist es fraglich, ob das leichte Fieber und die Allgemeinreaktionen wirklich in allen Fällen auf die DT-Impfung zurückzuführen sind.

Nach Gabe von DPT ist die Nebenwirkungsrate erheblich verstärkt (Tabelle 1). Ungefähr jedes zweite Kind hat Fieber. Hinzu treten verstärkte Allgemeinreaktionen wie Schläfrigkeit, gereizte Stimmung, Appetitlosigkeit, anhaltendes und zuweilen auffallend schrilles Schreien. In seltenen Fällen kann es auch zum Auftreten schwerer Impfkomplikationen kommen (schockähnliche Zustände, Krämpfe, Bewußtseinsstörung im Sinne einer Impfenzephalopathie). Über die Gefährlichkeit der Keuchhustenimpfung ist sehr viel publiziert worden. Es besteht heutzutage weitgehende Übereinstimmung darüber, daß die auf Pertussis zurückzuführende Enzephalopathie ein relativ seltenes Ereignis ist (Häufigkeit ca. 1:140000; Risiko bleibender zerebraler Schäden ca. 1:300000). Wichtig ist: Alle Nebenwirkungen und Komplikationen nach DPT-Impfung sind höchstwahrscheinlich toxisch bedingt; sie treten in enger zeitlicher Bindung an die Impfung auf und zwar innerhalb von Stunden bis 1–2 Tagen.

Es gibt keine subklinischen Verläufe einer Impfenzephalopathie, die sich erst später manifestieren.

Lebendimpfstoffe

Die *Polioschluckimpfung* ist eine gut verträgliche und äußerst risikoarme Impfung. Gelegentlich treten Fieber und leichte Durchfälle in den ersten Tagen auf. Eine Impfpoliomyelitis mit Lähmungen ist extrem selten (Häufigkeit $>1:1\,000\,000$).

Bei der Schluckimpfung ist eine Besonderheit zu beachten: Es ist die einzige Impfung in der BRD, bei der im Beipackzettel und im *Ärztemerkblatt* (Deutsches Grünes Kreuz) auf die mögliche Gefährdung im Rahmen einer Operation hingewiesen wird. Es heißt hier ausdrücklich: „An einer Schluckimpfung soll nicht teilnehmen, wer sich einem operativen Eingriff unterziehen muß (z. B. 2 Wochen vor oder nach einer Tonsillektomie)."

Diese Warnung beruht auf den Erfahrungen, die man zur Zeit der großen Polioepidemien machte: Die Entfernung der Gaumen- oder Rachenmandeln begünstigte offensichtlich das Auftreten der bulbären Form der Poliomyelitis [12]. Aus diesem Grunde haben sich die Deutschen Impfgremien (STIKO, DVV) veranlaßt gefühlt, auch weiterhin vor den Gefahren einer Adenotonsillektomie in unmittelbarem zeitlichen Zusammenhang mit der Schluckimpfung zu warnen.

Auch die *Masern-Mumps-Röteln-Impfung* (MMR), die heute für alle Kinder (Jungen und Mädchen) ab dem 15. Lebensmonat empfohlen wird, hat eine gute Verträglichkeit.

Bezüglich der Art und des zeitlichen Auftretens der möglichen Nebenwirkungen sei auf die Studie von Peltola und Heinonen (1986) verwiesen. Das ist eine an 581 finnischen Zwillingspaaren durchgeführte placebokontrollierte Doppelblindstudie, die verläßliche Aussagen über die wahre Inzidenz impfbedingter Nebenreaktionen erlaubt.

Wie Tabelle 2 zeigt, traten die hauptsächlichen Nebenwirkungen wie Fieber, Gereiztheit, Schläfrigkeit, Exanthem und Konjunktivitis in den ersten 14 Tagen nach Impfung auf. Das deckt sich ungefähr mit den Ergebnissen einer deutschen Studie, in der Nebenwirkungen nach Masern-Mumps-Impfung ausgewertet wurden [5]. Nebenwirkungen, die sich später als 14 Tage p. v. manifestieren, und die eindeutig auf die Impfung zurückzuführen sind, sind ausgesprochen selten.

Tabelle 2. Nebenwirkungen nach Masern-Mumps-Röteln-Impfung (MMR) bei 581 Zwillingspaaren (Mod. nach Peltola u. Heinonen [11])

	Unterschied[a] [%]	Manifestationszeitpunkt [Tage]
Lokales Erythem (>2 cm)	0,8	2
Mildes Fieber (≤38,5°C)	2,7	10
Mäßiges Fieber (38,6–39,5°C)	2,9	9
Hohes Fieber (≥39,5°C)	1,4	10
Reizbarkeit	4,1	10
Schläfrigkeit	2,5	11
Exanthem	1,6	11
Konjunktivits	2,1	10
Husten, Schnupfen	−1,5	9

[a] Zwischen MMR- und Placebogruppe.

Erhöhen vorangehende Impfungen das Narkose- und Operationsrisiko?

Mit Impfstoffen, insbesondere mit solchen, die Pertussis enthalten, werden dem Organismus pharmakologisch hochaktive Substanzen zugeführt.

So kommt es z. B. nach Injektion abgetöteter Bordetella pertussis Keime in Versuchstieren zur Ausbildung einer anaphylaktischen Schockbereitschaft [8]. Auch beim Impfling wurde eine erhöhte Histaminempfindlichkeit festgestellt [15]. Es wäre deshalb vorstellbar, daß bei frisch DPT-geimpften Kindern das Narkose- und Operationsrisiko erhöht ist. Das ist jedoch nicht der Fall. Es gibt in der ganzen Fachliteratur keine Hinweise dafür, daß bei frisch geimpften Kindern – gleichgültig, welcher Impfstoff verabreicht wurde – vermehrt Narkosezwischenfälle auftraten. Auch bei den Behring-Werken sind diesbezüglich keine Impfschadensmeldungen eingegangen (Frau Dr. U. Quast, persönliche Mitteilung).

Wie gefährlich sind Operationen während einer Virämie?

Auch nach Inokulation von abgeschwächten Viren kommt es zu vorübergehenden Virämien. Die Dauer der virämischen Phase ist jedoch unterschiedlich und vom Virustyp abhängig.

Nach Polioschluckimpfung scheint eine Virämie nur während der ersten 8 Tage nach der Impfung vorzukommen; sie scheint aber nicht immer vorhanden zu sein [6].

Nach Rötelnimpfung mit dem Impfstamm RA 27/3 wurde infektiöses Virus noch bis zum 14. Tag aus venösem Blut isoliert [10].

Über die exakte Dauer der Virämie nach Masern- bzw. Mumpsimpfung gibt es bisher keine systematischen Untersuchungen. Hier dürfte die Dauer der Virämie mit 7 bis höchstens 14 Tagen zu veranschlagen sein.

Theoretisch gesehen, könnte eine intra- und postoperative Abwehrschwäche die Vermehrung und Ausbreitung der attenuierten Viren im Organismus begünstigen. Die Folge davon wäre eine Zunahme atypischer Impfverläufe, insbesondere ein vermehrtes Auftreten der gefürchteten zentralnervösen Komplikationen.

Auf die offizielle Warnung vor Schluckimpfungen im zeitlichen Rahmen einer Adenotonsillektomie wurde bereits hingewiesen.

Seit Einführung der viralen Lebendimpfungen sind sicherlich Tausende von frisch geimpften Kindern notfallmäßig operiert worden. Glücklicherweise gibt es in der ganzen Fachliteratur bisher keine Mitteilungen über Impfkomplikationen durch abgeschwächte Viren, die in engem zeitlichen Zusammenhang mit einem operativen Eingriff auftraten. Das gilt auch für Polioschluckimpfungen und Adenotonsillektomien.

Obwohl Komplikationen also bisher nicht bekannt geworden sind, sollte dennoch weiterhin Vorsicht geboten sein. Wahleingriffe während der virämischen Phase einer Impfung sollten nach Möglichkeit vermieden werden!

Ist der Impferfolg durch Narkose und Operation beeinträchtigt?

Damit kommen wir zum Stichwort „postoperative Immunsuppression". Streß hat unzweifelhaft einen negativen Einfluß auf die Immunvorgänge unseres Körpers.

Über Veränderungen vielfältiger immunologischer Parameter nach Narkose und Operationstrauma ist bereits sehr viel publiziert worden (Übersicht bei [14]). Danach scheint die Suppression des T-Zellsystems im Vordergrund zu stehen, während die humoralen Immunfunktionen weitgehend unbeeinflußt bleiben. Je nach dem Ausmaß des chirurgischen Eingriffs und nach dem verwendeten Anästhetikum kann es bis zu 10 Tagen dauern, bis sich die Funktionen isolierter Blutlymphozyten wieder normalisiert haben.

Diese Befunde wurden ausschließlich bei älteren Erwachsenen erhoben. Es ist deshalb fraglich, ob die gefundenen Gesetzmäßigkeiten auch für junge Kinder zutreffen (Kinder besitzen ein viel aktiveres und regenerationsfreudigeres Immunsystem als Erwachsene).

Über die Impferfolge nach paraoperativer Immunisierung liegen für Kinder überhaupt keine und für Erwachsene nur sehr spärliche Untersuchungsergebnisse vor.

Erwachsene, die kurz vor einer Operation gegen Tetanus aufgefrischt wurden, zeigten im Vergleich zu Kontrollpersonen einen langsameren Anstieg der spezifischen Antikörper. Die Antikörpertiter waren auch insgesamt niedriger [2].

Erfahrungen aus der Veterinärmedizin deuten darauf hin, daß die Wirksamkeit von Schutzimpfungen mit Lebend- und Totimpfstoffen beim narkotisierten jungen Hund vermindert ist [7]. Hier fanden sich geringere Antikörpertiter und eine höhere Rate von Impfversagern im Vergleich zu den unbehandelten Kontrolltieren. Man kann daraus vorsichtig folgern, daß der Impferfolg auch beim paraoperativ geimpften Kleinkind wahrscheinlich nicht immer gewährleistet ist.

Im Zweifelsfall sollte der Impferfolg später serologisch kontrolliert werden.

Empfehlungen

Ich möchte mit folgenden Empfehlungen abschließen:

1. Bei dringender Indikation kann jederzeit operiert werden, ohne daß irgendwelche prophylaktischen Maßnahmen getroffen werden müssen. Die Gabe von Immunglobulinen zum Schutz vor abgeschwächten Viren ist nicht erforderlich.
2. Bei *Wahleingriffen* sollte nach Gabe von *Totimpfstoffen* ein *Mindestabstand von 3 Tagen* eingehalten werden. Nach Verabreichung von *Lebendimpfstoffen* sollte der *Mindestabstand 14 Tage* betragen.

Für diese Empfehlung gibt es folgende Gründe:
Wie oben dargestellt, treten die meisten Nebenwirkungen innerhalb eines Zeitraumes von 3 bzw. 14 Tagen nach Impfung auf. Die häufigste Nebenwir-

kung ist ein leichtes Fieber. Bei Frischgeimpften, also innerhalb von 3 bzw. 14 Tagen, kann es für den Anästhesisten ausgesprochen schwierig, wenn nicht gar unmöglich sein zu entscheiden, ob ein leichtes Fieber durch die vorangehende Impfung bedingt ist oder, unabhängig davon, auf einen interkurrenten Infekt zurückzuführen ist.

Ähnliche Empfehlungen wurden kürzlich auch von der British Pediatric Association veröffentlicht [9].

3. Impfungen in der unmittelbaren postoperativen Phase sind zu vermeiden; auch hier könnte ein Impffieber große differentialdiagnostische Schwierigkeiten machen.

In den allermeisten Fällen sind Impfungen in der unmittelbaren postoperativen Phase nicht notwendig. (Ausnahme: Eine bereits prä- oder intraoperativ begonnene Tollwutschutzimpfung.)

Ansonsten bestehen keine Einwände gegen Routineimpfungen, wenn die Operationswunde verheilt ist und sich das Kind vom Operationstrauma erholt hat, was meistens innerhalb von 2–4 Wochen nach der Operation der Fall ist.

4. Um die Impferfolge zu optimieren, sollten spezielle Indikationsimpfungen (z. B. Pneumokokkenimpfung bei verunfallten, splenektomierten Kindern) nicht direkt postoperativ, sondern erst 4 Wochen später durchgeführt werden.

Literatur

1. Ahnefeld FW, Dölp R, Kilian J (1984) Anästhesie. Kohlhammer, Stuttgart Berlin, S 98
2. Alieff A (1975) Der Einfluß von Operationen auf die Bildung des Tetanusantitoxintiters. Chirurg 46:132–134
3. Altemeyer K-H, Fösel T, Breucking E, Ahnefeld FW (1984) Narkosen im Kindesalter. Rüsch, Kernen Stuttgart, S 30
4. Cody CL, Baraff LJ, Cherry JD, Marcy SM, Manclark CR (1981) Nature and rates of adverse reactions associated with DTP and DT immunizations in infants and children. Pediatrics 68:650–660
5. Fescharek R, Quast U, Maass G, Merkle W, Schwarz S (1990) Measles-mumps vaccination in the FRG: an empirical analysis after 14 years of use. II. Tolerability and analysis of spontaneously reported side effects. Vaccine 8:446–456
6. Haas R (1965) Die Poliomyelitis und ihre Erreger. In: Haas R, Vivell O (Hrsg) Virus- und Rickettsieninfektionen des Menschen. Lehmanns, München, S 302–338
7. Mayr B, Hönig A, Gutbrod F, Wiedemann C (1980) Untersuchungen über die Wirksamkeit und Unschädlichkeit einer Schutzimpfung gegen Parvovirose bzw. Tollwut bei narkotisierten Hundewelpen. Tierärztl Prax 18:165–169
8. Munroz J, Bergmann RK (1968) Histamin sensitizing factors from microbial agents, with special reference to Bordetella pertussis. Bacteriol Rev 32:103
9. Nicoll A, Rudd P (eds) (1989) Manual on infections and immunizations in children. Oxford, Medical Publications, Oxford, p 254
10. O'Shea S, Best M, Banatvala JE (1983) Viremia, virus excretion and antibody responses after challenge in volunteers with low levels of antibody to rubella virus. J Infect Dis 148:639–647
11. Peltola H, Heinonen OP (1986) Frequency of true adverse reactions to measles-mumps-rubella vaccine. Lancet I:939–942
12. Poetschke G (1956) Zur Theorie provozierender und disponierender Faktoren bei der Poliomyelitis. Klin Wochenschr 34:284–291

13. Rügheimer E, Pasch T (1986) Vorbereitung des Patienten zur Anästhesie und Operation. Springer, Berlin Heidelberg New York Tokyo, S 438
14. Schmucker P, Hammer C, Peter K (1982) Postoperative Veränderungen des Immunsystems. MMW 124:948–950
15. Sen DK, Arora S, Gupta S, Sanyal RK (1974) Studies of adrenergic mechanismus in relation to histamine sensitivity in children immunized with Bordetella pertussis vaccine. J Allergy Clin Immunol 54:25–31

2 Unsere Verfahrensweise vor und nach Impfungen

W. Tischer, W. Raue und L. Wild

Zeitliche Abstände zwischen operativen Eingriffen einerseits und Schutzimpfungen andererseits sind aufgrund möglicher Interferenzphänomene, Änderung der Immunitätslage und somit Beeinflussung der Immunantwort notwendig. Es wird von chirurgischer Seite nicht immer auf die Erhebung einer exakten Impfanamnese geachtet.

Angeregt wurden wir zu diesem Beitrag nicht nur durch obengenannte Tatsache, sondern auch durch die in unserem kindermedizinischen Zentrum bestehende kritische Situation. Unsere 100 Jahre alte Klinik, unter deren Dach beide Disziplinen arbeiten, unterliegt einer ständigen Rekonstruktion. Die zahlreichen Bauarbeiten können eine höhere Kontamination v. a. mit Tetanussporen bedeuten. Außerdem besteht in den neuen Bundesländern in Zukunft eine andere Situation bei Schutzimpfungen. Die bisherige straffe Impfgesetzgebung erbrachte in der alten DDR Durchimpfungszahlen bis zu 97%. Ab sofort existieren keine Pflichtschutzimpfungen mehr. Rückgängige Durchimpfungsraten ziehen zwangsläufig Lücken in der kollektiven Immunität nach sich.

Wir erlauben uns deshalb, nach einem kurzen Überblick über die möglichen Immundepressionen in der perioperativen Phase einige Empfehlungen für die Praxis vorzuschlagen.

Bei jeder akuten chirurgischen Situation wird auf vorangegangene Impfungen keine Rücksicht genommen. Man muß sich jedoch vor Augen halten, daß eine Schutzimpfung 8–14 Tage vor einer Operation zu einer Immunsuppression führt und postoperativ Komplikationen begünstigen kann, insbesondere Infektionen und Wundheilungsstörungen. Bedingt ist das durch die Operation selbst und durch das Narkoseverfahren. Beide können eine Depression der zellulären und humoralen Immunität bewirken. Postoperativ findet sich ein Abfall der Lymphozyten, speziell der T_4-Helferzellen, bei ansteigender Leukozytenzahl. Dabei können Umfang, Dauer und Schwere der Operation das Immunsystem unterschiedlich stark beeinflussen.

Das Verhältnis zwischen B- und T-Lymphozyten bleibt unverändert. Der Transformationstest zeigt eine verminderte Reaktion auf unspezifische mitogene bakterielle Antigene im Vergleich zur präoperativen Phase. Besonders nach Thorako- und Laparotomie zeigt sich ein Abfall der Immunglobuline. Alieff konnte 1975 nachweisen, daß durch eine Operation die Tetanusantitoxinbildung im Tierversuch und bei Patienten nach einer Boosterung geringer war als bei Nichtoperierten. Bei Kontrollpersonen und nichtoperierten Tieren fanden sich deutlich höhere Titer.

Auch die Narkoseform und -dauer können in einer drastischen Reduzierung der T_8-Lymphozytensubpopulation resultieren (Stickl 1982). Die Stimulierbarkeit nach Halothannarkose nimmt ab, wie Bandoh und Fujita im Lymphozytentransformationstest nachweisen konnten. Da auch eine Schutzimpfung eine Abname der T_4-Helferzellen induziert, kann bei Nichtbeachtung eines Zeitabstandes die Immunitätslage gefährlich erniedrigt werden.

Bei freiwilligen Versuchspersonen zeigt eine Halothannarkose ohne nachfolgende Operation signifikante Einflüsse auf die Lymphozytentransformation. Außerdem fand man eine Beeinträchtigung der Phagozytosefähigkeit nach Halothan, nicht jedoch nach Neuroleptanalgesie. Ähnliche Einflüsse zeigten Barbiturate.

Für die Praxis resultieren daraus folgende Konsequenzen: Eine Operationstechnik wird kaum zu verändern sein, veränderte Narkoseverfahren können jedoch das Ausmaß der postoperativen Immundepression beeinflussen.

Auswirkungen von Schutzimpfungen auf das Immunsystem sind bekannt. Wie bereits erwähnt, können v. a. Lebendvakzine die T-Zellsubpopulation senken. Andererseits kann durch eine rechtzeitige Schutzimpfung die körpereigene Abwehr stimuliert und optimiert werden. Wir möchten die wesentlichen Punkte zusammenfassen und einige Empfehlungen für die Praxis geben:

1. Langdauernde Operationen, besonders die Eröffnung der großen Körperhöhlen, führen zu einer veränderten Immunitätslage. Diese Immunsuppression sollte nicht mit einer durch Schutzimpfung hervorgerufenen zeitlich zusammenfallen, da sonst die Gefahren postoperativer Komplikationen, insbesondere die Gefahr von Wundheilungsstörungen zunehmen.
2. Narkoseformen können unterschiedliche Immunsuppressionen induzieren, am ausgeprägtesten nach Halothan und Barbituraten, am geringsten bei Neuroleptanalgesie.
3. Schutzimpfungen sollten frühestens 3–4 Wochen nach Operationen wieder begonnen werden. Bei Gabe von Blut und Blutderivaten ist mit der Applikation von Lebendimpfstoffen 3 Monate zu warten.
4. Nach einer Impfung sollte bei einer geplanten Operation, einer Wahloperation, ein Intervall von 3–4 Wochen eingehalten werden.
5. Einer Operation sollten eine Überprüfung des Impfstatus und evtl. notwendige Auffrischungsimpfungen (v. a. bei Tetatoxoid) vorausgehen.
6. Nach der oralen Poliomyelitisimpfung werden viele Wochen lebende, wenn auch attenuierte Viren ausgeschieden. Besonders gefährdet sind nichtgeimpfte Patienten mit Immunsuppression (onkologischer Formenkreis) in der Umgebung des Impflings.
7. Clostridium tetani lebt als Saprophyt im Magen-Darm-Kanal. Vor entsprechenden Operationen sollte der Tetanusimmunstatus überprüft werden.
8. Es sollte humanes Tetanusantitoxin bei dringlichen Operationen und unvollständigem Impfschutz gegeben werden.

Diskussion zu den Beiträgen 1 und 2*

Waag (Düsseldorf):
Ich glaube, die beiden Vortragenden haben die ideale Kombination gefunden. Der eine hat vom klinischen Standpunkt aus argumentiert, und der andere hat die bisherigen Ergebnisse der Immundefizienz in die Diskussion gebracht, so daß die beiden Berichte des Komplexes hier zusammenkommen. Ich darf vielleicht auf die Unterschiede, was die Schwere des Eingriffes betrifft – was im letzten Beitrag auch angeklungen ist –, hinweisen. So kann man z.B. eine Herniotomie nicht mit einer Operation bei Peritonitis vergleichen.

Versmold (Berlin):
Zunächst mein Standpunkt als Pädiater generell: Die Ratschläge, die wir von Herrn Kreth gehört haben, haben ganz und gar die Unterstützung der Pädiater. Was wir bitte nicht aus diesen Regeln entnehmen sollen, ist, daß präoperative virale Infektionen so belanglos sind wie die Impfungen. Bei Kindern mit viralen Infekten sollten elektive Eingriffe zurückgestellt werden.

Daum (Heidelberg):
Wie so oft, zwei Redner, zwei Meinungen. Was mir aber fehlt, sind Statistiken aus denen hervorgeht, wie die Kinder geimpft wurden, wann sie geimpft wurden, wie groß die operativen Eingriffe waren. Erst durch eine solche Untersuchung bin ich in der Lage, Richtlinien festzulegen. Ich kann nicht sagen, es sei keine Meldung über einen Todesfall erfolgt. Das besagt überhaupt nichts. Das heißt nicht, daß ein Kind nicht gestorben ist. Also ich bestehe darauf, daß man erst eine sichere Aussage machen sollte, wenn eine Statistik vorliegt. Und das ist nicht der Fall. Herr Kreth hat zwar gesagt, daß in den nordischen Ländern irgendwelche Befunde erhoben wurden, aber das waren sicher keine Statistiken, sonst hätte er sie aufgeführt.

Tischer (Leipzig):
Vielleicht noch einige Bemerkungen zu unserem Beitrag. Man sollte das ganze Problem nicht so sehr von der Seite der Impfung betrachten, sondern mehr von der Seite des Kinderchirurgen. Bewiesen ist ja, daß die Operation und die Anästhesie eine immunsuppressive Wirkung haben. Warum soll ein Risiko

---

* Die Diskussionsbeiträge wurden den Diskutanten, soweit dies möglich war, zur Korrektur vorgelegt und von diesen authorisiert; Fragen aus dem Auditorium ohne Namensnennung wurden von den Herausgebern korrigiert.

eingegangen werden – auch aus forensischen Gründen? Auch wenn keine Impfkomplikationen auftreten, würde man sich Vorwürfe machen, wenn es postoperativ zu Wundinfektionen oder sonstigen Infektionen käme. Deshalb glaube ich doch, daß eine Impfung keine Bagatelle ist, sondern man sollte einen genauen Impfstatus erheben und die vorgeschlagenen Zeitdifferenzen einhalten, um solche Komplikationen zu vermeiden.

Waag (Düsseldorf):
Ich möchte zum Thema der verschiedenen Operationen eine Arbeit von Prof. Stickl (München) zitieren, die nachweist, daß nach Hydrozephalusoperationen das Immundefizienz 4–6 Monate anhält und damit für diesen Bereich völlig aus dem Rahmen der bisherigen Empfehlungen herausfällt. Das gleiche gilt für eine Splenektomie nach einem Trauma. Hier wäre interessant zu untersuchen, inwieweit es sinnvoll ist, in der 1. Woche nach Splenektomie eine Pneumokokkenimpfung durchzuführen. Ebenso ist bei der Peritonitis für 6–8 Wochen eine deutliche Immundefizienz nachzuweisen; während z. B. nach Thoraxoperationen, nach Operationen von Lippen-Kiefer-Gaumen-Spalten oder nach Herniotomien gemäß dieser Arbeit keine Immundefizienz nachzuweisen ist. Es ist sicherlich nicht unerheblich, wenn wir einerseits einen meßbaren Abfall der Immunabwehr durch die Impfung haben, andererseits auch einen Abfall der Immunabwehr durch die Narkose und Operation, so daß wir diese beiden Situationen zeitlich trennen sollten.

Kreth (Würzburg):
Darf ich dies kommentieren? Zuerst zu den Empfehlungen von Prof. Stickl. Sie sprachen gerade das differenzierte Vorgehen an, je nach operativem Eingriff. Ich möchte in diesem Zusammenhang noch einmal bekräftigen, was Prof. Daum gerade sagte: „Es gibt keine harten Fakten." Das gilt auch für die Zeitdauer der mutmaßlichen Immunsuppression nach unterschiedlichen operativen Eingriffen. Was Prof. Stickl schriftlich niedergelegt hat, sind reine Hypothesen. Richtet man sich im praktischen Vorgehen nach Hypothesen, kann das den klinischen Alltag sehr erschweren.

Tolksdorf (Aachen):
Herr Kreth, eine Frage an Sie: Sie sagten, daß bei den Behringwerken keine Impfsachadensmeldungen aufgetaucht sind im Zusammenhang mit Anästhesien oder Operationen. Das kann mehrere Ursachen haben. Zum einen, daß Narkose und Operation beim Auftreten von Impfschäden keine Rolle spielt. Andererseits kann es aber so sein, daß sich Kinderchirurgen oder Anästhesisten an bestimmte Fristen halten. Gibt es Zahlen dafür, wie dies im Zusammenhang mit der Impfung in der Bundesrepublik Deutschland gehandhabt wird? Ist es bekannt, an welchen Häusern welche Regeln herrschen?

Kreth (Würzburg):
Nein, darüber gibt es leider keine Daten. Die Empfehlungen an den einzelnen Häusern über die einzuhaltenden Mindestabstände variieren erheblich. Ich empfehle bei uns in Würzburg ein Mindestintervall von 3 Tagen für Totimpfstoffe und von 14 Tagen für Lebendimpfstoffe. An anderen Orten wird das ganz unterschiedlich gehandhabt, wobei die Empfehlungen meistens auf Hypo-

thesen beruhen. Der klinische Alltag wird erheblich erschwert, wenn eine Mutter mit Kind zu einem Wahleingriff von weither anreist und wegen einer vor 4 Wochen erfolgten Lebendimpfung wieder nach Hause geschickt wird. Natürlich kann man immer argumentieren, daß eine verläßliche Statistik fehlt. Aber die Amerikaner haben diesem Punkt in ihren Fachbüchern überhaupt keine Beachtung geschenkt. Auch in England sind durch eine Expertenkommission keine Nebenwirkungen beschrieben worden.

Auditorium:
Sie sagen, man dürfe 3 Tage nach einer Impfung mit Totimpfstoffen und 12 Tage nach einer Impfung mit Lebendimpfstoffen nicht operieren. Besteht nicht bei einem Unfall die Situation, daß man aktiv und passiv gegen Tetanus impft? Ist das Kind bzw. der Patient durch diese Impfung gefährdet? Umgekehrt: gefährdet die Operation und der Unfallstreß den Impferfolg?

Tischer (Leipzig):
Bei akuten Fällen gibt es keine Diskussion. Hier muß die Operation angeschlossen werden. Es handelt sich ja um die Frage bei Wahleingriffen. Wir müssen noch einmal die Anästhesisten fragen: Halothan soll doch zu einer Immunsuppression führen? Vielleicht könnte man in Fällen mit vorausgegangener Impfung eine NLA durchführen. Hierbei soll ja die Immunsuppression am geringsten sein.

Kreth (Würzburg):
Die Impfung direkt nach der Operation führt zu geringeren Antikörpertitern. Ich würde empfehlen, erst 4 Wochen später zu impfen.

Auditorium:
Noch einmal zur Auffrischung gegen Tetanus beim traumatisierten Patienten: Sollte man dazu einen reinen Tetanusimpfstoff oder einen mit Diphtherietoxoid kombinierten Impfstoff verwenden?

Kreth (Würzburg):
Wenn ich einem Unfallpatienten heutzutage Tetanustoxoid zur Auffrischung gebe, sollte ihm immer der Impfstoff Td, d. h. ein Tetanusimpfstoff, dem eine kleine Menge an Diphtherietoxoid beigemischt ist, verabreicht werden. Es ist nämlich wichtig, daß wir in unserer Population einen Schutz gegen Diphtherie aufrechterhalten. Der Impfstoff Td ist vorzüglich verträglich.

Dangel (Zürich):
Darf man einen Anästhesisten impfen, der dem Spannungsfeld zwischen Chirurg und Anästhesist ausgesetzt ist? Da kann ich Ihnen zum Schluß eine beruhigende Meldung mitteilen. Es gibt eine Arbeit, 1988 von Sief, der bei einer Untersuchung von einigen 100 Anästhesisten in keinem Fall eine Störung der Immunkompetenz fand. Es ist also nicht gerechtfertigt, 14 Tage vorher und nachher der Arbeit fernzubleiben.

Waag (Düsseldorf):
Vielleicht gestatten Sie mir ein kurzes Schlußwort. Beim letzten Punkt stimme ich mit ihnen überein. Bei einem Unfall, bei einer akuten Laparatomie besteht doch eine völlig andere Situation, auch juristisch. Sie haben von einer Wahl-

operation gesprochen. Wer zwingt mich denn, das Kind schon nach 3 Tagen zu impfen, dafür besteht doch überhaupt keine Notwendigkeit. Warum soll man damit nicht warten, bis das Kind ein paar Tage älter ist?

Zweitens: Sie haben einige Hypothesen gebracht, die Herr Stickl, der nun wirklich einer der besten Kenner der Materie ist, publiziert hat. Es fehlen tatsächlich große Statistiken, deshalb muß man sich auf Hypothesen stützen. Daher haben wir unsere Vorgehensweise als Vorschläge betrachtet. Die wesentlichen Punkte sind für die Lebendimpfung ja einheitlich: 2–4 Wochen vorher, 4 Wochen danach. Eine ganz entscheidende Sache wollten wir auch geklärt haben. Ein Patient mit fehlender Tetanusimmunität steht zur Laparatomie an. Machen wir die Impfung? Natürlich ja, mit passiver Tetanusimpfung, mit Tetanusantitoxin. Bei einer möglichen Kontamination sollte sie gemacht werden, wenn die Immunität unvollständig ist.

Wir haben aus Umfragen 1986 in der *Pädiatrischen Praxis* vernommen, daß viele kinderchirurgische Kliniken und Anästhesisten die bisher genannten Zeiträume von ungefähr 14 Tagen für Lebendimpfungen akzeptieren und dies auch praktiziert haben. Und nach dem, was wir heute hörten, ist die Empfehlung einzuhalten. Wir haben keinen Grund bisher, davon abzusehen. Die Toxoid-, also die Passivimmunisierung steht sicher hier auf einem ganz anderen Blatt. Ob diese, wie praktiziert, unmittelbar mit der Impfung von Tetanus kombiniert wird oder nach 3 Tagen oder auch nach 1 Woche gegeben wird, ist weniger eine Frage der wissenschaftlichen Diskussion als der Praktikabilität.

3 Infektion, Operation und Narkose

T. Fösel

Das mir gestellte Thema: „Infektion, Narkose und Operation" möchte ich auf die „banale Infektion" der oberen Luftwege eingrenzen, da sich hier am häufigsten Diskussionen zwischen dem Operateur und dem Anästhesisten, aber auch dem einweisenden Kinderarzt ergeben können.

Definition des „banalen Infektes" der oberen Luftwege

Nach Tait u. Knight [8] sollten mindestens 2 der folgenden Symptome zur Diagnose eines Infektes der oberen Luftwege vorhanden sein:
- Halsschmerzen,
- häufiges Niesen,
- „laufende" Nase,
- „verlegte" Nase,
- leichtes Krankheitsgefühl (Malaise),
- nicht produktiver Husten,
- Temperatur unter 38,0°C,
- Laryngitis.

Differentialdiagnostisch muß eine allergische oder vasomotorische Rhinitis ausgeschlossen werden. Meist zeigt sich bei diesen Krankheitsbildern ein klares, wasserähnliches Sekret aus der Nase.

Die Symptome eines Infektes der oberen Luftwege können auch durch Prodromi einer Maserninfektion hervorgerufen werden. Hier bringt eine gründliche Anamnese die besten Hinweise für die richtige Diagnose.

Man kann nicht mehr von einem „banalen" Infekt der oberen Luftwege sprechen, wenn zusätzlich Auskultationsbefunde über der Lunge wie Rasselgeräusche oder ein verlängertes Exspirium erhoben werden können. Auch bei Temperaturen über 38,5°C oder einem ausgeprägten Krankheitsgefühl liegt mehr als ein „banaler" Infekt vor.

Liegt nun nach der aufgeführten Diskussion ein „banaler" Infekt vor, ergibt sich die Frage, ob und wann man die Narkose zu einem Wahleingriff durchführen kann.

Interaktionen von Infekt und Narkose

In in vitro Untersuchungen läßt sich nachweisen, daß Anästhetika die Funktion von Granulozyten beeinflussen [5, 11], wobei die klinische Aussagekraft dieser Untersuchungen nicht endgültig feststeht. Außerdem verändert sich unter dem Einfluß einer Intubationsnarkose auch die Funktion des Flimmerepithels [7]. Klinisch bedeutend ist der Einfluß eines Infektes der oberen Luftwege auf die Atemwege. Jeder Infekt geht mit einem gewissen Schleimhautödem einher, was sich insbesondere bei kleinen Kindern auf den Atemwegswiderstand auswirkt. Besonders gefährdet sind Säuglinge, die ja bekanntermaßen Nasenatmer sind.

Die Reaktivität der Atemwege ist während und auch nach einem Infekt der oberen Luftwege erheblich gesteigert. Bei Erwachsenen zeigten Empey et al. [4] auf, daß bei einem Infekt der oberen Luftwege der Atemwegswiderstand bei Provokation mit Histamin um über 200% zunahm, während sich bei gesunden Probanden mit der gleichen Dosis von Histamin nur eine Steigerung von 30% erzielen ließ. Diese gesteigerte Reaktivität der Atemwege ließ sich eine Woche nach Abklingen des Infektes noch bei allen Patienten nachweisen. Ein Patient hatte sogar noch bis zu 6 Wochen nach Abklingen des Infektes eine erhöhte Reaktivität.

Auch der Hustenreiz, ausgelöst durch Inhalation von Zitronensäure, hatte eine viel niedrigere Auslöseschwelle bei Patienten mit Infekt. Durch Inhalation mit Isoproterenol oder Atropin ließ sich die Bronchokonstriktion, ausgelöst durch Histamin, unterdrücken. Atropin hob auch die Auslöseschwelle des Hustenreizes durch Zitronensäure auf eine Konzentration an, wie sie auch bei Gesunden vorlag.

Für Kinder ließ sich in einer Longitudinalstudie zeigen, daß die forcierte Vitalkapazität (FVC), die 1-Sekunden-Kapazität (FEV1) und die maximale exspiratorische Stromstärke während einer Infektion der oberen Luftwege abnahmen, dagegen blieb die totale Lungenkapazität unverändert [2]. Diese Befunde sprechen für eine Abnahme des Durchmessers der kleinen Atemwege und ein frühes „airway closure" mit Überblähung. Alle diese Prozesse waren reversibel, wie sich in einer Beobachtungszeit bis zu 4 Jahren ergab.

Klinische Studien über den Einfluß von Narkose auf einen Infekt

Tait u. Knight veröffentlichten 1978 [8] eine randomisierte, prospektive Studie über den Effekt einer Allgemeinanästhesie auf einen Infekt der oberen Luftwege. Zur Einführung von Paukenröhrchen vorgesehene 488 Kinder wurden in eine Gruppe, die sofort in einer Halothanmaskennarkose operiert wurde, und eine Gruppe, die 3 Wochen zurückgestellt wurde, unterteilt.

Diese beiden Kollektive wurden in jeweils 3 Untergruppen eingeteilt:

I: manifeste Infektion der oberen Luftwege.
II: symptomfrei, anamnestisch bis 3 Wochen zurückliegender Infekt.
III: symptomfrei, kein Infekt innerhalb der letzten 3 Wochen.

Bei Kindern, die eine Narkose erhielten, fand sich kein Unterschied in der Häufigkeit von Laryngospasmen, Arrhythmien oder Apnoen innerhalb der 3 Subgruppen. Bei einem Vergleich zwischen operierten und nicht operierten Kindern zeigte sich sogar, daß bei den operierten Kindern die Dauer der Symptome Halsschmerzen, „verlegte" oder „laufende" Nase oder Krankheitsgefühl signifikant kürzer war als bei nichtoperierten Kindern. Allerdings ist nichts über die Zusatzmedikation der operierten Kinder wie z. B. Paracetamol als Analgetikum berichtet.

Dieselbe Forschergruppe zeigte im Tierexperiment, daß die histopathologische Antwort eines mit Influenzaviren infizierten Frettchens durch eine Exposition mit Halothan nicht verändert wird, eine Enflurannarkose bewirkt jedoch verstärkt Nekrosen der Nasenschleimhaut. Die Influenzainfektion des Frettchens soll der humanen Influenzainfektion histopathologisch sehr ähnlich sein.

Für Intubationsnarkosen oder Patienten ohne chronische Mittelohraffektionen liegen keine prospektiven Studien vor. Fallberichte von McGill et al. [6], die über 11 Kinder zwischen 7 Monaten und 5 Jahren mit intraoperativ aufgetretenen schwerwiegenden Atelektasen im zeitlichen Zusammenhang mit manifesten oder durchgemachten Infektionen der oberen Luftwege berichten, oder von Campell [1], der eine Kasuistik einer intraoperativ aufgetretenen beatmungspflichtigen Hämophilus Influenza Pneumonie bei einem Säugling mit den präoperativen Befunden eines „banalen" Infektes publiziert, weisen doch auf einen zumindest zeitlichen Zusammenhang zwischen Infekten der oberen Luftwege und schweren, anästhesiologischen Komplikationen hin, ohne jedoch eine Inzidenz angeben oder auch eine Kausalität beweisen zu können.

Die bereits mehrfach zitierte Arbeitsgruppe um Taits u. Knight fand in einer retrospektiven Studie an einem nicht selektierten pädiatrischen Patientengut [10] eine 5fach höhere Rate an Broncho- oder Laryngospasmen bei Patienten, die innerhalb von 3 Wochen nach einem Infekt der oberen Luftwege eine Narkose erhielten. Demgegenüber traten während eines manifesten Infektes diese Komplikationen nicht häufiger auf als bei gesunden Patienten.

Für die unmittelbar postoperative Phase fanden sich bei Patienten, die während eines „banalen" Infektes für einen HNO-Eingriff eine Narkose erhielten, signifikant niedrigere O_2-Sättigungswerte, unabhängig, ob eine Masken- oder Intubationsnarkose vorausging [3]. Allerdings könnte diese Hypoxämie durch O_2-Gabe behoben werden, der weitere postoperative Verlauf war komplikationslos.

Konsequenzen aus den vorgestellten Studien

1. Narkosen zur Einlage von Paukenröhrchen weisen während eines „banalen" Infektes der oberen Luftwege keine höhere Komplikationsrate auf. Es erscheint also vertretbar, sie auch bei einem „banalen" Infekt durchzuführen.
2. Für alle anderen, elektiven Eingriffe empfiehlt sich eine Verschiebung um mindestens 3 Wochen nach Abklingen des Infektes.
3. Gerade Narkosen innerhalb der ersten 3 Wochen nach dem Abklingen eines Infektes scheinen besonders komplikationsreich zu sein. Durch die reagi-

blere Schleimhaut der oberen Luftwege reagieren diese Patienten häufiger mit Broncho- oder Larnygospasmen oder mit Apnoen.
4. Muß während oder auch bis zu 3 Wochen nach einem Infekt eine Narkose zu einem dringlichen Eingriff durchgeführt werden, empfiehlt es sich, wenn möglich, eine Intubation zu vermeiden. Bei Bronchospasmen ist eine entsprechende Therapie mit Anfeuchtung der Atemluft, Inhalation von β_2-Mimetika, Theophyllin oder eine Blockade der cholinergen Antwort durch Atropin einzuleiten. In der unmittelbaren postoperativen Phase muß die Oxygenation genau überwacht werden. Erst bei Auftreten klinischer Symptome ist eine Röntgenaufnahme des Thorax angezeigt.

Literatur

1. Campell NN (1990) Respiratory tract infection and anaesthesia. Anaesthesia 45:561
2. Collier AM, Pimmel RL, Hasselblad V, Clyde WA, Knelson JH, Brooks JK (1978) Spirometric changes in normal children with upper respiratory tract infection. Am Rev Respir Dis 117:47
3. DeSoto H, Patel RJ, Soliman IE, Hannalah RS (1988) Changes in oxygen saturation following general anesthesia in children with upper respiratory infection signs and symptoms undergoing otolaryngological procedures. Anesthesiology 68:276
4. Empey DW, Laitinen LA, Jacobs L, Gold WM, Nadel JA (1976) Mechanism of bronchial hyperactivity in normal subjects after upper respiratory tract infection. Am Rev Respir Dis 113:131
5. Hill GE, Stanley TH, Lunn JK et al (1977) Neutrophil chemotaxis during halothane and halothane N_2O in man. Anaesth Analog 56:696
6. McGill WA, Coveler LA, Epstein BS (1979) Subacute upper respiratory infection in children. Anesth Analog 58:331
7. Phadhana-anek S, Anger C, Bömmel T von, Deitmer T (1989) Die Reaktionen des Flimmerepithels des Respirationstraktes auf eine Intubationsnarkose. Laryngol Rhinol Otol 68:319
8. Tait AR, Knight PR (1987) The effects of general anesthesia on upper respiratory tract infection in children. Anesthesiology 67:930
9. Tait AR, Knight PR (1987) Intraoperative respiratory complications in patients with upper respiratory tract infections. Can J Anaesth 34:3
10. Tait AR, Du Boulay M, Knight PR (1988) Alterations in the course and histopathological response to influenca virus infection produced by enflurance, halothane and diethyl ether anesthesia in ferrets. Anesth Analg 67:671
11. Welch WP (1981) Halothane reversibly inhibits humans neutrophil bacterial killing. Anesthesiology 55:650

4 Inzidenz und Schweregrad von hypoxämischen Episoden bei Allgemeinanästhesien von Kindern mit und ohne Infekt der oberen Atemwege

N. Rolf und C. J. Coté

Die Frage, ob ein Kind mit einer banalen Infektion der oberen Atemwege gefahrlos eine Allgemeinnarkose für einen elektiven Eingriff erhalten kann, wird kontrovers diskutiert. Obwohl nur wenige prospektive Studien zu diesem Thema existieren, ist es weitverbreitete Praxis, bei diesen Patienten den Eingriff bis zur Symptomfreiheit zu verschieben. Die vorgestellte Studie soll zu mehr Klarheit auf diesem Gebiet beitragen, indem in einer prospektiven Studie an Kindern mit und ohne Atemwegsinfekt die Häufigkeit und der Schweregrad von Hypoxämiephasen während der Anästhesie verglichen wird.

Patienten und Methoden

Es werden Daten aus einer umfangreichen randomisierten, einfachblinden und prospektiven Studie zur Wertigkeit der Pulsoxymetrie und Kapnographie in der Kinderanästhesie dargestellt, über deren Ergebnisse bereits berichtet wurde (Coté et al., in Vorbereitung). Das Protokoll wurde von der Ethikkommission (Subcommittee on Human Studies) des Massachusetts General Hospital genehmigt, und die schriftliche Einverständniserklärung lag vor. Kinder mit kongenitalen zyanotischen Herzfehlern, mit Bronchoskopien und mit eitriger oder febriler Infektion (Temperatur >38,5°C) wurden von der Studie ausgeschlossen. Das Monitoring bei allen Patienten umfaßte: präkordiales Stethoskop, oszillometrische Blutdruckmessung, EKG, Temperatursonde, F_IO_2-Messung, Pulsoxymetrie und Kapnographie. Die O_2-Sättigung, das Kapnogramm, das EKG und das Plethysmogramm des Pulsoxymeters wurden mit einem kalibrierten Vierkanalschreiber mitgeschrieben. Bei jeder Narkose war ein zusätzlicher Anästhesist als unabhängiger Beobachter im Operationssaal, welcher jede intraoperative Auffälligkeit dokumentierte. Eine nichtfebrile Infektion der oberen Atemwege wurde entsprechend den Kriterien von Tait u. Knight (1987a) definiert. Hiernach war eine Kombination von mindestens 2 der folgenden Symptome erforderlich: 1. Kratzen im Hals, 2. Niesen, 3. Rhinorhö, 4. verstopfte Nase, 5. Abgeschlagenheit, 6. nichtproduktiver Husten, 7. Fieber bis 38,5°C und 8. Laryngitis; die Kombination von 1. und 5., 2. und 3., 3. und 6. oder 4. und 6. erforderte ein zusätzliches Symptom. Eine schwere Hypoxämie war definiert durch eine O_2-Sättigung (SpO_2) von weniger oder gleich 85% für mindestens 30 s, eine milde Hypoxämie war definiert durch eine $SpO_2 \leq 95\%$ für mindestens 60 s. Am Ende der Narkose atmeten die Patienten

4 Inzidenz und Schweregrad von hypoxämischen Episoden bei Allgemeinanästhesien

Tabelle 1. Demographische Daten

	Infekt	Kein Infekt
Anzahl (n)	30	372
Alter (Jahre)	4,5 ± 4,4	3,2 ± 3,3
Gewicht (kg)	19,8 ± 15,3	16,6 ± 13,3
Anästhesiedauer (min)	70 + 45	71 + 35

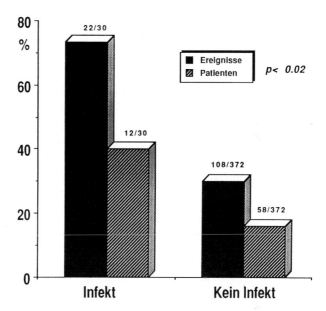

Abb. 1. Milde Hypoxämien bei Kindern mit und ohne Atemwegsinfekt; *dunkle Säulen:* relative Häufigkeit von Hypoxämiephasen; *gestreifte Säulen:* relative Häufigkeit von Patienten mit Hypoxämien

Raumluft, um sicherzustellen, daß vor der Verlegung in den Aufwachraum eine ausreichende O_2-Sättigung aufrechterhalten werden konnte. Die niedrigste SpO_2 und die Zeit bis zum Erreichen der niedrigsten SpO_2 in Raumluft wurden, wo möglich, dokumentiert.

Die beiden Gruppen wurden mittels „Fisher's exact test" verglichen.

Ergebnisse

Es wurden 402 Patienten in die Studie aufgenommen; davon war bei 30 eine Atemwegsinfektion zum Zeitpunkt der Narkose nachweisbar, und 372 waren symptomfrei. Das mittlere Alter und Gewicht sowie die mittlere Narkosedauer unterschieden sich nicht signifikant zwischen den beiden Gruppen (Tabelle 1). Bei 12 der 30 (40%) Patienten mit einer Atemwegsinfektion traten bei 22 (73,3%) milde Hypoxämien im Vergleich zu 108 (29%) milden Hypoxämien bei 58 der 372 (15,6%) symptomfreien Patienten auf. Dieser Unterschied ist statistisch signifikant ($p \leq 0,02$; Abb. 1). Bei 4 der 30 Kinder mit einer Atem-

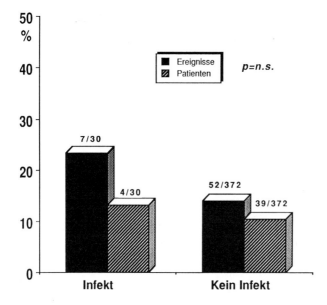

Abb. 2. Schwere Hypoxämien bei Kindern mit und ohne Atemwegsinfekt; *dunkle Säulen:* relative Häufigkeit von Hypoxämiephasen; *gestreifte Säulen:* relative Häufigkeit von Patienten mit Hypoxämien

wegsinfektion (13,3%) beobachteten wir 7 (23,3%) schwere Hypoxämien, während 52 schwere Hypoxämien (123,9%) bei 39 der 372 (10,4%) Patienten ohne Infekt auftraten. Dieser Unterschied bei den schweren Hypoxämien war nicht statistisch signifikant (p>0,05; Abb. 2). Der Mittelwert der niedrigsten SpO_2 unter Raumluft am Ende der Narkose betrug bei den Kindern mit einem Infekt 95,8 ± 0,8% und bei denen ohne Infekt 96,6 ± 0,8%. Die niedrigste SpO_2 in Raumluft wurde bei Kindern mit Infekt nach 66,3 ± 9,5 s und bei denen ohne Atemwegsinfekt nach 69,4 ± 11,1 s erreicht. Diese Unterschiede waren ebenfalls nicht signifikant (Abb. 3).

Diskussion

Anästhesisten sehen sich häufig mit dem Problem konfrontiert, bei einem Kind mit einem nichtfebrilen Infekt der oberen Atemwege eine Allgemeinnarkose durchzuführen oder die Operation zu verschieben. Es gibt mehrere Untersuchungen zu Komplikationen der Narkose und der verschiedenen anästhesiologischen Techniken bei Kindern mit Atemwegsinfekten.

In einer Studie von Koka et al. (1977) fand sich keine Korrelation eines Pseudokrupp nach Intubation und einer aktiven Infektion der oberen Atemwege. Der Nachteil dieser Studie ist im Fehlen einer geeigneten statistischen Analyse und der nicht genannten Anzahl von Kindern mit dichtsitzendem (d. h. kein Leck bei einem Beatmungsdruck von über 25 cm H_2O) Endotrachealtubus zu sehen. Die Kenntnis hierüber hätte die Daten in die eine oder andere Richtung verändern können.

Noch nach 7 Wochen nach einem Infekt der oberen Atemwege können spirometrisch Zeichen einer bronchialen Hyperreaktivität nachgewiesen werden (Empey et al. 1976; Collier et al. 1978).

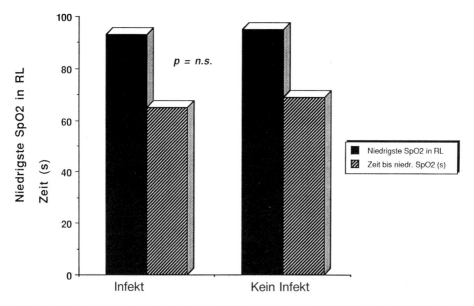

Abb. 3. Niedrigste mittlere O$_2$-Sättigung *(SpO$_2$)* unter Raumluft *(RL)* am Ende der Narkose *(dunkle Säulen)* und Zeit bis zum Erreichen dieser Sättigung *(gestreifte Säulen)* bei Kindern mit und ohne Atemwegsinfekt

In einer prospektiven Studie an 489 Kindern von Tait u. Knight (1987a) fand sich kein Unterschied in der Häufigkeit von Laryngospasmen zwischen Kindern mit oder ohne Atemwegsinfekt.

Ebenso ergab eine Untersuchung von Miller et al. (1989) keinen Unterschied in der Häufigkeit von perioperativen Hypoxämien und Laryngospasmen zwischen Patienten mit und ohne Atemwegsinfekt. Allerdings erfolgte bei dieser Untersuchung keine kontinuierliche Registrierung der SpO$_2$, und der Grenzwert zur Diagnose „Hypoxämie" betrug 90% für mindestens 2,5 min, so daß kurzfristige und leichtere O$_2$-Sättigungsabfälle nicht erfaßt wurden.

Demgegenüber fanden Liu et al. (1988) und Olsson et al. (1987) eine deutlich höhere Inzidenz von Laryngo- und Bronchospasmen bei Kindern mit einem Atemwegsinfekt. Hierbei schien der mechanischen Irritation der Atemwege, z.B. durch endotracheale Intubation, eine große Bedeutung zuzukommen (Olsson et al. 1987).

Unter Berücksichtigung der vorgestellten Ergebnisse und der zitierten Studien erscheint es gerechtfertigt, bei Kindern mit einem banalen, nichtfebrilen und nicht akut aufgetretenen Infekt der oberen Atemwege eine Allgemeinnarkose für kleinere chirurgische Eingriffe, z.B. Phimosenoperationen oder Herniotomien, durchzuführen. Jedoch muß bedacht werden, daß durch mechanische Irritation, etwa bei der endotrachealen Intubation, ein Bronchospasmus mit Hypoxämie ausgelöst werden kann. Die meisten Ereignisse, welche mit höherer Inzidenz bei Kindern mit einem Infekt auftraten, waren mit einer höheren Morbidität behaftet; eine möglicherweise erhöhte Neigung zu Hypoxämien im Aufwachraum kann leicht mit O_2-Insufflation behandelt werden (DeSoto et al. 1988).

Eine wesentliche Voraussetzung bei Allgemeinanästhesien von Kindern allgemein und von solchen mit einem Atemwegsinfekt im besondern ist allerdings das kontinuierliche pulsoxymetrische Monitoring.

Literatur

Collier RM, Pimmel RL, Hasselblad V et al (1978) Spirometric changes in normal children with upper respiratory infections. Am Rev Resp Dis 117:47–53

Coté CJ, Rolf N, Liu LMP, Goudsouzian NG, Ryan JF, Zaslavsky A, Gore R, Todres ID, Vassallo S, Polaner D, Alifimoff JK (in preparation) A single-blind study of combined oximetry and capnography in children. Anesthesiology

DeSoto H, Patel RI, Soliman IE, Hannallah RS (1988) Changes in oxygen saturation following general anesthesia in children with upper respiratory infection signs and symptoms undergoing otolaryngological procedures. Anaesthesiology 68:276–279

Empey DW, Laitinen LA, Jacobs L et al (1976) Mechanisms of bronchial hyperreactivity in normal subjects after upper respiratory tract infections. Am Rev Resp Dis 113:131–139

Koka BV, Jeon IS, Andre JM, MacKay I, Smith RM (1977) Postintubation croup in children. Anesth Analg 56:501–505

Liu LMP, Ryan JF, Coté CJ, Goudsouzian NG (1988) Influence of upper respiratory infection on critical incidents in children during anesthesia. Abstract IX World Congress of Anaesthesiolgists

Miller BE, Betts EK, Jorgenson JJ, Tiffany CL, Kay L, Schreiner MS (1989) URI and perioperative desaturation in children. Anesthesiology 71:A1170 (Poster Discussion)

Olsson GL et al (1987) Bronchospasm during anesthesia. A computer-aided study of 136 929 patients. Acta Anaesthesiol Scand 31:244–252

Olsson GL, Hallen B (1989) Laryngospasm during anesthesia. A computer-aided incidence study in 136 929 patients. Acta Anaesthesiol Scand 28:567–575

Tait AR, Knight PR (1987a) The effects of general anesthesia on upper respiratory infections in children. Anesthesiology 67:930–935

Tait AR, Knight PR (1987b) Intraoperative complications in patients with upper respiratory tract infections. Can J Anaesth 34:300–303

Diskussion zu den Beiträgen 3 und 4

Waldschmidt (Berlin):
Zwei Dinge, die ich ansprechen möchte, sind es, die mich auf das Podium rufen. Zum einen möchte ich den banalen Infekt ansprechen, zum anderen den Zeitraum von 3 Wochen im Beitrag von Herrn Fösel. Dazu muß ein Chirurg Stellung nehmen.

Zunächst einmal zu dem banalen Infekt. Was versteht man denn unter einem banalen Infekt? Ich finde, es ist völlig unwichtig, von einem banalen oder von einem anderen Infekt zu sprechen. Viel wichtiger ist es, von dem Stadium des Infekts zu sprechen. Wenn Sie einen beginnenden Infekt haben, und damit meinen wir doch im allgemeinen einen Virusinfekt, also Schnupfen oder dergleichen, haben wir zu unterschiedlichen Zeitpunkten nach wenigen Stunden, oft erst nach Tagen, abhängig von der Inkubationszeit der Viren, dann die Virämie. In diesem Stadium der Virämie ist man „kaputt" als Erwachsener, als Anästhesist, als Chirurg und auch als Kind. Diese Phase des Infekts ist ein sehr ungünstiger Zeitpunkt für eine Operation. Diese Kinder müssen wir aussortieren. Die Operation muß um einige Tage, nicht etwa um 3 Wochen, verschoben werden. Nun aber ist die Virämie vorbei, die Organotropie der Viren hat sich also bemerkbar gemacht, bei Poliomyelitis ist das Rückenmark, bei Hepatitis die Leber oder bei anderen Viren die Nase befallen. In dem Moment, wo die Nase läuft, ist das im Grunde völlig uninteressant. Denn dann haben wir keine Virämie mehr, dann ist allenfalls das Alter noch zu berücksichtigen. Es ist ganz klar, wenn eine Nase bei einem Säugling läuft, und Sie sind gezwungen, eine Maskennarkose zu machen, ist die Nase voll und Sie kriegen nichts hinein und nichts heraus. Wenn bei einem großen Kind die Nase läuft, ist das völlig uninteressant, da kann nichts mehr passieren, zumal, wenn man intubiert.

Damit komme ich zum nächsten Punkt, nämlich den Zeitraum von 3 Wochen. Ich verstehe überhaupt nicht, warum ein Zeitraum von 3 Wochen eingeräumt werden muß, wenn ein Kind einen Infekt hat. Das geht wirklich nicht in meinen Kopf hinein.

Fösel (Hamburg):
Die Zahl von 3 Wochen bezieht sich auf die Arbeit von Empey, die Ihnen ganz deutlich gezeigt hat, daß die Reaktivität der Atemwege innerhalb dieser 3 Wochen gesteigert ist. Damit haben wir als Anästhesisten zu tun; die erhöhte Reaktivität der Atemwege bereitet uns Probleme durch Bronchospasmen oder

Laryngospasmen. Diese Komplikationen können auftreten, jedoch nicht notwendigerweise in jedem Fall.

Wovon ich geredet habe, sind elektive Eingriffe. Unter einem elektiven Eingriff verstehe ich nicht unbedingt eine Leistenhernie. Eine Leistenhernie kann durchaus ein dringlicher Eingriff sein, z.B. nicht aber eine Retentio testis. Und ich sehe keinen Grund, warum man eine Retentio testis nicht 3 Wochen verschieben kann.

Den banalen Infekt wollte ich eigentlich in Anführungszeichen gesetzt haben. Es handelt sich nicht um einen banalen Infekt, sondern es ist eine generalisierte Infektion eben nicht nur der Nase. Es ist vielmehr eine Infektion, die sich auch in der Trachea und in den Bronchien abspielt, auch wenn wir da keine Symptome fassen können. Aber die Erfahrung zeigt, daß wir bei diesen Kindern sehr viel mehr Probleme bei der Narkose bekommen. Wir können nachweisen, daß zumindest die Rate der leichten Hypoxämien häufiger ist. Wir können aber auch sehen, daß eben die Rate der Bronchospasmen und Laryngospasmen häufiger ist. Die Zahl der extremen Zwischenfälle, bei denen die Kinder beatmungspflichtig werden, ist sicher extrem gering. Aber ich kann, wie gesagt, keinen Grund sehen, warum man ein Kind mit einem elektiven Eingriff einem solchen Risiko aussetzen sollte, selbst wenn die prozentuale Häufigkeit sehr, sehr niedrig ist. Ich behandle keine Statistiken, sondern einen Einzelpatienten.

Waldschmidt (Berlin):
Nun, da sind wir gleicher Meinung. Die Statistik ist für mich immer unwesentlich, wenngleich ich sie in diesem Fall doch einmal zitieren möchte. Denn Herr Rolf hat ja gerade eben gezeigt, daß die Bronchospasmen nicht häufiger aufgetreten sind: 2 gegenüber 1. Das kann ja noch nicht einmal in Promille angegeben werden bei diesen Zahlen. Ich möchte jetzt nicht, daß ein Dialog zwischen uns beiden entsteht. Aber eines möchte ich noch sagen. Zum Zeitpunkt des Naselaufens ist tatsächlich keine Gefahr mehr vorhanden. Die Festsetzung des Virus hat schon stattgefunden, es hat sich schon seinen Ort gesucht. Gibt es zusätzlich eine Manifestation, z.B. an der Leber, operieren wir natürlich nicht. Die 3 Wochen stören mich deswegen, weil bei den Kindern nach 3 Wochen oftmals der nächste Infekt schon da ist. Ich kann Ihnen viele Kinder zeigen, bei denen die Operation über lange Monate verschleppt worden ist, so daß wir dann nur noch die Komplikationen behandelt haben, sogar bei Hodenhochständen. Die Kinder sind in ein Alter gekommen, wo keine optimale Behandlung mehr durchgeführt werden konnte. Die Kinder gehen in Kindergärten bzw. -krippen. Da holen sie sich einen Infekt nach dem anderen. Sie sind praktisch nicht infektfrei zu bekommen. Insofern ist dieser Zeitraum von 3 Wochen wirklich illusorisch.

Fösel (Homburg):
Ich gebe gern zu, daß es Kinder gibt, die einen Infekt nach dem anderen bekommen. Und in diesem Fall muß man anhand des Einzelfalls diskutieren, ob und wann man die Operation durchführt. Wenn es sich um einen frisch durchgemachten Infekt handelt, kann ich nicht von meiner Meinung abrücken.

Dangel (Zürich):
Ich möchte, daß wir die Diskussion nun etwas geordnet weiterführen und nur die Punkte diskutieren, die angesprochen sind.

Herr Waldschmidt hat eine sehr gute Bemerkung gemacht. Operiert zu werden, wenn man einen Infekt hat, ist für das Kind unangenehm. Aber, Herr Waldschmidt, es geht ja nicht um die laufende Nase. Sie haben ja gehört, die Liste umfaßt ja viele Punkte, mindestens 2 sind gefordert worden; die laufende Nase ohne irgendein anderes Symptom gilt nicht als bemerkenswerter Infekt. Und auf die Problematik mit der Wartezeit müssen wir wohl noch einmal zu sprechen kommen. Es scheint nach den Ausführungen von Herrn Rolf klar zu sein, daß es falsch ist, eine Operation auf morgen zu verschieben oder auf übermorgen oder auf die nächste Woche, weil dann die Problematik genau die gleiche oder sogar verschärft ist. Dann soll man lieber sofort operieren unter Inkaufnahme von dem, was man eben erwarten muß. Es ist klar, Verschieben birgt die Gefahr, daß das Kind bei Wiederaufstellung längst den nächsten Infekt aufweist. Aber mit diesem Problem leben wir Kinderanästhesisten und Kinderchirurgen schon lange. Offenbar gibt es gar keine klaren, sturen, starren Regeln, sondern man muß sich eben den jeweiligen Verhältnissen des individuellen Kindes und dessen Familie anpassen.

Aber jetzt wollen wir die Diskussion weiterführen. Wir haben gesehen, es bedarf keines Labors und keiner Röntgenbilder. Ich möchte Sie fragen, Herr Fösel, bei der Grenze 38 °C oder 38,5 °C Fieber, steckt da soviel dahinter oder sind das einfach Werte, mit denen halt einmal gearbeitet wurde? Ich kenne Fälle, wo Kinder, wenn sie schreien oder sich aufregen oder stark zugedeckt sind, vorübergehend Fieber haben.

Fösel (Homburg):
Auch das kann man natürlich nicht als starre Zahl hinstellen. Es soll ein Anhaltspunkt sein. Auf jeden Fall gilt, daß man eine erhöhte Temperatur zumindest einmal kontrollieren muß. Wenn sich das aber über einen Zeitraum von 2 h bestätigt, so ist 38,5 °C sicherlich ein oberer Grenzwert; 38,0 °C ist sicher etwas zu niedrig. Die Wahrheit wird dazwischen liegen.

Dangel (Zürich):
Wir nehmen das auch als einzige Indikation, das Kind am Vorabend nicht nach Hause zu schicken, sondern wir behalten ein Kind, welches nichts anderes als eine laufende Nase und etwas Fieber hat, eben über Nacht. Wenn es am nächsten Morgen kein Fieber mehr oder nur weniger als 38 °C Fieber hat, wird es in der Regel operiert, wenn keine neuen Symptome aufgetreten sind. Ist Fieber überhaupt gefährlich, Herr Fösel? Es ist klar, Fieber erhöht den O_2-Bedarf, es vermindert die Hypoxietoleranz, und es besteht die Gefahr des weiteren Temperaturanstiegs während der Narkose und Operation unter unserer Vorsorge, das Kind nicht auskühlen zu lassen.

Fösel (Homburg):
Fieber ist für mich vor allem ein Symptom. Ich möchte wissen, was dahintersteckt. Natürlich ist der O_2-Verbrauch erhöht. In den Bereichen, von denen wir sprechen, also zwischen 37 und 38 °C, glaube ich aber nicht, daß dies sonderlich relevant ist.

Dangel (Zürich):
Nun, Kinder mit solchen Infekten haben nicht selten auch ein vielleicht nicht sehr schweres, aber doch ins Gewicht fallendes Defizit im Wasser- und Elektrolythaushalt. Sie erbrechen besonders häufig, sie haben eine Inappetenz, sie haben nur noch z. B. glukosehaltige Getränke getrunken und keine Elektrolyte mehr zu sich genommen. Gibt es da Vorsichtsmaßnahmen?

Fösel (Homburg):
Es sollte ja jedes Kind während der Operation eine Infusion mit Elektrolyten und Glukose erhalten. Über diese Zusammensetzung läßt sich sicherlich auch trefflich streiten. Damit kann man das Defizit ausgleichen.

Dangel (Zürich):
Es kommt ja noch hinzu, daß dieses Kind vor der Operation nüchtern bleiben muß. Wir halten uns deshalb bei diesen Kindern an besonders kurze Nüchternzeiten, die bei uns ohnehin nicht mehr als 3 h nach Trinken von klaren Flüssigkeiten betragen. Und wir stellen die Indikation zur Flüssigkeitszufuhr bei diesen Patienten während der Operation eher großzügig.

Ein interessanter Punkt, der von Herrn Fösel schon angesprochen wurde, ist das Atropin. Soll man diesen Kindern, die ein Durstgefühl haben, die schon trockene, gereizte Schleimhäute haben, die Fieber haben, wirklich noch Atropin geben? Bei uns in Zürich ist Atropin absolut kontraindiziert bei Kindern mit gereizten Schleimhäuten, wenn es nicht ganz harte sonstige Indikationen gibt.

Fösel (Homburg):
Die Gabe von Atropin möchte ich nur bei Auftreten von Symptomen eines Bronchospasmus empfehlen, aber sicherlich nicht zur routinemäßigen Vorgabe.

Dangel (Zürich):
Was man sonst noch hört als Indikation, wie Verminderung der Laryngospasmushäufigkeit usw., ist längst abgeklärt: Atropin und alle Vagolytika vermindern die Inzidenz von Laryngospasmus bei Ein- oder Ausleitung überhaupt nicht.

Daum (Heidelberg):
Zunächst eine Frage an Herrn Fösel. Sie haben gesagt, Sie brauchen sonst nichts, nur Ihre Hände oder einen Spatel, um zu sehen, wie schwer der Infekt ist. Mir ist bei dem Katalog aufgefallen, daß eines fehlt, nämlich ein Blick ins Mittelohr, ein Blick auf das Trommelfell. Wir können also den Katalog von 9 auf 10 Punkte erweitern. Dieses Beispiel, das sie angegeben haben – Einlegen eines Paukenröhrchens –, das fiel ja sowieso aus dem Rahmen. Denn diese Kinder haben ja meistens einen chronischen Infekt. Und hier geht es um den akuten Infekt oder den verzögerten Infekt oder den gerade abgeklungenen Infekt. Dabei müßte der HNO-Arzt sowieso operieren, denn erst dann geht die Temperatur herunter. Und der 2. Punkt, auf den ich aufmerksam machen möchte, ist, daß die Kinder, die Sie untersucht haben, älter als 4 Jahre waren. Die größten Komplikationen treten selbstverständlich bei Kindern im 3., 4. oder 5. Lebensmonat auf. Gewiß, die Gefahr eines Infekts ist in diesem Alter wegen der guten Abwehrlage nicht so groß. Treten aber Komplikationen auf,

bereiten gerade diese Kinder Probleme, nicht die älteren Kinder, sondern die jüngeren Kinder. Und wenn ich noch ein Krankheitsbild nennen darf, so ist dies das Krankheitsbild SIDS, das jeder kennt. Man fand heraus, daß diese Kinder, die 3, 4 oder 5 Monate alt waren, in 37% der Fälle an einem Infekt der oberen Luftwege erkrankt waren. Das heißt, es kann nicht ganz so ungefährlich sein, wie das hingestellt wird, daß man sagt, nun, wir operieren bei diesem Infekt. Wir in Heidelberg warten bei solch einem Infekt ab, und ich sehe keinen Grund, es nicht zu tun. Es sei denn, es ist ein akutes Ereignis, wo die Temperatur gar nicht mit dem Infekt zusammenhängt, sondern mit einer ganz anderen Sache. Denken Sie an eine Appendizitis oder was auch immer. Das ist eine andere Situation.

Dangel (Zürich):
Würden Sie, Herr Kollege, diese Regel noch etwas schärfer formulieren?

Daum (Heidelberg):
Man sollte zumindest noch in das Mittelohr hineinsehen, ob ein Mittelohrinfekt vorhanden ist; man sollte also die Liste vervollständigen. Das ist außerordentlich wichtig, weil im Zusammenhang mit einem Mittelohrinfekt die Tuba eustachii verschlossen ist. Außerdem wird diese meist durch eine vergrößerte Rachenmandel verschlossen. Das sind Dinge, die man unbedingt abklären sollte, bevor ein Kind auf den Operationstisch kommt. Der 2. Punkt: Man sollte auch bei dieser riesengroßen Statistik bei über 3000 Patienten Säuglinge mitberücksichtigen. Und ich möchte nochmals betonen: Säuglinge sind besonders gefährdet in der postoperativen Phase bei einem Infekt. Da sollte man vorsichtig sein und eine Operation lieber zurückstellen.

Dangel (Zürich):
Haben Sie etwas dazu zu sagen, Herr Fösel?

Fösel (Homburg):
Ich finde den Hinweis, man sollte das Ohr spiegeln, natürlich sehr wertvoll, insbesondere zur Abklärung erhöhter Temperaturen.

Auditorium:
Ich habe drei kurze Fragen zum effektiven praktischen Vorgehen an beide Referenten.

1. Geben Sie prophylaktisch allen Patienten, um die es hier geht, eine präoperative Inhalation mit den angegebenen Medikamenten, wenn die Operation nicht verschoben werden kann oder soll?
2. Sehen Sie die Labordiagnostik genauso kritisch, wenn wir die Verläufe der BSG, der Leukozytenzahl und des CRP betrachten, wenn das Kind gut einen Tag präoperativ in die Klinik kommt und damit beobachtet werden kann?
3. Glauben Sie nicht, daß je kleiner das Kind ist, je kritischer die Verengung der Radien in den Atemwegen ist und daß bei einem Kind mit einem manifesten banalen Infekt mit dem Wissen um die Hyperreaktibilität der Schleimhäute eine Maskennarkose sich eigentlich verbietet, oder anders ausgedrückt, daß eine prophylaktische Intubation nicht Komplikationen sicherer verhindern kann?

Fösel (Homburg):
Ich möchte zunächst auf Ihren letzten Punkt eingehen. Kinder unter 6 Monaten werden in jedem Fall bei uns intubiert. Die Empfehlung, nicht zu intubieren, bezieht sich auf größere Kinder, wobei das dann eine schwierigere Narkose ist. Ich denke z. B. an eine Maskennarkose evtl. in Kombination mit einer Regionalanästhesie, um eine gute Analgesie zu erreichen. Da möchte ich aber keine allgemeinen Empfehlungen aussprechen, sondern es muß eigentlich jeder das machen, was er am besten kann und womit er am besten vertraut ist.

Zu Ihrem 2. Punkt: Was ich ausdrücken wollte, war, daß die Leukozytenzahl für meine Entscheidung, ob ich dem Chirurgen antragen soll, dieses Kind abzusetzen oder nicht, keine Rolle spielt, sondern ich lasse mich ausschließlich von der Klinik leiten. Zu Ihrer 1. Frage: An unserer Klinik machen wir keine prophylaktische Inhalation.

Dangel (Zürich):
Wir kommen zur Narkosetechnik. Welche Allgemeinanästhesie soll man in so einem Fall durchführen, wenn die Operation doch durchgeführt werden soll bzw. muß? Gibt es neben der Regionalanästhesie Vorteile und Nachteile einzelner Techniken?

Rolf (Münster):
Bei den Zahlen wurde ja deutlich, daß zwar insgesamt wenig Bronchospasmen aufgetreten sind, aber deutlich mehr Bronchospasmen bei den Intubationsnarkosen aufgetreten waren. Von daher denke ich, daß, wenn es vermeidbar ist und keine anderen Gründe eine Intubation erzwingen (besondere Operationsart, Alter des Patienten etc.), eine Maskennarkose bevorzugt werden sollte.

Dangel (Zürich):
Wenn Sie an die Möglichkeit dieser Atemwegsprobleme denken, dann ist es Ihnen natürlich wohler, wenn das Kind intubiert ist. Wenn während des Eingriffs etwas passiert, weil die Narkose etwas zu oberflächlich ist, dann haben Sie mehr Probleme. Wir intubieren die Kinder nach genau gleichen Regeln, ob sie einen Infekt haben, ob sie einen Infekt bereits überstanden haben, ob sie einen chronischen Pseudokrupp haben oder ob sie ganz gesund sind.

Fösel (Homburg):
Ich möchte die Antwort von Herrn Rolf unterstützen, denn die Intubation ist schon einer der größten Reize, der auf die Trachealschleimhaut ausgeübt wird. Man kann dies nicht verallgemeinern, aber wenn es möglich ist und es sich um einen kurzen Eingriff handelt, sollte man die Maskennarkose bevorzugen.

Dangel (Zürich):
Es gibt eine Arbeit von Berry. Er hat untersucht, ob bei solchen Kindern mehr Probleme postextubatorisch auftreten und hat festgestellt, daß die Probleme der Intubation die traumatische Intubation oder der zu dicke Tubus sind und daß weder die Intubationsdauer noch die Tatsache, daß das Kind einen Infekt hatte oder nicht, einen Unterschied machten. Es ist ganz klar, daß die Extubation mit Problemen verbunden sein kann, nämlich den gleichen wie bei der Narkoseeinleitung.

Auditorium:
Ich habe zwei Fragen an den Herrn Rolf.
1. Bei welchen Kindern wurden die pulsoxymetrischen Messungen durchgeführt? Aus Ihren Altersangaben entnehme ich, daß Sie sowohl Säuglinge als auch größere Kinder untersucht haben. Aus eigenen Erfahrungen und aus dem, was Prof. Daum vorher sagte, muß ich eigentlich annehmen, daß es da Unterschiede geben müßte. Also meine Frage lautet: Wieviele Säuglinge haben Sie untersucht?
2. Man muß, glaube ich, durchaus unterscheiden, ob man ein kleines Kind vor sich hat oder ein größeres Kind, um eine Maskennarkose durchzuführen. Wie Herr Fösel sagt, kann man auf eine Maskennarkose ausweichen. Ich meine, das ist bei einem Säugling, und wir haben sehr viele Säuglinge im Alter von 2 oder 3 Monaten, die zu einer elektiven Hernienoperation kommen, nicht ohne weiteres möglich. Und wenn Sie die Vorbereitung und die Nachbereitungen eines Säuglings nehmen, ich gehe da also von Zeiten aus zwischen 30 min und 1 h, dann möchte ich den Anästhesisten sehen, der immer eine Maskennarkose durchführt.

Rolf (Münster):
Zum ersten Teil Ihrer Frage: Der jüngste Patient war 2 Tage alt, der älteste 17 Jahre. Das lag an der Definition, was Kinderchirurgie in Boston/Massachusetts ist. Dann haben wir versucht, die Zahlen altersmäßig aufzuteilen. Es waren nur 30 Patienten mit einem sog. banalen Infekt der oberen Luftwege anästhesiert worden.

Dangel (Zürich):
Ich möchte nur eine kurze Zusammenfassung geben. Diese Kinder brauchen eine gute klinische Untersuchung. Man muß die Risiken, die man eingeht, kennen und sich entsprechend verhalten, wenn man die Kinder dennoch operieren will, genauso wie man das muß, wenn ein Kind mit Infekt einen Notfalleingriff über sich ergehen lassen muß. Und ich glaube, aus dem, was wir an technischen Problemen erwarten dürfen, kann man sagen, das sind sicher keine Anästhesien für Anfänger.

5 Prämedikationsmethoden unter dem Aspekt der Operationsplanung

H. Hagemann und C. Dybus

Tarnow [31] hat es auf den Punkt gebracht, was alle Anästhesisten aus unterschiedlicher Perspektive seit langem wissen: „Die Prämedikation gehört zu den am wenigsten gelösten Problemen der Anästhesie." Dieser Satz hat vor allem seine Bedeutung in der Kinderanästhesie.

Grund dafür ist die in weitem Spektrum geführte und andauernde Diskussion um den Sinn und das Ziel einer Prämedikation, die bislang nicht restlos geklärte, besondere neurologische und psychische Situation des Kindes, das unsichere pharmakokinetische und pharmakodynamische Wirkspektrum vom Neugeborenen bis zum Schulkind, der Streit um die am wenigsten belästigende und sicherste Applikationsart und schließlich die differente Erwartungshaltung von Operateur und Anästhesist.

Ziel einer optimalen Prämedikation ist nach Dudziak [8]: Sedierung, Antiemese, Antihistaminwirkung und Vagusdämpfung. Nach Shou u. Atanssoff [30] sollte dazu gerade in der Kinderanästhesie die Anxiolyse in den Vordergrund gestellt werden.

Wie der von Tolksdorf [33] sogenannte „Thalamonal-Irrtum" gezeigt hat, müssen Sedierung und Anxiolyse nämlich keinerlei Zusammenhang haben.

Ob ein ruhiger Patient nun ein tief sedierter, möglichst schlafender Patient sein soll, oder ein angstfreier, kooperativer Patient, ist umstritten.

Wichtig unter dem Aspekt der Operationsplanung ist der Zeitpunkt, zu dem der Patient als „gut prämediziert" eingestuft werden kann. Das Dilemma liegt aber nicht nur in der Frage, was ein „gut prämedizierter" Patient ist, sondern auch darin, wie man es beurteilen soll.

Die beste Art der Beurteilung ist wohl die Selbstbeurteilung, die fällt aber bei Kindern weitgehend aus. Welche Art der Fremdbeurteilung (nach Doughty, Lindgren-Score nach Breitkopf-Büttner, visuelle Analogskalen nach Kretz [3, 7, 18, 22, 23]) für alle Formen der Prämedikation die klarste Beurteilungstendenz ergeben, wird noch diskutiert.

Theoretisch möglich, aber unpraktikabel wäre die Beurteilung der Prämedikation anhand der Streßparameter (z. B. Katecholaminspiegel).

Denn aus der Sicht von uns Anästhesisten geht es primär um eine sichere Narkoseeinleitung und -führung, also um Minimierung der Streßfaktoren, pharmakologisch ausgedrückt: In erster Linie um Vermeidung erhöhter Katecholaminausschüttung und ihrer Folgen. Ursache für eine Streßexposition ist aber nicht die Sicht des Anästhesisten, sondern des Kindes: Angst vor Unbekanntem, Angst vor der Operation oder, was Schmidt et al. bei Kindern im Vorschulalter als Priorität sieht: Trennung von den Eltern [29].

Zu der Wahl des Prämedikationsmedikamentes und der Beurteilung seiner Qualität nach diesen Kriterien kommt schließlich noch die Frage nach der geeigneten Applikation. Wichtig ist, daß nicht die Applikationsart dabei vom Kind als streßauslösend bewertet wird. Aus der psychischen Vorbereitung, aus der Wahl der pharmakologischen Prämedikation und aus der Applikationsform und dem Applikationszeitpunkt ergeben sich schließlich Qualität und Termin der Prämedikation. Hieraus entscheidet sich, ob ein streßbeladenes, ängstliches Kind oder ein kooperatives, angstfreies Kind zum richtigen Zeitpunkt den Operationssaal erreicht.

Man sieht, wieviel Einzelaspekte erforderlich sind, um dem Ziel einer für Kind, Anästhesist und Operateur optimalen Prämedikation nahezukommen.

Wenn aber trotz aller Bemühungen Eckenhoff [9] bei annähernd 20% aller Kinder in der postoperativen Phase Auffälligkeiten wie nächtliche Angstschreie, Enuresis und psychomotorische Unruhe, neue Angst vor Fremden und passagere Unkonzentriertheiten beobachten kann, muß man wohl Tarnows Formulierung noch überspitzen: Die Prämedikation ist ein ungelöstes Problem der Anästhesie.

Problemstellung

Erforderlich ist also ein Gesamtkonzept der kindlichen Prämedikation mit folgenden Gesichtspunkten: psychosoziale Führung ab der ersten Kontaktaufnahme, additiv pharmakologische Prämedikation mit dem Ziel der Anxiolyse. Dazu gehören: atraumatische Applikation, leichte Handhabung der Substanz für die Schwestern der Station, geringe Nebenwirkungen und minimale Sedierung, um die Prämedikation auf der Station zu ermöglichen.

Hilfreich für die gesamte Operationsplanung ist ein kurzer, verläßlicher Wirkungseintritt, eine ausreichende Wirkdauer (bei Operationsverzögerung) und eine ruhige, nebenwirkungsfreie Aufwachphase ohne Resedationsrisiko (Schwesternbetreuung möglich).

Nur bei Berücksichtigung *aller* Aspekte ist es möglich, das Kind aus dem Spannungsfeld seiner eigenen Angst (vor Unbekanntem, vor Schmerz), aus dem Spannungsfeld der Mutter-Kind-Beziehung (Trennung, Verlassen = Strafe) und dem Spannungsfeld Anästhesist – Operateur (Schnelligkeit der Übernahme von Station und Narkoseeinleitung, Qualität der Einleitungs- und frühen intraoperativen Narkosephase, Narkoseausleitung, postoperative Überwachung, Gesamtoperationsplanung) herauszunehmen.

Methode

Um eine Substanz auf die geforderten Eigenschaften zu überprüfen, ist ein Untersuchungsplan zu erstellen, der die Pharmakokinetik (Plasmakonzentration) und die klinische Wirkung (Score, Protokoll) beurteilt.

Name :													Datum:
										Gewicht :			
Geburtsdatum :										Dormicum Dosis :			

Zeitabstände		0	5	10	15	20	25	30	35	40	45	50	55	60
Uhrzeit/Einnahme	SCORE													
Angst : keine	3													
leichte	2													
merklich	1													
Erregung : keine	3													
leichte	2													
merklich	1													
NW Übelkeit														
Schwindel														
Sedierung : wach	1													
ruhig	2													
schläfrig	3													
schläft														
Sprache														
Doppeltsehen														
Motorik														
anterograde Amnesie														
Einleitung ruhig														
(Maske) leichter Widerstand														
starker Widerstand														
Einleitung ruhig														
(Punktion) leichter Widerstand														
starker Widerstand														
Blutspiegel														

Abb. 1. Prämedikationsprotokoll

Zur Erhebung vergleichbarer Parameter soll bei allen Kindern die klinische Beurteilung von der Applikation bis zur postoperativen Überwachung vom gleichen Beobachter ausgeführt werden. Zum interindividuellen Vergleich der klinischen Wirkung wird ein Score erstellt (s. Abb. 1).

Zur Untersuchung der Pharmakokinetik werden zu definierten Zeiten Plasmakonzentrationen ermittelt. Aus den Ergebnissen wird die Korrelation zwischen klinischen und pharmakologischen Parametern untersucht.

Im Vergleich zu einer früheren Arbeit [20] mit rektal appliziertem Brevimythal, untersuchten wir in dieser Studie insgesamt 48 Kinder im Alter von 2,5–15 Jahren, die in gestaffelter Dosierung oral Midazolam erhielten. Die Trinklösung bestand zu gleichen Teilen aus Midazolaminjektionslösung und Apfelsaft.

Da nach unseren klinischen Erfahrungen und der Literatur (Piepenbrock et al., Molter et al. [26, 25]) jüngere Kinder in der bislang gebräuchlichen Dosierung von 0,3 mg/kg/KG Midazolam unzureichend prämediziert waren, variieren wir die Dosis (s. Tabelle 1).

Die Staffelung der Dosis erfolgte, um dem sich verändernden Verhältnis von Extrazellularflüssigkeit zu Gesamtkörperwasser und damit der Abnahme des Verteilungsraumes für Pharmaka im Laufe der körperlichen Entwicklung Rechnung zu tragen.

Tabelle 1. Patientendaten und Dosierungen

Gruppe	I	II	III	IV
Alter [x Jahre ± SD] 7,2 ± 2,9	4,5 ± 1,1	6,3 ± 1,5	9,2 ± 2,9	
Geschlecht m./w.	10/2	10/2	10/2	9/3
Gewicht [x kg ± SD]	17,8 ± 1,5	23,2 ± 1,5	33,6 ± 8,2	27,8 ± 7,8
Dosierung [mg/kg]	0,4	0,35	0,3	0,35–0,4
Art der Eingriffe: Leistenhernie	3	3	1	2
Hodenverlagerung	1	4	5	6
Phimose	–	1	1	1
„groß"	6	3	2	1
Andere	2	1	3	2

Die Blutentnahmen zur Bestimmung der Plasmakonzentrationen erfolgten bei den Kindern alle 10 min bis zur Narkoseeinleitung.

Zur Erfassung der klinischen Wirkung wurde für jedes Kind ein Prämedikationsprotokoll angefertigt, das den Grad der Angst, Erregung bzw. Sedierung, Veränderungen von Visus, Motorik und Sprache sowie unerwünschte Nebenwirkungen erfaßte (s. Abb. 1). Sechs bis neun Scorepunkte entsprechen dabei einer guten bis sehr guten Prämedikationwirkung.

Ergebnisse

Die Plasmaspiegelmittelwerte aller untersuchten Kinder zeigen einen einheitlichen Verlauf (s. Abb. 2).

Bis 27 min nach Applikation steigen die Werte an, dann bildet sich bis zur 37. Minute ein Plateau, nach etwa 40 min fällt die mittlere Midazolamkonzentration bereits wieder ab.

Die Scoremittelwerte aller Altersgruppen zeigen einen kontinuierlich ansteigenden Verlauf (s. Abb. 3), der bis etwa 1 h nach Prämedikation anhält. Sieben Minuten nach oraler Applikation ist noch keine pharmakologische Wirkung zu erwarten, was auch in der niedrigen Plasmakonzentration zu diesem Zeitpunkt zum Ausdruck kommt. Nach 17 min zeigt sich ein Scoremittelwert von 5,1 Punkten, so daß eine leichte Wirkung jetzt zu erkennen ist. Diese verbessert

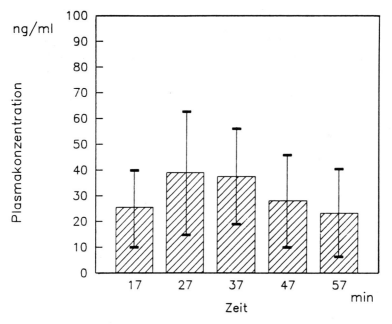

Abb. 2. Verlauf der Plasmakonzentration in Abhängigkeit von der Zeit (n = 34)

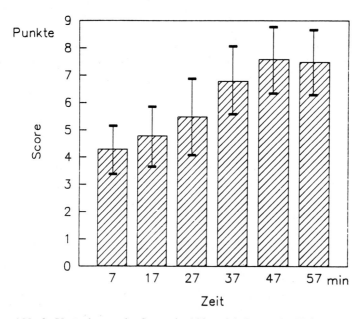

Abb. 3. Veränderung des Scores in Abhängigkeit von der Zeit

5 Prämedikationsmethoden unter dem Aspekt der Operationsplanung 37

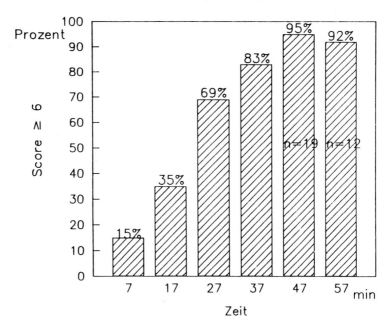

Abb. 4. Anteil der Kinder, die als „gut prämediziert" (Score > 6) bewertet wurden, in Abhängigkeit von der Zeit (n = 46)

sich nach 27 min auf 6,4 und nach 37 min auf 6,8 Punkte. Dieses entspricht nach dem Score einem weitgehend angstfreien und ruhigen Verhalten, so daß zu diesem Zeitpunkt bereits bei den meisten Kindern eine problemlose Narkoseeinleitung stattfinden kann.

In den 3 unterschiedlichen Gewichts- (Alters-)Gruppen finden sich hierbei keine signifikanten Unterschiede. Bei einem Score von etwa 6 Punkten findet in der Regel eine ruhige, problemlose Narkoseeinleitung bei einem angstfreien, wenig sedierten und kooperativen (z.B. venöser Zugang) Kind statt. Das bedeutet, daß hierfür die Zeitspanne ab etwa 25 min bis mindestens 1 h nach der Prämedikation zur Verfügung steht.

Das wird auch deutlich in der Abb. 4, in der der Anteil der Kinder dargestellt ist, der als „gut prämediziert" (Score ≥ 6) bewertet wurde.

Die Abb. 5 zeigt die interessante Korrelation von Plasmakonzentration und Score. Mit steigender Plasmakonzentration kommt es auch zu einer „besseren Prämedikationswirkung" in den ersten 27 min. Dabei entspricht der Wert der Plasmakonzentration von etwa 40 ng/ml nach unserer Erfahrung und entsprechend der Literatur [1, 16] einem Wirkspiegel für Anxiolyse und mäßiggradige Sedierung. Über eine etwa 10 min anhaltende Plateauphase der Plasmakonzentrationen divergieren dann die beiden Kurven bis zum Ende der Untersuchungszeit, d.h. bis zur Narkoseinduktion.

Aus den Plasmakonzentrationen kann also nicht – wie häufig in der Literatur geschehen – auf den zeitlichen Verlauf der klinischen Wirkung geschlossen werden.

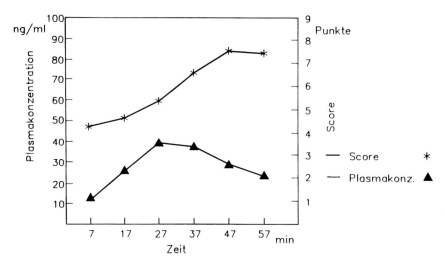

Abb. 5. Verlauf der Plasmakonzentration und Scoremittelwerte

Diskussion

Grundlage der Diskussion sollte der Prämedikationserfolg unter dem Aspekt der Operationsplanung sein. Voraussetzung ist natürlich eine sichere Narkoseeinleitung (aus der Sicht des Anästhesisten) bei einem toleranten, angstfreien Patienten (aus der Sicht des Kindes).

Sicher ist, daß sowohl die Wahl des Medikamentes als auch die Art seiner Applikation Einfluß auf alle Parameter bei der Beurteilung einer Prämedikationsqualität haben: Akzeptanz, Plasmakonzentration (Prämedikation oder Narkoseeinleitung?), Zeitpunkt des Wirkungseintrittes, Erhaltung der Prämedikationswirkung, Qualität der Narkoseeinleitung, Sicherheit der präoperativen Phase.

Die Akzeptanz der oralen und rektalen Applikation dürfte etwa gleich gut [4, 19, 28, 34] und den anderen Methoden überlegen sein. Im direkten Vergleich der Methoden erzielt die orale Applikation, was Pharmakokinetik und Qualität der Prämedikation angeht, eher Vorteile [10, 30, 32].

Die Plasmakonzentrationen sind selbstverständlich dosisabhängig, aber nach rektaler Applikation offensichtlich schwerer voraussehbar [1, 26, 27, 34] und bei gleicher Dosis rektal tendenziell höher [17, 27, 34]. Dabei wird vom Organisationsablauf (Ort der Prämedikation, Überwachung und Verantwortung) und juristisch die Frage interessant: Handelt es sich um eine Prämedikation oder um eine Narkoseeinleitung? Behne et al. sieht als kritische Grenze 100 ng/ml, denn bei höheren Werten waren einzelne Patienten nicht erweckbar [2]. Lauven u. Stoeckel zeigten bei schlafenden Versuchspersonen Werte um 150–350 ng/ml und bei bewußtlosen, nicht erweckbaren Versuchspersonen Werte um 500 ng/ml [21].

Für eine ausreichende Anxiolyse genügen Plasmakonzentrationen um 40 ng/ml [1, 25], wie sie etwa in unserer Studie erzielt werden. Der Zeitpunkt des Wirkungseintritts nach Applikation des Medikamentes und die Erhaltung der

Prämedikationswirkung sind für die Planung des operativen Programmes besonders wichtig. Ketamin rektal hat sicher den schnellsten Wirkungseintritt mit etwa 2–8 min [13, 20]. Hier handelt es sich allerdings um eine Narkoseeinleitung, es resultiert ein schlafendes Kind mit sehr niedriger Toleranzschwelle: Lärm, Berühren oder gar das Anlegen eines i. v.-Zuganges bringen das Kind sofort zum Strampeln oder Schreien. Eine Anxiolyse wird nicht erzielt.

Die rektale Midazolamapplikation hat ebenfalls sehr schnelle Wirkungseintritte zur Folge. Die Dosis ist aber umstritten [16, 19, 28, 29] und kann in höherer Dosierung ebenfalls zu Plasmakonzentrationen führen, die als Narkoseeinleitung zu deuten sind [4, 6, 16, 19].

In unserer Studie mit oraler Midazolamgabe waren nach 27 min etwa 70% und nach 37 min etwa 85% aller Kinder „gut prämediziert". Ganz entscheidend für die Operationsplanung ist der anhaltende Effekt der Prämedikationswirkung, der weit über die Erhaltung der Plasmakonzentrationen hinausgeht.

Bislang wurde grundsätzlich ein enger Zusammenhang von Plasmakonzentration und Prämedikationseffekt gesehen [2, 26, 27], auch wenn dabei erhebliche Variationsbreiten beschrieben werden [15].

Lediglich in den Arbeiten von Kanto u. Allonen und Chrevoisier et al. wird über den zeitgleichen Anstieg von Plasmakonzentration und Wirkung nach etwa 30 min, einem dann differenten Fortgang mit sinkenden Plasmaspiegeln und weiterbestehender Prämedikationwirkung bis zu 90 min berichtet [5, 14]. Das entspricht unseren Ergebnissen. Die Qualität der Narkoseeinleitung ist abhängig von der Streßverarbeitung des Patienten (die nicht mit der Streßexposition korrelieren muß) und seiner analgetischen und psychischen Toleranz. Die beim mit Midazolam prämedizierten Kind vorherrschende Anxiolyse führt zu einem echten Komfortempfinden des Kindes. Das wird ergänzt durch die analgetische Toleranz: Die meisten als „gut-prämediziert" eingestuften Kinder ließen sich ohne Diskussion und ohne Schmerzäußerung einen venösen Zugang legen. Die Sicherheit der präoperativen Phase muß ebenfalls bezüglich der Medikation und der Applikationsart gesehen werden. Die Sicherheit der Narkoseinduktion ist bei einem anxiolytischen, leicht sedierten und schmerztoleranten Kind unbestritten.

Die meist schlafenden Kinder nach rektaler Midazolamprämedikation erlauben ebenfalls eine risikoarme Narkoseinduktion, was aber oft schon als vorgezogene Narkose und nicht als Prämedikation zu werten ist [4, 6, 19, 27]. Damit ist die präoperative Sicherheit aber nur mit zusätzlicher Überwachung garantiert, der Organisationsablauf eher gestört.

Bleibt die Frage, inwieweit das (zeitlich ohnehin umstrittene) Nüchternheitsgebot durch eine orale Prämedikation unterlaufen wird oder schlimmer: besteht ein erhöhtes Aspirationsrisiko?

Nähere Untersuchungen konnten zeigen, daß bei oraler Applikation die Magensaftmenge und die Azidität im Gegensatz zu Nichtprämedizierten sogar sinken [11, 12, 24].

Bause zeigte speziell für Midazolam (oral appliziert), daß die für eine Aspiration als kritisch angesehenen Werte von über 0,4 ml/kg/KG Magensaft und einem pH unter 2,4 nicht erreicht werden [1].

Insgesamt kann man die orale Prämedikation mit Midazolam in der angegebenen, altersadaptierten Dosierung mit dem Ziel einer leichten Sedierung und guten Anxiolyse, oft (ca. 50%) kombiniert mit einer Amnesie der präoperativen Phase als ziemlich optimal ansehen:
- die Methode hat eine hohe Akzeptanz,
- erreicht zuverlässig lediglich sedativ und anxiolytisch wirkende Plasmakonzentrationen,
- Wirkungsbeginn und -erhaltung liegen bei 30–90 min,
- die Narkoseeinleitung ist bei den „gut prämedizierten" Kindern problemlos,
- die Sicherheit der präoperativen Phase ist unter allen Aspekten (Aspiration, Prämedikation – nicht vorgezogene Narkose) gewährleistet.

Unter dem Aspekt der möglichst variablen (Operationszeiten, Notfälle, Umstellungen) Operationsplanung ist Midazolam oral wohl derzeit damit die Methode der Wahl.

Zusammenfassung

Die Prämedikation ist auch heute noch ein ungelöstes Problem der Anästhesie, v. a. im Kindesalter.

Ziel und Sinn einer pharmakologischen Prämedikation sind bei den psychischen und neurologischen Besonderheiten umstritten, vor allem beim Säugling und Kleinkind.

Die Beurteilung der Prämedikationwirkung ist problematisch. Dazu kommen Fragen nach der komfortabelsten Applikationsart und der sichersten präoperativen Phase.

Da nirgendwo so variabel geplant werden muß, wie in der Kinderchirurgie, sind Wirkungseintritt und Erhaltung der Prämedikationswirkung bedeutsam.

Die vorgestellte Studie mit oraler Midazolamprämedikation versucht unter dem Aspekt der Organisationsplanung die Vorteile dieser Methode zu zeigen.

Hohe Akzeptanz, sichere Anxiolyse, keine Schlafinduktion bei den angegebenen Dosierungen, relativ schneller Wirkungseintritt, lange Erhaltung der Prämedikationswirkung, sichere präoperative Phase führen zu einer problemlosen und gut terminierbaren Narkoseeinleitung.

Die Gefahr einer Aspiration wird trotz oraler Applikation eher vermindert.

Literatur

1. Bause H (1986) Die orale Prämedikation. In: Tolksdorf W, Kretz FJ, Prager J (Hrsg) Neue Wege in der Prämedikation. Symposion Mannheim 1. März 1986. Ed. Roche, Basel, S 21–30
2. Behne M, Janshon G, Asskali F, Förster H (1989) Die Pharmakokinetik des Midazolam nach intramuskulärer Gabe. Anaesthesist 38:278–284
3. Breitkopf L, Büttner W (1985) Vergleichende Untersuchungen bei oraler und intramuskulärer Prämedikation von Kindern. Anästh Intensivmed 25:296
4. Bremerich D, Tolksdorf W, Nordmeyer U (1988) Orale vs. rektale Prämedikation mit Midazolam beim Kleinkind. DAK 8/4

5. Chrevoisier, C, Ziegler WH, Eckert M, Heizmann P (1983) Relationship between plasma concentration and effect of midazolam after oral and intravenous administration. Br J Pharmacol 16:51–61
6. Czorny-Rütten M, Büttner W, Finke W (1986) Rektale Gabe von Midazolam als Adjuvans zur Prämedikation von Kleinkindern. Anästhesist 35:197–202
7. Doughty AG (1962) Oral paediatric premedication in children: a controlled clinical trial of pecazine, trimeprazine and methylpertynol. Br J Anaesth 34:80
8. Dudziak R (19883) Anforderungen an Medikamente in der Prämedikation. In: Götz E (Hrsg) Midazolam in der Anästhesiologie. Internationales Symposium Darmstadt. Ed. Roche, Basel, S 167–172
9. Eckenhoff JE (1953) Relationship of anaesthesia to postoperative personality changes in children. Am J Dis Child 86:587–591
10. Feld LH, Urquhart ML, Feaster WW, White PF (1988) Premdication in children: oral vs. intramuscular midazolam. Anesthesiology 69/3A:745
11. Hjortsoe E, Mondorf T (1982) Does oral premedication increase the Risk of gastric aspiration? A study to compare the effect of diazepam given orally and intramuscularly on the volume and acidity of gastric aspirate. Acta Anaesthesiol Scand 26:505–506
12. Hoch HH (1986) Orale kontra intramuskuläre Prämedikation mit Atropin-Diazepam-Pethidin bei ambulanten Anästhesien im Kindesalter. Anaesthesiol Reanim 4:191–199
13. Hollm-Knudsen R,. Sjogren P, Laub M (1990) Midazolam und Ketamin zur rektalen Prämedikation und Narkoseeinleitung bei Kindern. Anästhesist 39:255–257
14. Kanto J, Allonen H (1983) Pharmacokinetics and the sedative effect of midazolam. Int J Clin Pharmacol Ther Toxicol 21:460–463
15. Klotz U (1988) Wirkungen und Nebenwirkungen der Benzodiazepine. Anästh Intensivther Notfallmed 3:122–126
16. Kraus GB, Gruber G, Knoll R, Danner U (1989) Pharmakokinetische Untersuchungen nach intravenöser und rektaler Applikation von Midazolam bei Kindern. Anaesthesist 38:658–663
17. Kretz FJ (1986) Rektale Narkoseeinleitung mit Midazolam im Kindesalter. In: Tolksdorf W, Kretz FJ, Prager J (Hrsg) Neue Wege in der Prämedikation. Symposion Mannheim, S 31–37
18. Kretz FJ (1986) Zur Beurteilung sedativ-hypnotischer und anxiolytischer Wirkungen von Pharmaka im Kleinkindesalter – Ergebnisse eines Expertengesprächs. In: Tolksdorf W et al (Hrsg) Neue Wege in der Prämedikation. Ed. Roche, Basel, S 47–56
19. Kretz FJ, Liegl M, Heinemeyer G (1987) Die rektale Narkoseeinleitung bei Kleinkindern mit Diazepam und Midazolam. Anästhesist 33:454
20. Kühn K, Hausdörfer J (1983) Prämedikation im Kindesalter. Springer, Berlin Heidelberg New York Tokyo
21. Lauven PM, Stoeckel H (1987) Hypnotisch wirksame Blutspiegel von Midazolam. Anaesth Intensivther Notfallmed 22:90–93
22. Lindgren L, Saarnivaara L, Himberg JJ (1979) Comparison of i. m. pethidine, diazepam and flunitrazepam as premedications in children undergoing otolaryngological surgery. Br J Anaesth 51:321
23. Lindgren L, Saarnivaara J,Himberg JJ (1980) Comparison of oral triclofos, diazepam and flunitrazepam as premedicants in children undergoing otolaryngological surgery. Br J Anaesth 52:283
24. Meakin G, Dingwall AE, Addison GM (1987) Effect of fasting and oral premedication on the pH and volume of gastric aspirate in children. Br J Anaesth 59:678–682
25. Molter G, Castor G, Altemayer F, Büch U (1989) Oral midazolam in the premedication of children. (2nd European Congress of Ped. Anaest, Rotterdam)
26. Piepenbrock S, Piepenbrock H, Kretz FJ (1983) Orale Prämedikation mit Midazolam bei Kindern. In: Schmidt ER, Haldemann G, Kreienbühl G (Hrsg) Zentraleuropäischer Anästhesiekongreß, Zürich 13.–17. Sept. 1983. Springer, Berlin Heidelberg New York, S 30–32
27. Saint-Maurice C, Meistelman C, Rey E, Esteve C, de Lature D, Olive G (1988) The pharmacokinetics of rectal midazolam for premedication in children. Anesthesiology 65:536–538

28. Saint-Maurice C, Esteve D, Holzer J, Gaudiche O, de Lature D, Hetzel W (1987) Bessere Akzeptanz der Maßnahmen zur Einleitung einer Narkose nach rektaler Prämedikation mit Midazolam bei Kindern. Anästhesist 36:629–633
29. Schmidt LR, Saile H, Holzki J, Heller R (1987) Die psychische Situation von Kindern vor der Operation. In: Scheer JW, Brähler E (Hrsg) Ärztliche Maßnahmen aus psychologischer Sicht – Beiträge zur medizinischen Psychologie. Springer, Berlin Heidelberg New York Tokyo
30. Shou J, Atanssoff P (1983) Prämedikation mit Midazolam in der Kinderanästhesie. Kinderarzt 3:326–329
31. Tarnow J (1984) Prämedikation. In: Die intravenöse Narkose. Springer, Berlin Heidelberg New York Tokyo (Klinische Anästhesiologie und Intensivtherapie, Bd 23)
32. Taylor MB, Vine PR, Hatch DJ (1986) Intramuscular midazolam premedication in small children. Anesthesia 41:21–26
33. Tolksdorf W (1986) Die Prämedikation im Kindesalter mit Midazolam. In: Tolksdorf W et al (Hrsg) Neue Wege in der Prämedikation. Ed. Roche, Basel, S 1–5
34. Tolksdorf W, Bremerich D, Nordmeyer U (1989) Midazolam zur Prämedikation von Kleinkindern. Ein Wirkungsvergleich zwischen der oralen und rektalen Applikation. Anästh Intensivther Notfallmed 24:355–361

6 Aufklärung in der Kinderanästhesie und Kinderchirurgie

E. Biermann

Aufklärungspflichten finden sich im Rechtsleben überall, so z. B. zwischen Käufer und Verkäufer, zwischen Anwalt und Mandant, zwischen Architekt und Bauherr.

Die Eingriffsaufklärung

Die Pflicht des Arztes zur Aufklärung beinhaltet eine Vielfalt verschiedener Informationen. Zwar nicht medizinisch, aber forensisch bedeutsam ist die Eingriffsaufklärung des Arztes, die einen besonderen Charakter hat. Die Rechtsprechung sieht den ärztlichen Eingriff als eine tatbestandsmäßige Körperverletzung an. Der Operateur, der zu Heilzwecken zum Skalpell greift, der Anästhesist, der ein Betäubungsverfahren durchführt, der Arzt, der Medikamente appliziert, auch oral, erfüllt nach der Rechtsprechung den objektiven Tatbestand einer Körperverletzung im zivil- wie strafrechtlichen Sinn. Zu seiner Rechtfertigung (Legitimation) bedarf auch der indizierte und lege artis durchgeführte Heileingriff der Einwilligung des Patienten. Nur eine wirksame Einwilligung – evtl. auch die „mutmaßliche Einwilligung" – des Patienten vermag den Eingriff zu rechtfertigen.[1]

Wirksam ist die Einwilligung des Patienten regelmäßig nur, wenn ihr eine Aufklärung durch den Arzt vorausgeht. Die Aufklärung soll dem Patienten eine wissensgetragene, „mündige" Entscheidung über den ärztlichen Eingriff ermöglichen. Mit Rücksicht auf das in Art. 1, 2 Grundgesetz garantierte Selbstbestimmungsrecht ist heute zwischen Ärzten und Juristen unumstritten, daß der Heileingriff der Einwilligung des Patienten nach Aufklärung bedarf.[2]

Aufklärung und Einwilligung sind also miteinander verbunden. Ist die Aufklärung Wirksamkeitsvoraussetzung der Einwilligung in die ärztliche Maßnahme, so ist derjenige aufzuklären, der die Befugnis hat, über den ärztlichen Eingriff zu entscheiden.

Damit ist die rechtliche Besonderheit in der Kinderanästhesie und Kinderchirurgie angesprochen: Sie haben es im Hinblick auf Einwilligung und Aufklärung nicht allein mit dem Patienten, sondern auch mit Dritten, den Personensorgeberechtigten, im Regelfall den Eltern, zu tun. Praktische Probleme erge-

---
[1] RGSt 25, 375 ff; RGZ 88, 433.
[2] BGHZ 29, 176; BVerfG NJW 1979, 1925.

ben sich oft daraus, daß den Ärzten die Eltern für die Aufklärung und die Einwilligung entweder überhaupt nicht oder jedenfalls nicht zeitnah zur Verfügung stehen.

Person des Einwilligungsbefugten und Aufklärungsbedürftigen

Der Grundsatz, daß der Patient in den Heileingriff einwilligt und dementsprechend aufzuklären ist, erfährt bei der Behandlung von Kindern Ausnahmen.

Das hängt mit dem Problem der Einwilligungsfähigkeit zusammen. Die Einwilligung in eine Heilmaßnahme erfordert keine Geschäftsfähigkeit im zivilrechtlichen Sinn, die unbeschränkt erst mit Vollendung des 18. Lebensjahres vorliegt. Maßgebend ist vielmehr die Einsichts- und Urteilsfähigkeit des Patienten. Bei Minderjährigen kommt es darauf an, ob der Patient nach seiner psychosozialen Reife die Bedeutung und Tragweite des geplanten Eingriffs und die damit verbundenen Risiken ermessen kann.[3]

Während bei volljährigen, erwachsenen Patienten – es sei denn, sie stehen unter Vormundschaft oder Pflegschaft – diese Einsichts- und Willensfähigkeit grundsätzlich angenommen werden kann, muß der Arzt bei einem Minderjährigen die entsprechende Befähigung überprüfen.

Minderjährige können nur dann selbst über den Eingriff entscheiden, wenn sie imstande sind, Art, Bedeutung, Folgen und mögliche Nebenwirkungen zu verstehen. Nach einer Faustregel liegt die Grenze, an der diese Willensfähigkeit beginnt, etwa beim 14. Lebensjahr.[4] Minderjährige unter 14 Jahren sind nicht, Minderjährige kurz vor Vollendung des 18. Lebensjahres regelmäßig schon einwilligungsfähig.[5] Bei geringfügigen Eingriffen wird der Minderjährige schon früh ein selbständiges Entscheidungsrecht haben, wenn er die für ihn wesentlichen Umstände zu erfassen und abzuwägen vermag. Bei schweren, insbesondere operativen Eingriffen – im konkreten Fall war es eine Blinddarmoperation – verneint die Rechtsprechung die Einwilligungsfähigkeit eines Minderjährigen; bei unaufschiebbaren Eingriffen liegt die Altersgrenze für eine wirksame Einwilligung niedriger als bei aufschiebbaren.[5]

Fehlt es an der erforderlichen Einsichts- und Willensfähigkeit des minderjährigen Patienten, so entscheiden an dessen Stelle die Personensorgeberechtigten, im Regelfall also die Eltern. Diese sind dann auch aufzuklären.[6] Daneben sollte aber auch dem nicht willensfähigen Patienten eine seinem Alter und Verständnis entsprechende Information über die ärztliche Maßnahme zuteil werden.

Die Anforderung der Rechtsprechung an die Bejahung der Willensfähigkeit sind streng. Es empfiehlt sich, im Zweifelsfall sowohl die Einwilligung des Minderjährigen als auch die der Eltern einzuholen.

---

[3] BGHZ 29, 33 ff; vgl. Ulsenheimer K (1988) Arztstrafrecht in der Praxis. Heidelberg, RN 108 ff.
[4] Weißauer W (1982) Eingriffsaufklärung im Kinderkrankenhaus. Kinderarzt:437.
[5] Ulsenheimer K: aaO, RN 109.
[6] BGHZ 29, 46.

Nichterreichbarkeit der Eltern/Mißbrauch des Sorgerechts

Sind die sorgeberechtigten Eltern eines Kindes nicht oder nicht rechtzeitig erreichbar, so muß der Arzt unter Einschaltung des Vormundschaftsgerichts (Amtsgericht) einen Pfleger bestellen lassen, der dann die Rechte der verhinderten Eltern wahrnimmt. Er ist vom Arzt dann auch im erforderlichen Umfang aufzuklären. Eine Pflegerbestellung kann in Eilfällen rasch erfolgen, ein Telefonat mit dem Vormundschaftsrichter kann genügen; zum Pfleger kann z. B. ein Krankenhausarzt bestellt werden.[7] Ist der Minderjährige willensunfähig und kann wegen der Dringlichkeit des Eingriffes keine vormundschaftsgerichtliche Entscheidung herbeigeführt werden, so kann der Arzt nach den Grundsätzen der Geschäftsführung ohne Auftrag handeln und die Maßnahmen ergreifen, die dem Interesse und dem mutmaßlichen Willen des Patienten entsprechen.

Sind die Eltern eines minderjährigen Patienten zwar erreichbar, widerspricht ihre Entscheidung aber ersichtlich dem objektiven Wohl des Kindes, so ist die Entscheidung des Vormundschaftsgerichts herbeizuführen. Als Stichwort seien hier die Fälle der verweigerten Einwilligung in vital indizierte ärztliche Maßnahmen aus religiösen Gründen (Zeugen Jehovas) genannt. Zwar kann der Patient auch eine vital indizierte Maßnahme für sich selbst ablehnen, der Personensorgeberechtigte, der für einen anderen entscheidet, hat so weitgehende Befugnisse aber nicht. Er muß sich an dem orientieren, was dem Wohl der ihm anvertrauten Person entspricht, sonst mißbraucht er sein Sorgerecht.

Müssen beide Elternteile einwilligen?

Die Operateure, vor allem aber auch die Anästhesisten, werden in vielen Fällen vor einem Eingriff nicht beide Elternteile sprechen können. Begleitet z. B. nur ein Elternteil das Kind in die Klinik, so stellt sich die Frage, ob die Einwilligung des einen Elternteils genügt und folgerichtig auch nur ein Elternteil aufzuklären ist.

Der Bundesgerichtshof[8] hat in einem jüngeren Urteil dazu eine „Dreistufentheorie" aufgestellt:
- Bei alltäglichen, nicht gefährlichen Eingriffen und in Notfällen – gleiches muß in den Fällen gelten, in den der andere Elternteil, z. B. wegen eines Auslandsaufenthaltes, nicht erreichbar ist – genügt die Einwilligung des erschienenen Elternteils. Es kann nach der Lebenserfahrung davon ausgegangen werden, daß der erschienene Elternteil berechtigt ist, für den anderen mitzuentscheiden. Dies gilt allerdings nicht, wenn Umstände erkennbar werden, die dieser Annahme entgegenstehen.

---
[7] OLG Hamm, NJW 1968, 212 f; Eberbach W (1986) Grundsätze zur Aufklärungspflicht bei nicht voll Geschäftsfähigen. MedR 14.
[8] BGH, NJW 1988, 2946.

- Bei Eingriffen schwerer Art – in der Literatur wird darunter auch die Narkose verstanden[9] – muß sich der Arzt durch Rückfragen beim erschienenen Elternteil vergewissern, ob dieser im Einverständnis mit dem nicht erschienenen Teil handelt.
- Bei schwierigen und weitreichenden Eingriffen muß der Arzt sich darüber hinaus Gewißheit von dem Einverständnis des nicht erschienenen Elternteils mit seiner Vertretung durch den anderen Elternteil verschaffen. Wie dies geschehen soll, sagt der Bundesgerichtshof allerdings nicht.

Soweit es die Anästhesie angeht, ist zu bedenken: Haben die Eltern in einen operativen Eingriff eingewilligt, so setzen sie das dazu erforderliche Anästhesieverfahren zur Schmerzausschaltung voraus. Hier kann der Anästhesist in der Regel darauf vertrauen, daß der erschienene Elternteil für den anderen mitentscheiden durfte.

Anders wäre es dann, wenn das Anästhesieverfahren das eigentliche Risiko des Eingriffs darstellt. So etwa, wenn unkooperative Patienten zur Durchführung eines kleineren Eingriffs, bei dem eine Lokalanästhesie ausgereicht hätte, eine Narkose erhalten müssen (z. B. zur Zahnbehandlung). Dann sollte sich der Anästhesist vergewissern, daß der erschienene Elternteil ermächtigt ist, auch für den anderen zu entscheiden. Dazu reicht es unseres Erachtens aus, den erschienenen Elternteil zu fragen, ob er im Einverständnis mit dem anderen handele (so auch der vom BDA empfohlene Aufklärungs- und Anamnesebogen für Kinder).

Inhalt der Aufklärung

Da die Einwilligung des Patienten nur wirksam ist, wenn er weiß, um was es geht, bedarf es, soweit der Patient bzw. der an seiner Stelle entscheidende Personensorgeberechtigte das erforderliche Wissen nicht bereits besitzt, der entsprechenden Aufklärung.

Eine generelle gesetzliche Regelung zum Inhalt der Aufklärung bei ärztlichen Eingriffen gibt es nicht. Nach einer Kurzformel ist über Wesen, Bedeutung und Tragweite der ärztlichen Maßnahmen aufzuklären; es bedarf der Information über Art und Bedeutung des Eingriffs einschließlich der Nebeneingriffe sowie über seine Nebenwirkungen und Risiken, über die Heilungschancen und über die ohne den Eingriff zu erwartenden gesundheitlichen Folgen.[10] Zu den Details hat die Rechtsprechung eine Fülle von Grundsätzen herausgearbeitet, die als Richterrecht zu beachten sind.

Verlaufsaufklärung

Über den Ablauf des operativen Eingriffs, über den des Anästhesieverfahrens und der jeweiligen Nebeneingriffe ist der Patient zu informieren.

---

[9] Franzki H (1990) Das operative Risiko aus der Sicht des Richters. Anästh Intensivmed 31:238.
[10] BVerfG (Sondervotum) NJW 1979, 1931; Opderbecke HW, Weißauer W (1984) Die Aufklärungspflicht des Anästhesisten. Dtsch Ärztebl ?:53.

Alternativaufklärung

Wenn die Therapiewahl auch grundsätzlich eine Sache des Arztes ist, so wird er jedoch dann, wenn im konkreten Fall mehrere gleich indizierte Maßnahmen mit unterschiedlicher Belastung und unterschiedlichen Risiken ernsthaft zur Auswahl stehen, den Patienten über die Alternativen informieren müssen. Steht eine operative Maßnahme neben einer konservativen zur Wahl, gibt es verschieden belastende Operationsverfahren, oder kommen mehrere Anästhesieformen mit unterschiedlichen Auswirkungen, Nebenwirkungen und Risiken, etwa die Leitungsanästhesie anstelle der Narkose, ernsthaft in Betracht,[11] so ist über sie aufzuklären.

Über noch in der Erprobung befindliche Behandlungsmöglichkeiten und Verfahren, die nur in einigen Spezialkliniken zur Verfügung gestellt werden können, braucht der Patient hingegen im Regelfall nicht unterrichtet zu werden, wenn eine andere, sachgerechte Therapie zur Verfügung steht.[12]

Andererseits hat der Bundesgerichtshof festgestellt, daß der Patient darüber aufzuklären sei, daß er in einem anderen, sachlich und personell besser ausgestatteten Haus deutlich bessere Heilungschancen hat.[13]

Risikoaufklärung

Die größten Probleme stellen sich bei der Aufklärung über die Risiken des Eingriffs. Im Prinzip stellt die Rechtsprechung bei der Bestimmung der Aufklärungsintensität auf das Informationsbedürfnis des verständigen Durchschnittspatienten ab, hier also auf das Informationsbedürfnis verständiger Eltern. Wieviel der Patient oder hier die Eltern erfahren möchten, obliegt ihrer Entscheidung. Sie können ihre Einwilligung von einer Aufklärung über unwesentliche Details abhängig machen, aber auch gänzlich auf eine Aufklärung verzichten. Wenn Patient oder die Eltern jedoch kein weitergehendes Aufklärungsbedürfnis erkennbar machen, so läßt die Rechtsprechung eine dem Verständnis des Patienten/der Eltern angepaßte Aufklärung „im großen und ganzen"[14] genügen. Es bedarf keiner detaillierten medizinischen Vorlesung.[15]

Allgemeine und typische Risiken

Die Rechtsprechung unterscheidet bei der Risikoaufklärung zwischen den „allgemeinen" und den „eingriffsspezifischen", „typischen" Risiken.

Bei den allgemeinen Risiken, die bei jedem Eingriff auftreten können, z. B. die Infektionsgefahr bei einer Operation, geht sie davon aus, daß der Patient

---

[11] BGH, NJW 1974, 1422; dazu Weißauer W (1974) Aufklärungspflicht bei Periduralanästhesien. Anästh Inf:230.
[12] BGH, NJW 1984, 1810; BGH, MedR 1988, 91; Weißauer W (1985) Aufklärung über neue diagnostische und therapeutische Verfahren. Anästh Intensivmed 26:105.
[13] BGH, VersR 1989, 851.
[14] Zuletzt BGH, VersR 1990, 1011 m. w. N.
[15] LG Gießen, NJW 1956, 1111.

sie kennt; einer weitergehenden Aufklärung bedarf es deshalb, soweit keine besonderen Umstände vorliegen, nicht.

Streng sind die Anforderungen der Rechtsprechung hingegen an die Aufklärung über die eingriffsspezifischen, die sog. „typischen" Risiken, die wegen ihrer Häufigkeit oder wegen ihres Gewichtes für die weitere Lebensführung des Patienten von ausschlaggebender Bedeutung sein können und die ihm unbekannt sind. Hier fordert die Rechtsprechung eine Aufklärung auch über Risiken, die selten oder sogar extrem selten sind. Eine Risikofrequenz von 1:1000 oder 1:2000 hat sie genügen lassen, um die Pflicht des Arztes zur Aufklärung über ein solches spezifisches Risiko (z. B. die Fazialislähmung bei Mittelohroperationen, vgl. Fußnote 4, S. 44) zu begründen.

In einzelnen Fällen mag zweifelhaft sein, ob es sich um ein allgemeines – nicht aufklärungsbedürftiges – oder typisches – dann aufklärungsbedürftiges – Risiko handelt. Einige Beispiele mögen dies verdeutlichen:

Embolien bzw. Thrombosen wird man üblicherweise zu den allgemeinen Risiken zählen.

Das „allgemeine Narkoserisiko" hat der Bundesgerichtshof als Musterbeispiel für ein Risiko genannt, welches keiner Aufklärung bedarf.[16]

Das Risiko des Herzstillstandes – obwohl es bei allen Anästhesieverfahren besteht und demnach ein allgemeines Anästhesierisiko ist – soll nach Auffassung der Rechtsprechung hingegen aufklärungspflichtig sein.[17] Im Periduralkatheterurteil vertrat der Bundesgerichtshof die Auffassung, das Risiko der Querschnittslähmung sei ein für diese Art der Anästhesie typisches Risiko und bedürfe deshalb der Aufklärung.[17] Das Lähmungsrisiko bei einer axillären Plexusanästhesie bedarf nach Auffassung des Oberlandesgerichts Düsseldorf hingegen nicht der Aufklärung.[18]

Bei der Intubationsnarkose wird als aufklärungsbedürftiges, tpyisches Risiko die Gefahr des Zahnverlustes bzw. der Zahnschäden genannt.

Angesichts der Unsicherheit der Grenzen aufgrund der gegenwärtigen Rechtsprechung empfiehlt es sich, gerade bei methodenspezifischen Risiken bei der Aufklärung nicht restriktiv zu verfahren.

Keine Aufklärung über Behandlungsfehler

Da die Einwilligung des Patienten sich immer nur auf eine Behandlung nach der „lex artis" richtet, braucht der Patient nicht über beherrschbare Gefahren oder über das Risiko eines Behandlungsfehlers aufgeklärt zu werden.

So hat der Bundesgerichtshof im Anfängeroperationsurteil[19] das erhöhte Risiko einer Anfängeroperation als nicht aufklärungsbedürftig bezeichnet, denn die selbstverantwortliche Durchführung der Operation durch einen chirurgischen Anfänger ohne ständige Anwesenheit und Überwachung durch einen

---

[16] BGH, VersR 1976, 369.
[17] Dazu Weißauer W (1984) Muß der Anästhesist über das Risiko des Herzstillstandes aufklären? Anästh Intensivmed 25:358.
[18] OLG Düsseldorf, VersR 1987, 487.
[19] BGH, NJW 1984, 655; dazu Weißauer W (1986) Neues Urteil des BGH vom 7. 5. 1985 (VI ZR 224/83) – Anfängeroperation und Dokumentation. Informationen BDC 114.

Gebietsarzt für Chirurgie sei ein Behandlungsfehler. Die Behandlung des Patienten habe dem Standard eines erfahrenen Gebietsarztes für Chirurgie zu genügen, werde ein Anfänger eingesetzt, so müsse dieser Standard dadurch gewährleistet werden, daß er durch einen Facharzt überwacht und notfalls angeleitet wird.

Aufklärung über die Person des Arztes

Über eine Änderung in der zugesagten persönlichen Behandlung durch einen Chefarzt ist hingegen aufzuklären.

So hat das Oberlandesgericht München[20] in einem Fall entschieden, in dem der klagende Patient sich einer Augenoperation unterziehen mußte und die Zusage der Chefärztin der Anästhesieabteilung erhalten hatte, daß diese die Narkose persönlich durchführen werde. Statt dessen wurde die Narkosedurchführung einer Assistenzärztin übertragen; wohl wegen zu flacher Steuerung der Narkose wurde der Patient intraoperativ unruhig, begann zu husten, wodurch es zu einer Ablösung der Linse und der Entleerung des Glaskörpers mit stärkeren Blutungen aus der Aderhaut kam, was schließlich zum Erblinden des Auges führte. Das Gericht stellt in seiner Entscheidung fest, daß der Patient hier einen Anspruch auf Behandlung durch einen bestimmten Arzt gehabt habe. Der Wahl der Chefärztin sei Bedeutung für die Entscheidung des Patienten zuzumessen, so daß die Übertragung der Narkosedurchführung auf einen anderen Arzt einen Eingriff in das Selbstbestimmungsrecht des Patienten dargestellt habe. Richtig wäre es gewesen, den Patienten rechtzeitig zu unterrichten, so daß er sich noch für eine Verschiebung des Eingriffs hätte entscheiden können.

Werden Wahlleistungspatienten nicht durch den liquidationsberechtigten Arzt behandelt, so sollte das Einverständnis der Patienten in die Vertretung des Chefarztes durch einen anderen, nachgeordneten Arzt eingeholt werden. Denn die Einwilligung des Wahlleistungspatienten ist regelmäßig auf die Person des leitenden Arztes bezogen, es bedarf seiner Information und seines Einverständnisses, wenn ein anderer Arzt die Operation oder die Narkose durchführen soll.[21]

Abstufung des Aufklärungsumfanges nach dem Grad der Indikation

Hinsichtlich der Aufklärungspflicht macht die Rechtsprechung deutliche Abstufungen. Je (sachlich) notwendiger und je (zeitlich) dringender ein Eingriff ist, desto geringer werden die Anforderungen an die Aufklärung. Bietet nur noch ein sofortiger Eingriff eine Rettungschance, so kann sich die Risikoaufklärung auf nahezu Null reduzieren. Das gilt für den Operateur, aber auch

---

[20] OLG München, NJW 1984, 1412.
[21] Weißauer W, Hirsch G (1983) Aufklärung über die Person und die Qualifikation des behandelnden Arztes. Anästh Intensivmed 24:333.

für den Anästhesisten, da das Anästhesierisiko Teil des Eingriffsrisikos ist und sich in seiner Intensität ebenfalls nach der Dringlichkeit des Eingriffes richtet.

Dabei erkennt die Rechtsprechung an, daß etwa diagnostische Eingriffe, soweit sie unerläßliche Voraussetzung einer vital indizierten und dringenden Therapie sind, keiner strengeren Anforderung hinsichtlich der Risikoaufklärung unterliegen als der Eingriff selbst. Im Regelfall stellt sie aber an die Aufklärung über diagnostische Eingriffe ohne therapeutischen Eigenwert strenge Anforderungen. So hat der Bundesgerichtshof im sog. „Rektoskopieurteil" die Aufklärung über das Risiko der Darmperforation gefordert, obwohl er – sachverständig beraten – die Komplikationsdichte mit nur 1:10000 bis 1:20000 veranschlagte.[22]

Dies gilt nicht nur für den Operateur, sondern auch für die anästhesiologische Aufklärung. Bei Diagnoseeingriffen kann das Risiko des Anästhesieverfahrens manchmal das bedeutendere Risiko sein. Oft wird der Patient bei Diagnoseeingriffen zudem mit einer Anästhesie nicht rechnen.

Strengste Anforderungen gelten bei den rein kosmetischen Eingriffen.

Die Risikofrequenz spielt als Abgrenzungskriterium hinsichtlich der eingriffsspezifischen, typischen Risiken bei Eingriffen, die weder vital indiziert noch dringend sind, nahezu keine Rolle mehr. Neben dem bereits zitierten Rektoskopieurteil ist auf das Urteil des Landgerichts Gießen von 1988 hinzuweisen,[23] das in einem Zivilurteil aus dem zeitlichen Zusammenhang zwischen einer Mumpfsimpfung und dem Auftreten einer Typ I Diabetes auf einen möglichen Kausalzusammenhang geschlossen hat, obwohl es das Risiko aufgrund sachverständiger Beratung mit maximal 1:500000 veranschlagte.

Verzicht auf die Aufklärung

Der Patient bzw. die Eltern als Aufklärungadressaten haben nicht nur das Recht, nach unwesentlichen Details der Behandlung zu fragen, sie können umgekehrt auch teilweise oder völlig auf die Aufklärung verzichten. Da dies einer generellen Behandlungseinwilligung gleichkommt und im Streitfall der Umfang des Verzichtes problematisch werden kann, empfiehlt es sich hier dringend, den Aufklärungsverzicht und die Einwilligung des Patienten bzw. der Eltern sorgfältig zu dokumentieren.

Wer klärt auf?

Nach der Rechtsprechung hat die Aufklärung durch einen Arzt zu erfolgen, eine Delegation der Aufklärung z. B. auf Krankenschwestern ist nicht zulässig. Das Aufklärungsgespräch muß allerdings nicht der Arzt führen, der den Eingriff durchführt oder die Anästhesie übernimmt. Er kann diese Aufgabe auf einen anderen Arzt delegieren. Es muß aber gewährleistet sein, daß der

---

[22] BGH, NJW 1984, 1295; dazu Weißauer W (1987) Aufklärung über Schmerzen und über extrem seltene Risiken. Anästh Intensivmed 28:198.
[23] LG Gießen, ArztR 1989, 261.

aufklärende Arzt den Patienten bzw. die Eltern sachgerecht und kompetent aufklären kann, dies setzt voraus, daß er die Behandlung, ihre Erfolgsaussichten und Risiken ausreichend überblickt.

Der delegierende Arzt sollte sich zumindest durch Stichproben davon überzeugen, daß der andere dieser Pflicht suffizient nachkommt.

Die Vereinbarung zwischen dem Berufsverband Deutscher Anästhesisten und dem Berufsverband der Deutschen Chirurgen über die Zusammenarbeit bei der operativen Patientenversorgung geht von dem Grundsatz der Arbeits- und Verantwortungsteilung aus. Dementsprechend haben Chirurg und Anästhesist die Pflicht, den Patienten aus der Sicht jeweils ihres Fachgebietes aufzuklären. Während der Chirurg über den Verlauf der Operation, die Art des Eingriffs, seine Folgen und Risiken aufklärt, wird der Anästhesist die Aufklärung über das Anästhesieverfahren vornehmen. In Risikofällen empfiehlt die Vereinbarung eine gemeinsame Aufklärung des Patienten bzw. der Eltern durch Chirurg und Anästhesist.[24]

In Einzelfällen hat die Rechtsprechung eine Aufklärungspflicht des den Patienten in das Krankenhaus einweisenden Arztes angenommen.[25] Die Entscheidungen betreffen durchweg Sonderlagen und sollen nicht weiter erörtert werden.

Daß die Aufklärung verständlich, bei ausländischen Patienten ggf. sogar unter Hinzuziehung eines Dolmetschers erfolgen muß,[26] sei noch bemerkt.

Zeitpunkt der Aufklärung

Nach einer Faustformel gilt, daß das Aufklärungsgespräch einen Tag vor dem geplanten Eingriff stattfinden sollte, es sollte also „eine Nacht dazwischen" sein. Eine Einwilligung nach Aufklärung kurz vor dem Eingriff ist in der Regel unwirksam. Das gilt jedenfalls für die Aufklärung über die Operation, hat der Patient hingegen wirksam in den operativen Eingriff eingewilligt, so wird er die dazu erforderliche Anästhesie im Regelfall voraussetzen. Hier könnte es in Ausnahmefällen ausreichen, wenn der Anästhesist die Einwilligung nach Aufklärung kurz vor Beginn der Anästhesie – etwa bei der Prämedikation – einholt, vorausgesetzt, der Patient ist noch willensfähig, steht also noch nicht unter Einfluß von Anästhetika. Anders ist es allerdings in den Fällen, in denen das Anästhesierisiko das eigentliche Risiko des Eingriffes ist.

Damit u. a. auch die Aufklärung durch den Anästhesisten spätestens am Tag vor dem geplanten operativen Eingriff stattfinden kann, sieht unsere Vereinbarung mit den Chirurgen vor, daß das Operationsprogramm des nächsten Tages dem Anästhesisten spätestens am frühen Nachmittag vorliegt.

---

[24] Anästh Intensivmed 23:403; mit Kommentar von Weißauer W (1982), Anästh Intensivmed 23:406.
[25] Dazu Ulsenheimer K, aaO, RN 106; BGH, VersR 1990, 1010.
[26] OLG Düsseldorf, VersR 1990, 852.

Form von Einwilligung und Aufklärung

Rechtlich ist die Schriftform keine Wirksamkeitsvoraussetzung für die Einwilligung in die ärztliche Behandlung. Die Einwilligung kann auch fernmündlich oder sogar stillschweigend durch schlüssiges Verhalten des Patienten erteilt werden.

Ebenso wenig ist es rechtlich zwingend geboten, die Aufklärung schriftlich durchzuführen.

Zu Beweiszwecken kann aber dem Chirurgen wie dem Anästhesisten nur dringend empfohlen werden, Einwilligung und Aufklärung sorgfältig zu dokumentieren. Wie eingangs festgestellt, ist jede ärztliche Behandlung, in die der Patient z. B. wegen eines Aufklärungsmangels nicht wirksam eingewilligt hat, eine rechtswidrige Körperverletzung mit straf- und zivilrechtlichen Konsequenzen.

Hinzu kommt folgende Besonderheit:[27] Wird der Arzt von dem Patienten wegen eines Kunstfehlers belangt, so bleibt ihm oft nur die Verteidigung, der Schaden des Patienten beruhe auf immanenten Behandlungsrisiken, die auch bei äußerster Sorgfalt nicht zu vermeiden waren. Damit gibt der Arzt dem Patienten aber zwangsläufig das Stichwort, über dieses Risiko hätte er aufklären müssen. Der Arzt kann sich dagegen nunmehr nur in zweierlei Weise verteidigen: einerseits, das in Frage stehende Risiko habe nicht der Aufklärung bedurft, zum anderen, er habe den Patienten darüber informiert.

Wegen der geschilderten Unsicherheiten zum Aufklärungsumfang ist die erste Möglichkeit unsicher, verteidigt der Arzt sich auf die zweite Weise, so muß er den Umfang der Aufklärung beweisen und kommt nun selbst in Beweisnot. Zeugen können sich in Prozessen, die oft Jahre nach dem Zwischenfall verhandelt werden, nicht mehr an den Inhalt des Aufklärungsgespräches erinnern. Pauschale Formularbestätigungen, in denen der Patient versichert, er sei über alle Risiken aufgeklärt worden, können die Aufklärung über das gerade im Prozeß in Frage stehende Risiko nicht beweisen, sie sind weitgehend wertlos.

Das System der Stufenaufklärung

Es liegt auf der Hand, daß die einerseits zur Information des Patienten, aber andererseits auch zur Sicherung des Arztes vor forensischen Konsequenzen erforderliche Aufklärung und ihre Dokumentation einen erheblichen Zeitaufwand erfordern. Das von Weißauer entwickelte System der Stufenaufklärung und die von ihm in Zusammenarbeit mit namhaften Experten herausgegebenen Merkblätter versuchen eine pragmatische Lösung: Sie bieten einerseits dem Patienten eine fundierte schriftliche Basisinformation, verbunden mit der Aufforderung, in einer 2. Stufe alle interessierenden Fragen mit den Ärzten zu besprechen und schützen andererseits den Arzt durch die Dokumentation über die mitgeteilten Risiken vor Haftpflichtansprüchen. Durch den vorformulierten Text, der allenfalls durch einige handschriftliche Hinweise auf individuelle

---

[27] Weißauer W (1980) Die ärztliche Aufklärungspflicht und das System der Stufenaufklärung. Notfallmedizin:719.

Besonderheiten ergänzt werden muß, wird dem Arzt erhebliche Arbeit bei der Dokumentation der Aufklärung abgenommen.

Merkblätter für die Kinderchirurgie und Kinderanästhesie

Die Verfasser der Merkblätter haben eine Reihe von Merkblättern für Standardeingriffe an Kindern herausgegeben.

Es gibt auch einen speziellen Aufklärungs- und Anamnesebogen für die Kinderanästhesie. Dieser Bogen informiert nicht nur über die mit der Anästhesie verbundenen Risiken, er bietet mit seinen insgesamt 16 Fragen zur Anamnese auch eine gute Basis zur Risikoerfassung bei der Anästhesievoruntersuchung.

Die Probleme, die sich für den Chirurgen und für den Anästhesisten daraus ergeben, daß die Eltern nicht immer für die Aufklärung und die Einwilligung insbesondere bei kleinen Eingriffen verfügbar sind, lassen sich mit diesen Merkblättern mildern. Den Eltern können die entsprechenden Merkblätter schon bei der Aufnahme des Kindes mitgegeben werden, mit der Unterschrift eines Elternteiles bestätigt dieser zugleich, daß ihm entweder das Sorgerecht für das Kind allein zusteht oder daß er im Einvernehmen mit dem anderen Elternteil handelt. Dies ist mit Rücksicht auf die oben geschilderte Entscheidung des Bundesgerichtshofes zur Frage der Einwilligung der Eltern in die ärztliche Heilmaßnahme von Bedeutung.

Alternativen zu diesem System der Stufenaufklärung, wenn man nicht Einwilligung und Aufklärung umfänglich handschriftlich dokumentieren will, sind mir nicht bekannt. Bislang wurden ca. 50 Mio. Merkblätter quer durch alle Fachgebiete verwandt. Den Verfassern der Merkblätter sind nicht einmal 10 Fälle bekannt, in denen streitig wurde, ob der Inhalt der Merkblätter den Anforderungen der Rechtsprechung genügt hat.[28]

Fazit

Faßt man zusammen, so gelten zwar auch in der Kinderchirurgie und in der Kinderanästhesie für Einwilligung und Aufklärung die allgemeinen Grundsätze. Erschwerend gegenüber der Chirurgie und Anästhesie beim Erwachsenen kommt aber hinzu, daß man es nicht nur mit dem Patienten, sondern auch mit dessen Eltern zu tun hat, die – jedenfalls bei willensunfähigen Kindern – anstelle des Patienten die Entscheidung über den Eingriff treffen müssen, aber nicht immer greifbar sind. Den praktischen Schwierigkeiten und den drohenden forensischen Konsequenzen, denen sich die Ärzte dadurch ausgesetzt sehen, daß ihnen zur Durchführrng der Aufklärung und Einholung der Einwilligung beide Eltern oft persönlich nicht zur Verfügung stehen, kann mit Hilfe der im System der Stufenaufklärung herausgegebenen Merkblätter allerdings wirksam begegnet werden.

---

[28] Weißauer W (1989) Ist eine Stufenaufklärung sinnvoll? Gynäkologie 22:349.

7 Ist die Anwesenheit der Mutter bzw. des Vaters bei der Narkoseeinleitung nützlich oder störend?

A. Streller und F. J. Kretz

Die Diskussion, ob ein Kind durch Krankenhausaufenthalt, Narkose und Operation dauerhaften psychischen Schaden erleiden kann, hat ihren Ursprung in der klassischen Arbeit von Spitz [5], der 1945 das Deprivationssyndrom oder den psychischen Hospitalismus beschrieb. Diese durch Unterstimulation im Waisenhaus bedingten schweren Entwicklungsverzögerungen mit Infektanfälligkeit und erschreckend hoher Letalität haben eine Fülle von Untersuchungen initiiert, deren Ziel es war, den negativen Einfluß auch kurzfristiger Trennung von Mutter und Kind, wie sie ein Krankenhausaufenthalt passager mit sich bringt, wissenschaftlich zu belegen.

Die Deprivationshypothese von Spitz bildet mit ihrer Unterstimulationssituation aber keinen vernünftigen Erklärungshintergrund für die kurzfristige Trennungssituation im Krankenhaus, die für das Kleinkind eher eine Überforderung, eine Belastung bedeutet. So steht im Hintergrund jüngerer Arbeiten zu dieser Thematik die Bindungstheorie von Bowlby [1], die besagt, daß die Trennung von Mutter und Kind im Kleinkindesalter eine schwere Beeinträchtigung der seelischen und geistigen Entwicklung zur Folge haben kann. Diese führe zunächst über eine Phase des Protestes in eine 2. Phase, die durch Hoffnungslosigkeit gekennzeichnet sei. Nach diesen 2 reversiblen Phasen komme das Kind in die Phase der Verleugnung, die er als irreversibel bezeichnete. Den kritischen Punkt, an dem diese Störungen irreversibel werden, sieht er im 6. Monat nach der Trennung gegeben.

In den folgenden Jahren war diese Bindungstheorie ein Hauptargument für Veränderungen, denen sich kein Kinderkrankenhaus entziehen konnte. So ist heute keine Kinderklinik mehr vorstellbar ohne eine freie Besuchszeitregelung, die Möglichkeit eines Rooming-in, ohne kindgerechte Ausstattung, die Spielen und bei längerem Aufenthalt auch Lernen ermöglichen.

Von operativer und anästhesiologischer Seite wurde dieser Trend durch das Angebot, Operationen ambulant durchzuführen sowie durch neue Formen der Prämedikationsapplikation und kinderorientierter psychologischer Vorbereitung unterstützt.

Weitergehende Forderungen wie die Anwesenheit der Mutter bei der Narkoseeinleitung ihres Kindes im Operationssaal, finden aber nicht ungeteilte Zustimmung. Immer wieder geäußerte Meinungen, man könne – wenn die Mutter anwesend sei – auf eine Prämedikation mit ihren evtl. Nebenwirkungen verzichten und trotzdem die gleiche angstreduzierende Wirkung erreichen, ist wissenschaftlich nicht untersucht. Die im Folgenden dargestellte Studie versucht deshalb, die Hypothese zu beweisen, daß die Anwesenheit der Mutter den gleichen anxiolytischen Effekt hat wie orale Prämedikation mit Midazolam.

Patienten, Material und Methode

An der Studie nahmen 121 Kinder im Alter von 1–6 Jahren, die sich einer Adenotomie und Parazentese unterziehen mußten, teil. Von diesen erhielten 60 Kinder Midazolam in einer Dosierung von 0,5 mg/kg KG, 61 Kinder erhielten keine Prämedikation, wurden aber von ihrer Mutter bzw. ihrem Vater in den Operationssaal begleitet. Bei den Müttern bzw. Vätern dieser Kinder wurde eine psychische Intervention in der Weise durchgeführt, daß ihnen und ihrem Kind am Tag vor der Operation der Narkosevorbereitungsraum, Operationssaal und Aufwachraum gezeigt wurden. Dabei wurde insbesondere auf die Überwachungsinstrumente hingewiesen. Bei dieser Gelegenheit wurden dem Kind Narkosemaske und EKG-Aufkleber gezeigt und ihre Anwendung kindgerecht erklärt.

Um Blindstudienbedingungen zu gewährleisten, wurden nun zu 4 verschiedenen Meßpunkten Videoaufnahmen angefertigt. Die hier erwähnten Fremdbeurteilungen der kindlichen Angst beziehen sich allesamt auf den Meßzeitpunkt IV der Maskennarkoseeinleitung. Beurteilt wurden die Kinder anhand dieser Videoaufnahmen von einem geschulten Beobachter, der mehr als 100 Kinder im Operationsvorbereitungsraum gesehen hatte. Als Beurteilungsschema diente ein merkmalsorientierter operationalisierter Beobachtungsbogen (MOB), der sich auf die Items Bewußtseinsveränderungen, Angstäußerungen und Verhalten bezieht. Operationalisiert heißt der MOB deshalb, weil dem Beobachter vorgegeben wird, an welchen Kriterien sich die Abstufung von Bewußtseinsveränderungen, Angstäußerungen und Verhaltensveränderungen orientiert.

Die Daten wurden mit SPSS ausgewertet. Als statistische Tests kam der χ^2-Test und der Mann-Whitney-U-Test zur Anwendung.

Ergebnisse

Kinder, bei deren Narkoseeinleitung die Mutter anwesend war, die aber darüber hinaus keine weitere Prämedikation erhalten hatten, wurden hoch signifikant ängstlicher eingeschätzt als Kinder nach oraler Prämedikation mit Midazolam ($p > 0,001$). Wertete man nur Kinder aus, die älter als 3 1/2 Jahre waren, so unterschieden sich die Gruppen ebenfalls und dies auf gleichem statistisch hochsignifikantem Niveau. Das gleiche Ergebnis konnte erreicht werden, wenn man Kinder mit Narkosevorerfahrung unberücksichtigt ließ. Betrachtete man nur Kinder ohne Entwicklungsverzögerung, so war der Unterschied ebenfalls hochsignifikant. Wertete man dagegen nur Kinder aus, die älter als 3 1/2 Jahre waren und weder Narkoseerfahrung hatten, noch Entwicklungsverzögerungen aufwiesen, so war der Unterschied nicht mehr signifikant.

Diskussion

Die älteste Arbeit zur Fragestellung, ob die Eltern durch ihre Anwesenheit bei der Narkoseeinleitung auf das Kind einen beruhigenden Effekt ausüben können, datiert aus dem Jahr 1967. Schulmann et al. [4] stellten 3 Fragen:
1. Wie werden die Kinder durch die Anwesenheit der Mutter beeinflußt?
2. Werden die Mütter während der Einleitungsphase aufgeregt, können sie Angst hervorrufen, Angst auf ihr Kind übertragen?
3. Fühlen sich die Anästhesisten unwohl, gar beobachtet, wenn die Eltern anwesend sind?

Die Autoren nahmen 32 Kinder in ihre Studie auf, die Hälfte der Kinder wurden von der Mutter begleitet (Gruppe I), die andere Hälfte nicht (Gruppe II). Ein nicht näher gekennzeichneter Untersucher beurteilte die Stimmung des Kindes anhand einer 7-Item-Skala zu 4 Meßpunkten. Die Angst der Mutter wurde an einer 3-Punkte-Skala eingeschätzt. Ergänzt wurde die Untersuchung durch ein „follow-up" 6 Tage postoperativ. Es zeigten sich signifikante Unterschiede zwischen Gruppe I und Gruppe II in der unmittelbaren Narkoseeinleitungsphase. Das von der Mutter begleitete Kind war weniger aufgeregt. Diese Ergebnisse waren altersabhängig, aber unabhängig vom Geschlecht des Kindes, der Angst der Mutter und ihrer beruflichen Tätigkeit. Signifikant aufgeregter waren die Kinder auch dann, wenn das Kind schon Krankenhauserfahrungen hatte. Das Verhalten der Kinder differierte auch im Hinblick darauf, welcher Anästhesist die Narkose einleitete. Die Autoren kommen zu dem Schluß, daß die Anwesenheit der Mutter bei der Narkoseeinleitung die Angst des Kindes reduziert. Der Wert dieser Arbeit liegt darin, daß schon früh in den USA auf diese Problematik hingewiesen wurde. Kleine Fallzahl, fehlende Blindstudienbedingungen und die Tatsache, daß die Rahmenbedingungen nicht konstant gehalten werden konnten (7 unterschiedliche Anästhesisten!) schränken jedoch den Wert der Aussage ein.

Hannallah u. Rosalez [2] untersuchten 50 Kinder, die von Mutter und/oder Vater in den Narkoseeinleitungsraum begleitet wurden und verglichen sie mit 50 Kindern, bei denen keine Bezugsperson anwesend war. Die Stimmung des Kindes wurde anhand eines 5 Punkte umfassenden Score eingeschätzt. Die Narkoseeinleitung erfolgte intravenös mit Thiopental. Nach 14 Tagen wurde ein „follow-up" durchgeführt. Es zeigt sich, daß die Zahl der aufgeregten Kinder in der Gruppe mit Begleitung niedriger war, als die, in der die Kinder nicht begleitet wurden. Beim „follow-up" gab es hingegen keine signifikanten Unterschiede. Die Autoren empfehlen aufgrund ihrer Untersuchung die Anwesenheit der Mutter bei der Narkoseeinleitung.

Hickmott et al. [3] untersuchte 49 Kinder im Alter von 1–9 Jahren, wobei 26 Kinder von der Mutter begleitet und 23 ohne Mutter zum Operationssaal kamen. Zwölf der Kinder waren ambulant zur Operation gekommen, der Rest stationär. Die letzteren wurden mit Trimeprazinetatrate prämediziert, die ambulanten Kinder nicht. Die Beurteilung erfolgte durch eine Schwester anhand einer 3-Punkte-Skala in der Vorbereitungsphase und einer 5-Punkte-Skala in der Einleitungsphase. Eine Reihe von Kindern hatte jedoch keine

Vorbereitungsphase, weil der Anästhesist bereits anwesend war und die Narkose unverzüglich einleitete. Die Ergebnisse zeigten signifikante Unterschiede abhängig vom Alter und früheren Krankenhauserfahrungen. Die Narkoseeinleitung dauert in der Gruppe mit Elternbegleitung durchschnittlich 48 s länger. Einen beruhigenden Einfluß auf das Verhalten der Kinder konnten die Autoren gegenüber der Kontrollgruppe nicht nachweisen. Sie meinen, daß die Anwesenheit der Mutter nichts schade und daß sie deshalb anwesend sein sollte, wenn sie es wünsche.

Diese Arbeit leidet unter der Tatsache, daß sich bereits die Ausgangsdaten der Kinder in beiden Gruppen signifikant unterscheiden. Außerdem ist der Altersbereich mit Kindern von 1–9 Jahren sehr weit gewählt. So verwundert es nicht, daß bis auf die Dauer der Narkosevorbereitung sich die Werte zwischen den beiden Gruppen nicht signifikant unterschieden. Daß es notwendig war, zur statistischen Absicherung des Ergebnisses ein spezielles Statistikprogramm zu bemühen, deutet auf die Schwierigkeiten der Autoren hin, die Ergebnisse abzusichern.

Wissenschaftliche Untersuchungen zu der genannten Fragestellung sind äußerst problematisch. Die Kunst dieser Untersuchung besteht darin, die Rahmenbedingungen konstant zu halten, um unterschiedliche Einflußfaktoren möglichst zu minimalisieren. Alle Kinder wurden in der vorliegendne Studie unter der gleichen Operationsindikation operiert, die Narkose wurde immer von dem gleichen Anästhesisten durchgeführt. Das Procedere und die Räumlichkeiten waren bei allen Kindern gleich. Bis auf 2 Ausnahmen wurden alle Kinder vom gleichen Anästhesisten, der am nächsten Tag auch die Narkose durchführte, präoperativ untersucht. Blindstudienbedingungen wurden zum ersten Mal in einer Studie zu dieser Thematik mit Videoaufzeichnungen gewahrt. Die Ergebnisse zeigen deutlich, daß der „anxiolytische Effekt" der Mutter gegenüber der Prämedikation mit Midazolam signifikant schwächer ausfällt. Das gilt auch, wenn man die Einflußgrößen Narkosevorerfahrung und Entwicklungsstörung sowie das Alter des Kindes berücksichtigt. Die Anwesenheit der Mutter kann die Prämedikation nur dann ersetzen, wenn das Kind älter als 3 1/2 Jahre ist, wenn es keine bisherige Narkoseerfahrung hatte und wenn es keine Entwicklungsstörungen aufzeigt.

Literatur

1. Bowlby J (1961) Die Trennungsangst. Psyche 15:411
2. Hannallah RS, Rosales JK (1983) Experience with parent's presence during anaesthesia induction in children. Can Anaesth Soc J 30:286–289
3. Hickmott KC, Shaw EA, Goodyer I, Baker RD (1989) Anaesthetic induction in children: the effects of maternal presence on mood and subsequent behaviar. Eur J Anaesthesiol 6:145–155
4. Schulman JL, Foley JM, Vernon DTA, Allan D (1967) A study of the effect of the mother's presence during anesthesia induction. Pediatrics 39:111–114
5. Spitz R (1945) Hospitalization. An inquiry into the genesis of psychiatric conditions in early childhood. Psychoanal Study Child 1:53–74

Diskussion zu den Beiträgen 5–7

Waag (Düsseldorf):
Herr Hagemann, ich stimme völlig mit Ihnen überein, wenn Sie sagen, daß die orale Prämedikation, ausreichend früh verabreicht, eine gute Prämedikation darstellt. Die Akzeptanz ist besser als bei der rektalen Prämedikation. Somit ist diese Prämedikation für die Kinder, die auf dem Op.-Plan stehen, sicher die beste. Aber jetzt haben Sie ja noch die anderen Kinder, die dazukommen und relativ kurzfristig vorbereitet werden müssen. Und hier ist natürlich der lange Zeitraum zwischen der Applikation und dem Wirkungseintritt zu berücksichtigen. Wenn wir 20–30 min Zeit von der Applikation bis zur Einschleusung brauchen, sind die oral prämedizierten Kinder schlechter dran als die rektal prämedizierten, weil bei diesen der Wirkungseintritt schneller ist. Meinen Sie, daß man auch beim Kind vielleicht von einer routinemäßigen Einheitsprämedikation abweichen und auch hier ein individuelles Vorgehen, abhängig von der Situation und der Akzeptanz der Kinder, die man ja auch erfragen kann, vornehmen sollte?

Hagemann (Hannover):
Ja, natürlich, das ist völlig klar. Wir haben auch nicht nur eine Methode bei uns in Gebrauch zur Prämedikation, sondern mindestens 2 oder 3, die ich aber hier nicht alle vorstellen wollte. Natürlich kommen Sie mit der oralen Midazolamgabe bei Kindern, die sofort zur Operation anstehen, in Zeitdruck. Nun ist es nicht immer so. Gerade die Kinder, die ich gezeigt habe, waren uns bekannt. Die Kinder, die dort kurzfristig als Notfall anstanden, waren Säuglinge. Die kleinen Säuglinge prämedizieren wir ohnehin nicht mit Midazolam oral, die anderen Kinder können Sie natürlich rektal prämedizieren. Ich wollte sagen, die orale Prämedikation ist eine Methode, die wenig Personal braucht, weil sie in Ruhe auf der Station durchgeführt werden kann, und die Befürchtung einer vorgezogenen Narkoseeinleitung besteht nicht. Diese Gefahr, das geben Sie mir sicher zu, besteht bei der rektalen Applikation durchaus. Wenn Sie die Arbeiten vergleichen, kommen Sie in Wirkspiegelbereiche um die 400 ng/ml, heute wird sogar 200 ng/ml schon als Narkose diskutiert. Diesen personellen Nachteil haben Sie natürlich nicht, wenn die Kinder ad hoc ins Programm kommen, denn dann sind ohnehin Leute genug da, die die Kinder noch schnell angucken und mit den Eltern sprechen müssen. Dann ist auch gegen eine rektale Applikation mit diesen höheren Konzentrationen nichts einzuwenden. Und noch eine Bemerkung möchte ich machen, was ja auch diskutiert

wird: die nasale Prämedikation. Wir haben Untersuchungen dazu gemacht. Um Versuche in dieser Hinsicht vielleicht gleich ein bißchen zu dämpfen, muß gesagt werden, daß sie keine Alternative ist. Bei der nasalen Prämedikation ist die Akzeptanz noch schlechter als bei der rektalen.

Ich kenne nur eine Literaturstelle über die nasale Applikation. Sie wahrscheinlich auch. Es ist sicherlich so, daß man das hier nicht ausdiskutieren kann, aber Sie sind sicher auch der Ansicht, daß Wirkspiegel kritisch zu beurteilen sind hinsichtlich der Frage, ob es sich um eine Narkoseeinleitung handelt und nicht nur um die klinische Beurteilung des tiefschlafenden Kindes. Die Zahl der Kinder, die eben doch tief sediert sind, scheint bei Wirkspiegeln oberhalb 100–150 ng/ml erheblich anzusteigen. Das zeigen auch die Untersuchungen von Piotrowski und von Bein. Und die Wirkspiegel sind eben nicht immer mit den klinischen Effekten vergleichbar. Ich würde aber vorsichtig sein bei Wirkspiegeln in Höhe von 400 oder gar 600 ng/ml, wie in der von Frau Kraus gezeigten Arbeit, in der die Applikation von 0,5 mg Midazolam/kg KG rektal besprochen wurde.

Auditorium:
Haben Sie eine Höchstdosis für Kinder?

Hagemann (Hannover):
Wir benutzen eigentlich keine Höchstdosis. Wir haben bisher noch nie, egal wie schwer das Kind war, über 15 mg gegeben. Und das ist auch wohl der allgemeine Trend. Aber wenn Sie konsequent bei 0,3 mg/kg KG bleiben, sind das ja auch schon Kinder, die zumindest in unserem Krankengut recht selten sind. Das sind nämlich Kinder mit einem Körpergewicht von 50 kg.

Auditorium:
Wie oft haben Sie paradoxe Reaktionen auf Midazolam gesehen?

Hagemann (Hannover):
Wenn Sie mir definieren, was paradoxe Reaktionen sind, z. B. wenn bei einer Prämedikation mit Thalamonal die Kinder aufgeregt und unruhig wurden, so haben wir keine gesehen. Die Nebenwirkungen, die eigentlich kritischen Nebenwirkungen, die wir gesehen haben, bestanden darin, daß in der Zeitspanne von 3 Jahren jetzt vielleicht 3 Kinder mit einer Bradykardie in der Einschleusungszone auftraten, und zwar mit einer Bradykardie, die im Alter von 2–10 Jahren schon deutlich relevant war, weil sie 40/min betrug.

Holzki (Köln):
Ich möchte auf einen Zwischenfall hinweisen, der für uns bisher unter Thalamonal undenkbar war. Nach einer oralen Prämedikation von 0,3 mg/kg KG kam es bei einem Kind, das zu einer Muskelbiopsie wegen einer muskulären Erkrankung anstand, zu einer Apnoe. Wir mußten das Kind mit der Maske etwa 20 min lang beatmen. Das war insofern sehr bemerkenswert, als wir der Mutter versichert hatten, daß diese Prämedikation sicherlich nichts ausmacht, denn das Kind hatte in einem anderen Krankenhaus eine andere Prämedikation bekommen und bei ihm trat auch eine Apnoe auf. Ich möchte einfach darauf hinweisen, daß Kinder mit Muskelerkrankungen besonders vorsichtig prämediziert und überwacht werden sollten. Und eine zweite, an sich ganz

wichtige Mitteilung möchte ich machen: Wir haben natürlich mit Begeisterung diese Untersuchungen, die ja nun bekannt sind, durchgeführt, haben aber in der Klinik bei weitem nicht die guten Ergebnisse gesehen, die Sie hier vorgetragen haben. Wir haben Studien gemacht und haben am Anfang der Studie in 4 verschiedenen Vergleichsgruppen mit 4 verschiedenen Prämedikationen gesehen, daß die Midazolamgruppe wesentlich schlechter abschnitt als die anderen Gruppen. Als die Untersuchungen mit den ersten 20/20/20-Gruppierungen vorbei waren, verbesserten sich die Ergebnisse mit Midazolam. Und am Ende der Untersuchungen – wir haben immerhin doch einige hundert Patienten untersucht und nicht nur diese 20er-Gruppen – haben wir gesehen, daß nach besserer Akzeptanz von Midazolam auch die Ergebnisse besser wurden. Ich glaube, die persönliche Betreuung der Kinder während der Prämedikation ist wahrscheinlich sehr viel wichtiger als die chemische.

Auditorium:
Stimmt es, daß auch noch eine Aufklärung kurz vor dem Eingriff rechtswirksam sein kann?

Biermann (Nürnberg):
Das ist, wie gesagt, nur eine Faustregel. Es kommt auf die Schwere des Eingriffs an und die Bedeutung des Eingriffs für die weitere Existenz des Patienten. Wenn z. B. ein Patient überwiesen wird zur Durchführung eines definierten Auftrages zur Behandlung, dann wird er im wesentlichen sich schon entschieden haben, daß er den Eingriff auch durchführen lassen möchte. Sie werden dann nur noch auf besondere Anästhesierisiken hinweisen, die möglicherweise bestehen könnten. Das kann dann meiner Meinung nach auch wirklich kurz vor dem Eingriff sein. Ich kann hier keine allgemeine Regel angeben. Es kommt darauf an, welchen Eingriff Sie durchführen. Ist er relativ unbedeutend, braucht der Patient also, um die Risiken abwägen zu können, keine große Überlegungsfrist mehr, dann wird im Regelfall auch – ich will nicht sagen im Regelfall, sondern in diesem Fall – die Aufklärung auch kurz vor dem Eingriff ausreichen. Es kommt, wie gesagt, auf die Schwere des Eingriffs an. Der Patient soll sich nicht unter Druck gesetzt sehen, jetzt, weil er nun einmal da ist, auch die Einwilligung erteilen zu müssen. Man soll ihm eine Überlegungsfrist gewähren. Es gibt Stimmen in der Literatur, die sagen, daß auch die Nacht dazwischen nicht reicht, daß insbesondere bei schweren Eingriffen 3 Tage vorher aufgeklärt werden müßte. Es gibt auch da keine starren Grenzen. Also bitte immer abwägen, den Patienten nie unter Druck setzen, so daß er meint, er müsse jetzt dem Eingriff zustimmen, weil er schon einmal da ist, und bitte wägen Sie nach der Schwere des Eingriffs ab.

8 Voruntersuchungen aus anästhesiologischer Sicht

J. Holzki

Sinn der präanästhesiologischen Untersuchungen ist es, das Risiko während und nach der Narkose zu reduzieren und auf evtl. Komplikationen vorbereitet zu sein.

Die wichtigste Maßnahme ist die ausführliche Anamnese. Diese gibt uns Hinweise auf akute oder chronische Infektionen, Veränderungen des Gesundheitszustandes des Kindes in der letzten Zeit (schlechtes Essen und Trinken, Abgeschlagenheit), auf Blässe oder Leistungsschwäche. Wichtig ist das Befragen nach Blutungsübeln, sei es in der Eigen- oder Familienanamnese. Weiterhin sollte nach einer Disposition zur malignen Hyperthermie gefragt werden, die in der Familie meist als dramatische Zwischenfälle bekannt sind. Die letztgenannte Erkrankung hat zu serienweisen Voruntersuchungen von Muskelstoffwechselparametern, insbesondere nach CPK-Erhöhungen geführt, die für die Narkose keine relevanten Aussagen ergaben. Insbesondere die serienmäßige CPK-Untersuchung hat viele Patienten mit milden Infekten unter Verdacht der malignen Hyperthermie gebracht, was völlig unsinnig zu tödlicher Furcht bei den Eltern geführt hat.

Welche labormedizinischen Untersuchungen sind vor einer Narkose wirklich wichtig?

Allgemeine Labormedizinische Untersuchungen

Das gesunde Kind, das außer seiner chirurgischen Erkrankung keine weiteren Gesundheitsstörungen aufweist, das geplant zur Operation kommt, sollte neben der ausreichenden Anamnese und einer aktuellen Untersuchung durch den Kinderarzt auf Infektfreiheit nur ein aktuelles, kleines Blutbild vorweisen. Die Feststellung von Hämoglobin und Hämatokrit ist für den Anästhesisten zur Abschätzung der Sauerstofftransportkapazität während der Narkose unverzichtbar. Die Leukozytenbestimmung kann Hinweise auf einen Infekt geben, in 2 Fällen bei ca. 40000 Prämedikationen sahen wir in einer extrem erhöhten Leukozytenzahl die ersten Zeichen einer Leukämie. Dies wäre aber kein Grund vor jeder Operation die Leukozyten zu zählen, wenn nicht ca. 20% der Kinder, vor allen Dingen derjenigen, die zu tageschirurgischen Eingriffen kommen, nicht doch Infektzeichen aufweisen würden. Besonders im Kleinkindesalter ist es bei vielen Patienten fast unmöglich sie vollständig infektfrei zu bekommen, so daß sie nach mehrmaligem Absetzen vom Operationsplan schließlich doch mit einem leichten Infekt anästhesiert werden müssen.

Auch das Kind mit der typischen laufenden Nase, bei dem ein chronischer Infekt vorliegt, der sich monatelang nicht ändert, muß dann trotz der Zielsetzung nur infektfreie Kinder zu anästhesieren, operiert werden. Das gilt vor allen Dingen für Patienten aus dem HNO-Bereich. Sicher sollten akute Infektexazerbationen mit Fieber Grund zum Absetzen der Operation sein. Die Leukozytenwerte können bei der Entscheidung auf Drängen der Eltern doch zu operieren, hilfreich sein. Zusätzliche labormedizinische Untersuchungen sind in den allermeisten Fällen nicht indiziert. Häufig werden Untersuchungen aus sog. „Absicherungsgründen" durchgeführt. Dabei wird vergessen, daß Juristen den Medizinern nur das vorwerfen, was den Regeln der Kunst und dem, was von Kongressen oder Berufsverbänden veröffentlicht worden ist, zuwiderläuft. Insofern sind Sorgen vor juristischen Folgen aufgrund irgendwelcher unterlassener Voruntersuchungen unbegründet, da sich jeder auf Verlautbarungen berufen kann. Das routinemäßige EKG vor jeder Narkose bei gesunden Kindern ist unsinnig, denn die akute Myokarditis ist extrem selten und äußert sich eher durch klinische Symptome als durch das EKG (s. Veröffentlichung: *Päd Prax* 1989:38–583).

Die Bestimmung der Blutungs- und Gerinnungszeit wird immer wieder von Gerinnungsspezialisten gefordert. Diese Fragestellung wurde wieder aktuell, seitdem in der Bundesrepublik ca. 100 Vitamin-K-Mangelblutungen schwerster Art im Säuglingsalter bekannt wurden. Auch diese Blutungsneigung ist in erster Linie klinisch und anamnestisch zu erfahren. Bei 40 000 Narkosevoruntersuchungen wurde 3mal eine Hämophilie A entdeckt. Im Zweifelsfall sollte dem Kind Vitamin K gegeben werden. Die regelmäßige Erstellung einer verwertbaren Blutungs- und Gerinnungszeit würde bei 20 Patienten, die im durchschnittlichen operativen Tagesprogramm unserer Klinik sind, eine MTA 4–5 h beschäftigen.

Eigenartigerweise ist die Blutungs- und Gerinnungszeit in den meisten klinischen Labors in Vergessenheit geraten, weil die Bestimmung so aufwendig ist. Man bekommt eher einen kompletten Gerinnungsstatus mit Einzelfaktorenanalyse als eine Blutungs- und Gerinnungszeit. Die (definitionsgemäße) Stichtiefe durch die Lanzette ist sehr schmerzhaft, deshalb sind viele Werte bei schreienden Kleinkindern überhaupt nicht zu verwerten.

Zusammenfassend läßt sich also sagen, daß Anamnese, klinische Untersuchung und kleines Blutbild zur Narkosevorbereitung ausreichend sind. Der Urinstatus beim Kinderarzt wird dabei vorausgesetzt. Liegen Verdachtsmomente auf eine organische Erkrankung vor, sollte auch bei leisem Verdacht eine gründliche klinische und labortechnische Untersuchung vorgenommen werden.

Untersuchungen bei vorhandener Grunderkrankung

Haben Patienten neben ihrer chirurgischen Erkrankung eine Grunderkrankung (Diabetes, Herzfehler, Niereninsuffizienz, Stoffwechselstörung oder Krampfleiden) so ist die Diagnostik der Grunderkrankung auf den neuesten Stand zu bringen und abzuwägen ob der Eingriff zum jetzigen Zeitpunkt günstig ist.

Bei Eingriffen die dringlich sind, bei denen aber einige wenige Stunden gewartet werden kann (Fraktur, Ileus, Neugeborenenfehlbildung) ist eine ausreichende Labordiagnostik durchzuführen. Bei Repositionen von Frakturen genügt im allgemeinen das kleine Blutbild. Liegen größere Verletzungen vor, sollte an das Kreuzblut gedacht werden. Besonders beim Ileus ist eine genaue Diagnostik des Wasser- und Elektrolythaushaltes nötig, u. U. ist es günstig, schwere Störungen zu korrigieren. Bei den Neugeborenenfehlbildungen ist die Gastroschisis als absolut dringlich einzustufen, die Ösophagusatresie als bedingt dringlich, Zwerchfellhernien sollten u. U. erst 1–2 Tage stabilisiert werden. Die entsprechende gezielte Diagnostik ergibt sich aus den Krankheitsbildern.

In diese Gruppe gehört auch der Patient mit der Pylorushypertrophie. Je nach Dauer der Anamnese liegen hier bisweilen schwerste Elektrolytverschiebungen vor, die über mehrere Tage ausgeglichen werden sollten. Wird mit Hydrochloriden innerhalb von wenigen Stunden eine Serumkosmetik erreicht, können intraoperativ schwere Störungen bis zu Krampfanfällen die Folge sein. Gelegentlich kann das Membranpotential zusammenbrechen, Todesfälle sind beschrieben.

Da der Anästhesist bei Zuweisungen solcher Patienten von außerhalb die Schwere der Erkrankung nur schlecht feststellen kann, verlangen wir immer eine Elektrolytbestimmung im Urin. Liegt beispielsweise das Kalium unter 10 mmol/l ist mit einer schweren Hypokalie zu rechnen, die erst beseitigt werden muß. Das gleiche gilt für Natrium- und Chlorausscheidung. Liegen beide Werte unter 10 mmol/l (1–2 mmol/l werden nicht selten gesehen) ist eine 2- bis 3tägige Infusionstherapie mit Kaloriengabe nötig, damit das Membranpotential ausreichend hergestellt wird. Diese Erkrankung sollte aufgrund von Elektrolytstörungen keine Mortalität mehr aufweisen.

Akuter Notfall

Der akute Notfall (Verkehrsunfall mit schwerer Blutung und ähnlichem) bedarf in erster Linie einer wie immer gearteten Therapie. Sei es Beatmung oder intravasale Volumensubstitution. Die Diagnostik muß während der Therapie erfolgen. Kleines Blutbild und Blutgasanalyse sind normalerweise die ersten erforderlichen Werte, damit die Therapie einigermaßen gezielt erfolgen kann. Hier feste Regeln aufzustellen wäre unsinnig.

Narkosefähigkeit

Es gibt immer wieder Anlaß zu Diskussionen, ob beispielsweise ein Pädiater oder praktischer Arzt die Narkosefähigkeit eines Kindes attestieren kann. Diese Frage ist falsch gestellt. Verantworten muß der Anästhesist, ob er zu einem gegebenen Zeitpunkt eine Narkose macht, denn nur er kann die Wirkungen und Nebenwirkungen der Anästhetika bei einem gegebenen Krankheitsbild beurteilen, ob leichte, schwerwiegende oder gar keine Gefahren für das Kind bestehen.

Ein Kinderarzt wird z. B. bei Pylorushypertrophie bei normalen Serumelektrolyten bescheinigen können, daß im Augenblick für das Kind keine Gefahr besteht. Hat das Kind aber bereits 20% seines intrazellulären Kaliums verloren, müssen bei der Anästhesie mit Vasodilatation, Herzmuskeldepression, intrathorakaler Druckerhöhung und einem zusätzlichen Fluß von Kalium aus der Zelle in den Extrazellulärraum eine große Gefährung des Kindes angenommen werden. Eine Anästhesie sollte unterbleiben. Wird ein ehemals frühgeborenes Kind mit einer bronchopulmonalen Dysplasie und einer Leistenhernie in die Klinik eingewiesen, kann der Pädiater das Ausmaß der Lungenfunktionsstörung und eine evtl. Anämie beschreiben. Ob die Narkose durchgeführt werden kann, hängt von der Erfahrung des jeweiligen Anästhesisten ab, ob eine Gefährdung durch die verminderte Sauerstofftransportkapazität eintreten könnte, oder nicht. In diesem Falle muß der Anästhesist entscheiden, ob er die Narkose unter diesen Bedingungen machen kann, oder ob er zunächst transfundieren sollte. Weiterhin muß bei diesen Kindern gesichert sein, daß bei der postoperativen Apnoegefährdung stets ein erfahrener Anästhesist ein solches Kind intubieren kann. Wenn der internistisch tätige Kollege sich vergegenwärtigt, welche Belastungen durch die Narkose auf den Patienten zukommen, wird er vor jeder Operation, insbesondere bei kritischen Fällen immer auch die Meinung des Anästhesisten hören wollen.

9 Voruntersuchungen aus kinderchirurgischer Sicht

F. Höpner

Wir gehen davon aus, daß Anamneseerhebung und Diagnosestellung mit der gebotenen Sorgfalt vorgenommen und die dazu notwendigen Laboruntersuchungen gemacht sind. Der Operateur muß sich mit beidem vertraut gemacht haben. Bei wiederholtem Krankenhausaufenthalt des Kindes bedeutet der Hinweis in den Unterlagen: „s. altes Krankenblatt" eine Gefahr. Letzteres muß nicht nur herausgesucht, sondern auch studiert sein. Es soll nicht vorkommen, daß der Anästhesist intraoperativ gebeten wird, aus dem mittlerweile aufgefundenen früheren Krankenblatt vorzulesen.

Hinsichtlich des Spektrums der Voruntersuchungen ist zu unterscheiden:
- die geplante, also verschiebbare, und die akute *kleine* Operation (z. B. Leistenhernie, inkarzerierte Leistenhernie);
- die geplante, also verschiebbare, und die akute *mittlere* Operation (z. B. Antirefluxplastik, Ventilrevision);
- der geplante, also verschiebbare, und akute *große* Eingriff (z. B. Korrektur der Analatresie, Ileus).

Bei den akuten Eingriffen müßte man wieder differenzieren, und zwar in solche, die man bis zum Erreichen der Nüchterngrenze aufschieben und solche, die man wirklich akut vorzunehmen hat.

Man kann ein Schema hier nicht zeigen, ohne gleichzeitig vor einem Schematismus zu warnen. Wie man einen Eingriff zu bewerten hat, hängt von unterschiedlichen Gesichtspunkten ab: In erster Linie davon, was man operiert. Man kann die Exstirpation eines Lymphknotens bei Vergrößerung unbekannter Ursache nicht mit der Entfernung eines ebenso großen Hämangioms gleichsetzen. Es besteht ferner Abhängigkeit davon, wie alt das Kind ist und schließlich davon, in welchem Allgemeinzustand es sich befindet. Je nach Bewertung dieser Größen sind im Einzelfall zusätzliche Untersuchungen nötig.

Wir gehen davon aus, daß das gesunde Kind in der Regel auch normale Laborwerte hat; ferner davon, daß man die Gesundheit des Kindes zunächst nicht durch Laborwerte, sondern durch die klinische Allgemeinuntersuchung feststellen soll. Von daher wird deutlich, welche Bedeutung die klinische Untersuchung im Vorfeld der Operation hat. Sie wird häufig vom Arzt im Praktikum oder von Studenten im Praktischen Jahr vorgenommen. Hier muß ein Kontrollsystem eingebaut sein, das dem Gewicht dieser Maßnahmen entspricht.

Immer also die gründliche klinische Untersuchung vorausgesetzt, reichen für ein Kind, das eine kleine geplante Operation vor sich hat (z. B. Phimose, Leistenhernie):
Bestimmung des Hb,
der Leukozyten und/oder des CRP
sowie Analyse des Urins mittels Teststreifen.

Ergibt sich irgendeine Unklarheit, wird kontrolliert bzw. weitergehend untersucht und die Operation aufgeschoben. Im Falle eines ambulant vorgesehenen Eingriffes werden diese Bestimmungen auch akzeptiert, wenn sie bis zu 48 h alt sind, immer die unmittelbare präoperative sorgfältige klinische Untersuchung vorausgesetzt. Inwieweit dieses Spektrum erweitert wird, bestimmen sowohl Alter des Kindes als auch Art der Operation.

Auch für viele mittlere geplante (und akute) Operationen reicht dieses Voruntersuchungsspektrum. Elektrolyte, Bestimmungen von Harnstoff bzw. Kreatinin sind ratsam, zumal, wenn aufgrund der Erkrankung möglicherweise Organsysteme beeinträchtigt sind.

Bei der großen verschiebbaren Operation (z. B. Megakolon, Tumoroperation) wird neben dem Blutbild und der Urinanalyse die Bestimmung der Elektrolyte, des Harnstoffs, des Kreatinins, der Leberwerte, des Eiweißes vorgenommen. Ist der Allgemeinzustand beeinträchtigt, muß man immer, je kleiner das Kind desto mehr, Störungen des Gasaustausches mit in die Überlegungen einbeziehen und entsprechende Untersuchungen vornehmen. Die Pulsoxymetrie, auf die unsere Anästhesisten bei keiner Narkose mehr (ebensowenig wie wir auf der Wach- und Intensivstation) verzichten möchten, hat uns bei der Frage der augenblicklichen Oxygenierung in hervorragender Weise weitergeholfen. Selbstverständlich ersetzt sie nicht die präoperative Blutgasanalyse.

Für die akuten Operationen gilt zunächst dasselbe wie für die geplanten. Bei kleinen Eingriffen (z. B. Hodentorsion, eingeklemmte Hernie) reichen dieselben Bestimmungen aus, wobei – wieder die gründliche Allgemeinuntersuchung vorausgesetzt – die Werte im Ergebnis meines Erachtens nicht abgewartet werden müssen, bevor man die Operation beginnt. Findet man präoperativ eine Affektion der Atemwege, sollte man die Blutgase bestimmen. Bei der schweren und dringlichen Operation ist natürlich im Akutfall ganz nach den Umständen zu verfahren. Die beim aufschiebbaren Eingriff genannten Bestimmungen sind unverzichtbar. Es gibt nur wenige Situationen, die so dringlich sind, daß man nicht vor dem Eingriff noch wesentliche Defizite ausgleichen bzw. mit dem Ausgleich beginnen könnte. Andererseits darf man aber auch einen Säugling, dessen Elektrolytverschiebung trotz intensivmedizinischer Bemühung nicht auszugleichen, dessen Eiweißwert nicht befriedigend zu korrigieren war, bei dringlicher und vitaler Operationsindikation (z. B. Perforation bei Enterokolitis) nicht aufgrund der weiter pathologischen Werte als nicht narkosefähig oder inoperabel deklarieren, sondern man muß ihn unter gemeinsamen Bemühungen operieren.

Besondere chirurgische Erkrankungen des Kindes erfordern spezielle Voruntersuchungen. Hierbei ist das oben angegebene Schema, das nur mit Bedenken vorgestellt wurde, jeweils entsprechend zu variieren:

z. B. bei Pylorusstenose: plus Elektrolyt, Blutgase
z. B. bei Nierenerkrankungen: plus Zählkammer, Urinkultur
z. B. bei Lebererkrankungen, Leberpunktion: plus Gerinnung
z. B. nach Ventilsepsis: plus 3 negative Blut-, Liquorkulturen

Die Pyloromyotomie ist eine kleine Operation. Hat das Kind aber deutliche klinische Symptome gezeigt, gehört die Bestimmung der Elektrolyte, evtl. auch die der Blutgase zu den Voruntersuchungen. Bei Kindern, die wegen Nierenerkrankungen operiert werden, begnügt man sich nicht mit der Bestimmung der laborchemischen Nierenwerte und der Screeningmethode der Urinanalyse, sondern die Zählkammeruntersuchung und die bakterielle Kultur ist zu fordern. Ferner sind als Beispiele noch Lebererkrankungen und Leberpunktion sowie das ventilversorgte Kind nach Ventilsepsis angeführt. Hier sind spezielle Untersuchungen – im 1. Fall der Gerinnungsstatus, im 2. Fall 3 negative Blut- und Liquorkulturen – zu verlangen. So gibt es eine Fülle von Operationen, die aus der Sicht des Anästhesisten oder des Kinderchirurgen spezielle Analysen voraussetzen. Ob bei kleiner, mittlerer oder großer Operation: Beim klinisch unverdächtigen Kind sehen wir generell keinen Anlaß zur Bestimmung der Gerinnungsfaktoren, zur Vornahme eines EKG oder einer Röntgenaufnahme der Lunge.

Ein Wort noch zur Bestimmung der Blutgruppe und zur Bereitstellung von Blut. Auch hier kann man unseres Erachtens durchaus kritisch verfahren. Bei den meisten Neugeborenenoperationen wird kein Blut gebraucht, und die Anzahl der Operationen im späteren Lebensalter, bei denen man dies mit Sicherheit voraussetzen kann, ist größer als offensichtlich hier und da angenommen. Sonst würden Zeugen Jehovas nicht so oft Schwierigkeiten mit ihrem Problem der Blutübertragung haben. Sie müßten dann nicht im Fall von Operationen, bei denen man wirklich kein Blut braucht, mit ihren Kindern große Reisen unternehmen.

Im Zusammenhang mit der Vorbereitung zur Bluttransfusion ist auch über den venösen Zugang zu sprechen, und zwar im Hinblick auf den zu erwartenden Verlauf der Operation und im Hinblick auf die zu erwartende Nachbehandlung. Hier sollten sich Anästhesist und Operateur abstimmen.

Zur Vorbereitung gehört im Falle großer Operationen das Gespräch zwischen Operateur und Anästhesist über das Ergebnis aller Voruntersuchungen, so daß vor Beginn des Eingriffes Klarheit über das gemeinsame Konzept besteht.

10 Voruntersuchungen aus HNO-ärztlicher Sicht

H. Scherer

Wenn die Indikation zu einer Operation an einem Kind feststeht, dann muß die Notwendigkeit von Operationsvoruntersuchungen diskutiert werden. Man ist leicht geneigt, Voruntersuchungen speziell zum kleinen Blutbild und zur Blutgerinnung generell zu bejahen, um bei Nachblutungen medikolegalen Problemen aus dem Weg zu gehen. Blutabnahmen sind aber für Kinder unter 10 Jahren, für die Ärzte und das Pflegepersonal lästig. Sie stören das Arzt-Kind-Verhältnis erheblich. Das Kind sucht den Ort, an dem es weh zu tun pflegt, ja nicht gern auf. Außerdem kommt es häufig zu Fehlbestimmungen insbesondere der Blutgerinnung, da sich nur „nicht geronnenes" Blut zur Untersuchung eignet. Es ist deshalb sinnvoll, darüber nachzudenken, ob Voruntersuchungen wirklich notwendig sind und ob sie durch intraoperative diagnostische Maßnahmen ersetzt werden können.

Intraoperativ eignet sich eine Blutentnahme im Verlauf der für die Narkose ohnehin notwendigen Venenpunktion und die sofort durchgeführte Blutgerinnungsuntersuchung (Quick-Wert, PTT, Thrombozytenzahl). Sofern das Blutlabor benachbart ist, wäre dies ein gangbarer Weg, der innerhalb von ca. 30 min zu einem Ergebnis führt. Innerhalb dieser Zeit ist manche Operation im HNO-Fachbereich aber bereits abgeschlossen. Außerdem sind nicht alle Einzelfaktoren der Blutgerinnung bestimmt.

Günstiger ist die Bestimmung der *subaqualen Blutungszeit;* damit werden alle Faktoren der Blutgerinnung erfaßt. Mit handelsüblichen Mikromessern wird die Fingerbeere direkt im Anschluß an die Intubation punktiert. Der Finger wird in einen Becher gehalten und die Zeit bestimmt, bis der Blutfaden abreißt. An unserer Klinik wurde ein Mittelwert von 1 min 52 s und Extremwerten von 35 s – 3 min 17 s festgestellt. (Eine Blutungszeit unter 5 min gilt als normal.) Innerhalb dieser Zeit ist die Operation noch nicht abgeschlossen. Bei erhöhter Blutungszeit kann besonders sorgfältig koaguliert werden. Kommt die Blutung dabei nicht zum Stehen, dann kann die Wunde mit Fibrinkleber abgedichtet werden.

Drei HNO-Operationen bei Kindern sind geeignet, über einen Verzicht präoperativer Untersuchungen zu diskutieren: die Adenotomie, die Tonsillektomie und die Ohrmuschelplastik. Bei kleineren Operationen spielt die Nachblutung keine Rolle, die Operationswunden können in der Regel auch gut verschlossen werden, bei größeren Operationen, z. B. im Gesichts- oder Halsbereich, bei Lymphangiomen o. ä., ist eine ausgedehnte Voruntersuchung ohnehin unumgänglich.

Adenotomie

Die Abtragung einer hyperplastischen Rachenmandel führt zu einer oberflächlichen Schleimhautwunde im Bereich des Rachendachs und der Rachenhinterwand. Größere Blutgefäße sind in dieser Region nicht vorhanden. Blutungen direkt im Anschluß an die Abtragung gehen vom Schleimhautrand aus, sind gut durch Kompression oder durch bipolare Koagulation zu stillen. Nachblutungen sind selten, sie kommen insbesondere dann vor, wenn Teile der lappigen Rachenmandel im Nasen-Rachen-Raum verbleiben.

Im Nasen-Rachen-Raum wird nach der Operation eine offene Wunde zurückgelassen. Nachdem aber große Blutgefäße in der Nachbarschaft nicht vorhanden sind, glauben wir, auf eine Voruntersuchung verzichten zu können. Bei normalen Werten der subaqualen Blutungszeit (weniger als 5 min) konnte bisher keine erhöhte operative Blutungsbereitschaft festgestellt werden.

Tonsillektomie

Wie bei der Adenotomie bleibt bei dieser Operation eine offene Wunde bestehen. Es bildet sich ein Fibrinbelag, der nach 3–5 Tagen abgestoßen wird. Das Wundbett ist gut zugänglich, eine operative Blutstillung durch bipolare Koagulation damit leicht möglich. Im Gegensatz zum Rachendach kommen aber im Bereich des Wundbettes nach Tonsillektomie große Gefäße aus dem Stromgebiet der A. carotis externa vor. Sie können zu starken Nachblutungen mit vitaler Gefährdung führen. Nachblutungen sind außerdem statistisch nicht selten. Aus diesem Grund glauben wir, auf Voruntersuchungen (Blutbild, Quick-Wert, PTT, Blutgruppe) *nicht* verzichten zu können.

Im Verlauf der Operation kann es zu einem merklichen Blutverlust kommen. Am ersten postoperativen Tag muß deshalb der Hämoglobinwert kontrolliert werden, um die Blutreserven abschätzen zu können. Bei niedrigem Hb-Wert ist die Intensität postoperativer Überwachung zu erhöhen und der stationäre Aufenthalt eventuell zu verlängern.

Ohrmuschelplastik

Bei dieser Operation findet eine großflächige Präparation an der Ohrmuschel statt. Die Wunde ist aber gut zugänglich, eine Blutstillung kann gründlich erfolgen. Nachblutungen sind sehr selten. Wir glauben, daß man in diesem Fall auf eine Blutvoruntersuchung verzichten kann zugunsten einer intraoperativen Bestimmung der subaqualen Blutungszeit.

Der postoperative Stärkeverband wird für eine Woche belassen. In dieser Zeit muß auf Schmerzen geachtet werden, die bei subkutanen Nachblutungen in der Regel auftreten.

11 Voruntersuchungen aus neurochirurgischer Sicht

K. Weigel

Trotz der Fortschritte in der Anästhesie und den verbesserten operativen Möglichkeiten in der Kinderneurochirurgie bereiten anatomisch-physiologische Probleme für beide Fachgebiete fast unverändert Schwierigkeiten. Gerade bei Neugeborenen und Kleinkindern sind die neurophysiologischen Bedingungen besonders zu beachten. Diese Probleme sollen hier knapp skizziert werden.

Neurophysiologische Grundlagen

Die grundlegenden Regulationsmechanismen des intrakraniellen Druckes, des zerebralen Blutflusses und der Liquordynamik sind bei Kindern und Erwachsenen gleich. Änderungen des pCO_2, des pO_2 oder ein pathologischer Blutdruck sind in ihrer Wirkung auf den intrakraniellen Druck und das Gehirn bei Säuglingen und Kindern weit weniger bekannt als bei Erwachsenen. Zwei wesentliche Aspekte müssen hier festgehalten werden:
1. Innerhalb der ersten 2 Lebenstage nimmt der intrakranielle Druck ab. Dies folgt parallel zu anderen physiologischen Veränderungen beim Neugeborenen:
   Dehydratation, Gewichtsverlust, Umverteilung von Körperflüssigkeiten und Anstieg der Serumosmolarität.
   Normalerweise wird der Rückgang des Hirnvolumens durch eine gesteigerte Liquorproduktion ausgeglichen, bei einem Hydrozephalus im Neugeborenenalter hat dieser Effekt jedoch erhebliche Auswirkungen. Volumenänderungen anderer Genese bereiten ähnliche Schwierigkeiten.
2. Babys und Kleinkinder können einen Anstieg des intrakraniellen Volumens kompensieren, solange die Fontanellen und Nähte noch offen sind. Hier steht uns ein einfaches Kontrollsystem zur Verfügung; eine gespannte Fontanelle oder eine zunehmende Dehiszens der Schädelnähte weisen auf einen akut bzw. chronisch gesteigerten intrakraniellen Druck hin.

Als pathophysiologische Faktoren zerebraler Fehlfunktionen gelten Hypoxie, Ischämie, Traumafolgen, intrazerebrale oder intrakranielle Raumforderungen, kongenitale neurologische Fehlbildungen oder Entzündungen des ZNS. Die Manifestation solcher Störungen zeigt sich als Gewebeazidose und Verlust der Autoregulation, der Regulation des intrakraniellen Druckes, der CO_2-Reaktion, sowie der Kontrolle des Hirnstoffwechsels.

Zerebrale Fehlfunktionen

Zwei Ursachen für diese Störungen stehen hier im Vordergrund:
a) Die neoplastische intrakranielle Raumforderung
b) Das Schädel-Hirn-Trauma.

Nichttraumatische, intrakranielle Raumforderungen

Intrakranielle Tumoren des Kindesalters finden sich im Gegensatz zu den Erwachsenen meist in der hinteren Schädelgrube und im III. Ventrikel. Wegen der Verlegung der Liquorabschlüsse steht hier meist die Hydrozephalussymptomatik im Vordergrund, tumorspezifische Ausfälle treten meist erst sekundär in Erscheinung.

Schädel-Hirn-Trauma

Das Schädel-Hirn-Trauma im Kindesalter kann in drei Abschnitte aufgeteilt werden:
1. Geburtstrauma,
2. Trauma im Kleinkindalter,
3. Trauma beim älteren Kind.

Bei Gruppe 2 und 3 handelt es sich meist um Folgen von Stürzen oder Verkehrsunfällen. In der Mehrzahl finden sich geschlossene Schädel-Hirn-Traumen, wobei das Gehirn durch eine direkte Kontusion, eine intrakranielle Blutung, ein lokales Ödem oder einen generell gesteigerten intrakraniellen Druck in Mitleidenschaft gezogen werden kann. Hier ist eine umgehende notärztliche Versorgung mit Intubation bei Atmungs- und Kreislaufkontrolle als erste Maßnahme selbstverständlich angezeigt, bis nach Abklärung der genauen Diagnose eine gezielte Therapie einsetzen kann.

Diagnostik

Eine intrakranielle Drucksteigerung geht auch beim Kind in den allermeisten Fällen mit einer Bewußtseinstrübung oder einem Bewußtseinsverlust einher. Neben den akut intensivmedizinischen Maßnahmen spielt die klare diagnostische Linie eine ganz besondere Rolle (s. Tabelle 1).
   Klinisch ist zunächst der Neurostatus und die Vigilanz bei nicht-intubiertem Patienten zu prüfen. Veränderungen der Pupillomotorik, der Pupillengröße sowie der Seitengleichheit der Pupillen können erste Hinweise auf intrakranielle Schädigungen geben.
   Die Spannung der Fontanelle kann beim Säugling oder Kleinstkind Aufschluß über veränderte intrakranielle Druckverhältnisse geben. Eine gespannte Fontanelle deutet auf einen intrakraniellen Druckanstieg hin, während eine

Tabelle 1. Hirndruckzeichen

	Neugeborene und Säuglinge	Kleinkinder und Kinder
Klinik:	– gespannte Fontanelle – Sonnenuntergangsphänomen der Augen – Erbrechen und Nahrungsverweigerung – Zunahme des Kopfumfangs	– Erbrechen (meist morgens) – Kopfschmerzen – Lichtscheu
Diagnostische Möglichkeiten:	– Diaphainoskopie – Sonographie über die Fontanelle – Computertomographie – Kernspintomographie	– Spiegelung des Augenhintergrundes – (Stauungspapille, Retinaeinblutung) – Computertomographie – Kernspintomographie
Cave:	Mögliche *Unreife* des Gehirns, seine Empfindlichkeit gegenüber *Hypoxie* und *Hypovolämie* berücksichtigen!	*Hypoxie!*

eingesunkene Fontanelle meist Ausdruck eines Volumenmangels bei allgemeiner Exsikkose ist.

In zweiter Linie, jedoch unbedingt erforderlich, sind Röntgenaufnahmen des Schädels sowie computertomographische, manchmal auch kernspintomographische Untersuchungen. Letztere kommt v. a. beim Verdacht eines intrakraniellen Tumors als Ursache akuter neurologischer Ausfälle in Betracht.

Therapie

Nach Erstversorgung und Diagnostik muß eine gezielte, differenzierte intensivmedizinische Therapie einsetzen, v. a. bei schweren Schädel-Hirn-Traumen. Besonders wichtig und hilfreich sind bei diesen Patienten intrakranielle Druckmessungen über Sonden oder Katheter für die Therapie.

In allen Fällen erhöhten intrakraniellen Drucks müssen die möglicherweise deletären Folgen einer Hypovolämie bzw. einer Hypoxie des Hirns besondere Berücksichtigung finden.

Eine engmaschige Beobachtung des neurologischen Status, des klinischen Verlaufs sowie meßtechnischer Parameter verbunden mit einer optimierten Pflege als interdisziplinäre Aufgabe können neben der fachspezifischen Therapie helfen, bleibende Schäden zu verhindern.

12 Zur Notwendigkeit des EKG's vor operativen Eingriffen bei Kindern

J. von Walter

Problemstellung

Seit vielen Jahren wird auf Kongressen der Anästhesisten – zuletzt in Bremen 1989 – über Probleme bei der Indikation und der Durchführung von präoperativen Routinemaßnahmen diskutiert. Es gibt für erwachsene Patienten auch etliche umfangreiche Studien zu diesem Problem. Trotz der Bemühung, das Vorgehen bei der Narkosevorbereitung zu standardisieren, ist dies bisher nicht gelungen. Auch die Notwendigkeit, vor jeder Narkose ein EKG zu schreiben, wird unterschiedlich bewertet. Die Forderung nach präoperativen EKG geht davon aus, daß dadurch das Risiko von Narkose und Operation vermindert wird. Diese Forderung ist verständlich vor dem Hintergrund, daß ab dem 40. Lebensjahr die Häufigkeit von Herzerkrankungen deutlich zunimmt. Muß man jedoch diese Forderung unkritisch auf die Behandlung von Kindern übertragen, wenn man einerseits weiß, daß Herzerkrankungen im Kindesalter selten sind, und andererseits keine Studie vorliegt, die untersucht hat, inwieweit das präoperative EKG bei Kindern zur Minderung des Narkoserisikos beiträgt?

Als Kinderkardiologe möchte ich daher Stellung nehmen zu der Notwendigkeit von präoperativen EKG im Kindesalter.

Zunächst ist zu sagen, daß diese Untersuchung mit einem Aufwand an Zeit und Kraft für alle Beteiligten verbunden ist, in erster Linie für das Kind, aber auch für seine Eltern, das Pflegepersonal und zuletzt auch für den Kinderkardiologen. Dieser Aufwand ist besonders hoch bei unruhigen Säuglingen und ängstlichen Kleinkindern. Es erhebt sich daher die Frage, ob dieser Aufwand in einem vertretbaren Verhältnis zur Aussagekraft des EKG steht; v. a. wenn diese EKG bei unruhigen Säuglingen manchmal so artefaktreich sind, daß man sie kaum beurteilen kann.

Zudem muß man sich die Frage stellen, welche Herzerkrankungen, die bisher unerkannt waren, man bei der Durchführung von präoperativen EKG als Routinemaßnahmen findet? Und welche Konsequenz ergibt sich daraus für die Narkose, wenn diese Herzerkrankung bisher symptomlos verlaufen ist?

Ein weiteres Problem ist, daß präoperative Untersuchungen in der Regel eilig sind; sie führen dadurch zu einem Klima von Hektik, was für das Kind keine gute Vorbereitung auf die bevorstehende Narkose und Operation sein kann.

Untersuchungen im Rahmen dieser Studie

Die eigene praktische Erfahrung in diesem Problembereich seit über 12 Jahren veranlaßte mich zur Materialsammlung, um sachlich fundierte Aussagen – auf der Basis von Daten und Fakten – zu der Notwendigkeit von präoperativen EKG machen zu können. Es boten sich 4 verschiedene methodische Ansätze an:
1. Die Auswertung von 180 EKG, die wir 1989 in unserer Klinik als präoperative Untersuchung durchgeführt haben.
2. Die Auswertung von 3030 Protokollen von Narkosen, die 1989 bei Kindern in unserer Klinik vorgenommen wurden.
   Dies geschah in Zusammenarbeit mit der Abteilung für Anästhesie und der Kinderchirurgischen Abteilung in unserem Haus.
3. Die Auswertung von Fragebögen, die wir 1990 an 51 große Kinderkliniken in der Bundesrepublik verschickt haben.
4. Durchsicht der Literatur zu diesem Thema.

Auswertung von präoperativen EKG

Von den 180 EKG wurden geschrieben:
 16 = 8 % wegen bekannter Herzfehler;
          ohne Herzoperation: 5 VSD, 2 ASD II, 1 Fallot, 1 CoA, 1 MKPS;
          nach Herzoperation: 1 TA, 1 TGA, 1 DORV, 1 PA mit VSD, 1 PDA;
          1 früher festgestelltes LQTS konnten wir nicht bestätigen.
  5 = 3 % bei Kindern mit terminaler Niereninsuffizienz;
          2 davon hatten zusätzlich eine Linksherzinsuffizienz.
 38 = 21 % wegen eines Auskultationsbefundes;
          wir fanden 3 kleine VSD, 2 kleine ASD II, 1 leichte PS, 1 kleinen PDA, 1 SVES.
          Der Rest waren normale Herzgeräusche (30).
122 = 68 % als Routine;
          wir fanden 3 einzelne VES, 1 einzelne SVES, 3 AV-Diss., 1 AVB 1°, 1 WPW-Syndrom.

Bei keinem dieser Kinder gab es während Narkose und Operation Probleme. Bei den Kindern mit bekanntem Herzfehler oder terminaler Niereninsuffizienz wurde ein entsprechendes Narkoseverfahren gewählt. Nicht das EKG bestimmt hier das Vorgehen, sondern die Vorgeschichte und der Allgemeinzustand des Patienten.

Neue Gesichtspunkte aufgrund des präoperativen EKG ergaben sich nur für 5 Kinder, nämlich für die Kinder mit kleinem VSD, kleinem PDA und l. PS; hier wurde eine Endokarditisprophylaxe durchgeführt. In diesen Fällen trägt ebenfalls nicht das EKG zur Diagnose bei (weil es immer normal ist), sondern die Untersuchung durch den erfahrenen Kinderkardiologen. Aus diesem

Grund werden alle Kinder, die zu uns zum EKG kommen, vom Kinderkardiologen untersucht. Dieser kann dann auch sofort entscheiden, ob weitere Untersuchungen wie das Herzecho oder eine Röntgenaufnahme von Herz und Lunge notwendig sind.

Auswertung der Narkoseprotokolle

Die 3030 Narkosen wurden durchgeführt bei

213 =	7%	diagnostischen Eingriffen, meist kraniale CTs;
332 =	11%	Eingriffen im HNO-Bereich, meist Adenotomie und/oder Tonsillektomie;
2485 =	68%	kinderchirurgischen Eingriffen

Es traten dabei 93 = 3% Komplikationen auf; davon waren

67 = 72% extrakardial: 20 Erbrechen, 19 Bronchospastik, 12 Laryngospasmus, 7 Exanthem, 3 V. a. Aspiration, 3 schwierige Intubation.
Bei allen diesen Komplikationen mußte der Anästhesist rasch und richtig handeln.

26 = 28% kardial: 13 einzelne VES, 3 einzelnes VES, 2 Sinustachykardie, 1 AVB 2°, 3 Bradykardie, 2 RR-Abfall, 1 toxischer Schock.
Nur bei den letzten 7 Komplikationen ergab sich eine Konsequenz für die Narkoseführung.
Bei dem Kind mit dem toxischen Schock handelte es sich um ein beatmetes Frühgeborenes mit nekrotisierender Enterokolitis und Sepsis, es mußte trotz seines hohen Risikos operiert werden und war der einzige Todesfall 1989.

Die meisten Komplikationen bei Narkosen im Kindesalter sind extrakardial (72%); die meisten der hier aufgeführten kardialen Komplikationen sind harmlos; nur bei 7 von 93 (= 8% der Komplikationen) bzw. 7 von 3030 (= 0,2% aller Narkosen) ergab sich von seiten des Herz-Kreislauf-Systems eine akute Konsequenz für die Narkoseführung. Bei 6 von diesen Kindern bestand vor und bei Einleitung der Narkose kein Hinweis auf eine kardiale Erkrankung; die Komplikationen konnten rasch durch Veränderung der Narkoseführung beherrscht werden, so daß bei Beendigung der Narkose ebenfalls keine Symptomatik mehr vonseiten des Herzens bestand. Keine dieser Komplikationen hätte man durch ein präoperatives EKG vorhersehen können, da sie durch die besondere Situation von Narkose und Operation bedingt waren.

Fragebogenaktion

An 51 große Kinderkliniken in der Bundesrepublik wurden Fragebögen verschickt mit folgenden Fragen:

a) Wieviele EKG wurden 1989 in Ihrer Klinik präoperativ geschrieben?
b) Wieviele EKG wurden 1989 in Ihrer Klinik insgesamt geschrieben?
c) Wieviele Narkosen wurden in Ihrer Klinik insgesamt vorgenommen?
d) Wer stellt die Indikation für das präoperative EKG?
e) Was sind die Indikationen für das präoperative EKG?
f) Welche Indikation sieht der Kinderkardiologe für das präoperative EKG?

Es haben 36 (= 71%) der Kliniken geantwortet.

Diese hohe Rücklaufquote spricht für das große Interesse, das an diesem Problem besteht. Auch wenn man berücksichtigt, daß alle Kinderkliniken in ihrer Struktur und ihrem Umfeld verschieden sind, lassen sich doch recht eindeutige Verhaltensmuster erkennen. Zusammen mit unserer Klinik konnten wir das Vorgehen von 37 Kinderkliniken auswerten.

a) In 70% der Kliniken wurden 100– 200 EKG präoperativ geschrieben.
b) In 57% der Kliniken wurden 2000–3000 EKG insgesamt geschrieben.
c) In 51% der Kliniken wurden 1000–2000 Narkosen vorgenommen.
d) In 60% der Kliniken stellen Pädiater und/oder Anästhesist die Indikation.
e) Indikationen waren: bekannte oder mögliche Herzerkrankung (65%), andere nicht kardiale Erkrankungen (23%), alle Herzgeräusche (20%), vor jeder Narkose (17%).
f) 70% der Kinderkardiologen empfehlen ein präoperatives EKG nur bei bekannter oder möglicher Herzerkrankung; 17% empfehlen es vor jeder Narkose.

Aus den Antworten a)–c) ergibt sich, daß in der Regel kein EKG vor einer Narkose durchgeführt wird (nur bei 5–10% aller Narkosen) und daß es nur bei Hinweisen auf eine kardiale Erkrankung (in 70% der Kliniken) für notwendig gehalten wird. Hinweisen möchte ich hier noch darauf, daß ein Herzgeräusch ein häufiger Normalbefund ist. Etwa 60–80% aller Kinder haben ein Herzgeräusch und nur bei ca. 1% ist dieses Geräusch durch eine Herzerkrankung bedingt. Das Problem besteht darin, wie man ein normales Herzgeräusch von einem pathologischen unterscheidet. Dies kann man nur durch persönliche Erfahrung lernen; im Zweifelsfall ist der Kinderkardiologe hinzuzuziehen.

Literaturstudium

Die Durchsicht der Literatur zu diesem Problem erbrachte folgende Ergebnisse:

a) In Lehrbüchern für Kinderheilkunde oder Kinderkardiologie wird zu diesem Problem nicht Stellung bezogen.
b) In keinem Lehrbuch für Kinderanästhesie wird das EKG als Routinemaßnahme vor jeder Narkose für notwendig gehalten. Nur bei Hinweisen auf eine kardiale Erkrankung wird diese Untersuchung empfohlen.
In allen Lehrbüchern wird jedoch darauf hingewiesen, wie wichtig eine ausführliche Anamnese und ein sorgfältiger klinischer Status sind, und daß

das aufklärende Gespräch vor jeder Narkose und Operation dringend notwendig ist.
c) Über die Notwendigkeit von präoperativen EKG im Kindesalter gibt es keine Untersuchungen.
Empfehlungen, die man gelegentlich dazu findet, wie z.B. der Artikel in der Zeitschrift „Pädiatrische Praxis" aus dem Jahr 1989, können nur als persönliche Meinungsäußerung gewertet werden, weil sie weder durch eigene Studien noch durch Literatur belegt sind.
d) Studien bei Erwachsenen kommen zu unterschiedlichen Ergebnissen bei der Beurteilung, ob und ab welchem Alter ein EKG vor jeder Narkose notwendig ist. Fast alle Veröffentlichungen fordern jedoch, präoperative Maßnahmen auf ein medizinisch notwendiges Maß zu reduzieren.

Ergebnisse und Konsequenzen

Alle 4 methodischen Ansätze führen zu dem gleichen Ergebnis:
1. Ein EKG als Routinemaßnahme vor jeder Narkose im Kindesalter ist nicht notwendig.
2. Ein präoperatives EKG ist jedoch sinnvoll, wenn sich aus Anamnese und klinischem Status Hinweise auf eine kardiale Erkrankung ergeben.

Unsere Studie bestätigt die Einsicht aus der täglichen Praxis: präoperative EKG als Routinemaßnahme sind nicht nur nicht notwendig; sie schaffen sogar neue Probleme. Die Gefahr aller Routinemaßnahmen ist, daß man sie nicht mehr ernst nimmt. Entsprechend groß ist die Überraschung, wenn dann doch plötzlich ein pathologischer Befund auftaucht, v. a. wenn dessen Wertigkeit für den Patienten unklar ist.
Die Zeit, die der Allgemeinpädiater, der Kinderchirurg oder der Anästhesist aufbringt, um Anamnese und klinischen Befund sorgfältig zu erheben, ist gut investiert. Er vermittelt dadurch dem Kind – und seinen Eltern – das Gefühl von persönlicher Zuwendung und erzeugt damit ein Klima des Vertrauens, was eine gute Vorbereitung für den bevorstehenden Eingriff ist. Zudem erspart man dem Kind unnötige zusätzliche Untersuchungen, wenn man keinen pathologischen Befund erheben konnte. Umgekehrt kann man weitere Untersuchungen gezielt vornehmen, wenn sie sich als notwendig erweisen; wenn man eine präoperative Untersuchung gezielt vornimmt, erwartet man den Befund bewußt und kann auf ihn reagieren, bevor man die Narkose einleitet. Präoperative EKG sind nur dann sinnvoll, wenn sie von einem Arzt befundet werden, der genug davon versteht. Bei Hinweisen auf eine kardiale Erkrankung ist die klinische Untersuchung und die Beratung von Eltern und Kollegen durch den Kinderkardiologen notwendiger als die Durchführung des isolierten EKG. Hier liegt der eigentliche Beitrag des Kinderkardiologen, um das Risiko von Narkose und Operation zu vermindern. Das präoperative EKG als Routinemaßnahme trägt nicht zur Risikominderung bei.
In den letzten 12 Jahren haben wir in unserem Haus – bei ca. 30 000 Narkosen bei Kindern – keine für den Patienten relevante Überraschung von seiten

des Herzens erlebt. Die wenigen Patienten, die in dieser Zeit im Zusammenhang mit Narkose und Operation verstorben sind, waren alle schon vorher schwer krank und daher mit einem hohen Risiko belastet.

Wenn man es ernst meint mit der Risikominderung, muß man nicht viele präoperative Untersuchungen fordern, sondern daß Kinder nur an Kliniken operiert werden sollen, wo Ärzte tätig sind, die Erfahrung mit dieser Altersgruppe haben.

Diskussion zu den Beiträgen 8–12

Engert (Bochum):
Ich darf vorschlagen, daß wir eine Unterteilung vornehmen. Wir wollen erstens über das gesunde Kind mit einem begrenzten Eingriff oder mit einem Wahleingriff sprechen, dann kurz auf andere Grundkrankheiten eingehen, die spezifische Untersuchungen notwendig machen, dann auch auf die Notfälle, bei denen nicht immer Zeit bleibt, daß der Anästhesist überhaupt Voruntersuchungen bekommen kann, und dann auf die Sonderfälle in den Bereichen Neurochirurgie, HNO usw. eingehen und selbstverständlich auch noch auf die Zusatzuntersuchungen, wie sie im letzten Vortrag dargestellt wurden, zurückkommen. Ich darf zum ersten Abschnitt, zum gesunden Kind, zum „begrenzten, kleinen Eingriff" die Vortragenden dann um ihre Stellungnahme bitten.

Tischer (Leipzig):
Ich wollte nochmal fragen, Herr Höpner, wenn ich Sie recht verstanden habe, verlangen Sie doch vor einer kleinen und mittleren Operation nicht routinemäßig die Kenntnis der Blutgruppe. Kann man das so machen? Vielleicht wäre es notwendig, daß man zu diesem Problem mal die Meinungen hört.

Höpner (München):
Herr Tischer, ich bin der Meinung, so kann man bei kleinen und mittleren Operationen, bei denen man kein Blut braucht, vorgehen. Ich sehe da keinen Grund, sie zu bestimmen. Darf ich, Herr Engert, in diesem Zusammenhang eine weitere Bemerkung machen? Zu uns kommen relativ oft Zeugen Jehovas mit ihren Kindern. Bei ihnen werden Operationen anderenorts abgelehnt, bei denen man ganz sicher kein Blut benötigt, z.B. bei einer Leistenhernie oder einer Retentio testis. Die Begründung ist dann, man könne ja nicht wissen, ob nicht doch irgendwann ein Zwischenfall einträte. Und in Wirklichkeit sind es ja Operationen, bei denen keiner, egal ob das Kind Zeugen Jehovas als Eltern hat oder nicht, daran denkt, Blut bereitzustellen oder auch nur die Blutgruppe zu bestimmen. Man kann hier den Eltern durchaus mehr entgegenkommen, ohne daß dem Kind Schaden droht.

Die heutige Diskussion finde ich ausgezeichnet, weil sie sowohl eine Bestandsaufnahme dessen ist, was für das Kind wichtig ist – darüber habe ich gesprochen – und eine Bestandsaufnahme dessen bringt, was für das Kind unwichtig ist. Mir wurde gestern am Flughafen der Koffer gestohlen. Ich war zunächst nur empört. Und dann habe ich mir überlegt, was wirklich nötig ist. Das habe ich mir heute morgen gekauft. Es war sehr wenig.

Engert (Bochum):
Herr Höpner, man könnte meinen, das war geplant, aber davon gehe ich nicht aus.

Auditorium:
Eine Frage zur Bestimmung der Blutungszeit bei einer Tonsillektomie: Wenn sie verlangt werden sollte, dann müßte bei jedem Vormittagsprogramm eine zusätzliche Laborantin vorhanden sein. Wer macht das sonst? Sollen die Anästhesisten vielleicht die Blutungszeit bestimmen? Ich halte die Bestimmung der Blutungszeit bei einem gesunden Kind auch nicht für notwendig, vielleicht erst bei der Nachblutung.

Scherer (Berlin):
Um Voruntersuchungen bei der Adenotomie kommen wir nicht ganz herum, da wir eine offene Wunde hinterlassen. Wir können nicht ohne weiteres sagen, es wird schon alles gut gehen. Und die Bestimmung der Blutungszeit ist eigentlich ganz harmlos. Es gibt automatisierte Stitcher, die eine genau definierte Wunde hinterlassen. Dies kann irgendeiner im Raum machen, während die Operation läuft. Die Blutungszeit zu bestimmen, ist auch ein kurzer Vorgang. Ich halte das für etwas Machbares. Und wenn jetzt hier gefragt wird, wer soll das machen, muß ich sagen, wir arbeiten eigentlich alle gemeinsam; ob das jetzt jemand von den Hals-Nasen-Ohren-Ärzten macht, der vielleicht zusätzlich im Raum ist, oder ob das der Anästhesist macht, darin sehe ich eigentlich überhaupt kein Problem.

Büttner (Herne):
Mich beunruhigt die Altersklasse unter 6 Monaten, und zwar deswegen, weil die Operationsplanung doch nicht immer optimal läuft. Ist es nicht doch sinnvoll, bei diesen Kindern, auch beim Routineeingriff beim gesunden Kind, den Blutzucker, zumindest bis zu Narkosebeginn, zu bestimmen? Dazu hätte ich gern die Meinung von Herrn Holzki und Herrn Höpner gehört.

Holzki (Köln):
Die Sorge ist sicherlich berechtigt, vor allen Dingen, wenn der Operationsanfang sich hinzieht, und, wie es nicht sein soll, kleine Kinder am Nachmittag operiert werden. Aber das Entscheidende ist, daß man spätestens nach 4 h Nüchternphase verlangt, daß auf der Station ein glukosehaltiger Tropf gelegt wird. Das ist sehr viel wichtiger. Denn wenn wir beim Test sehen, daß der Blutzucker in der Nähe von Null ist, ist es schon reichlich spät.

Höpner (München):
Ich hätte dasselbe gesagt, wenn ich vorher an die Reihe gekommen wäre.

Daum (Heidelberg):
Ich möchte darauf hinweisen, daß bei einem Kind von 1200 g oder von 1000 g KG der Hb-Wert außerordentlich wichtig ist. Dies ist heute morgen oder heute nachmittag nicht deutlich herausgekommen. Wir operieren in Heidelberg keine Kinder der 36., 37. und 35. SSW, auch wenn sie älter sind und 2500 oder 3000 g wiegen, mit einem Hb von unter 10 g%. Weiterhin möchte ich bemerken, daß bei einer Augenoperation ein Gerinnungsstatus gemacht werden soll. Aus

gegebenem Anlaß darf ich darauf hinweisen, daß dies einmal unterblieben ist. Bei dieser Augenoperation ist es zu einer schweren Augenblutung in den Glaskörper gekommen, das Kind wurde blind. Deshalb sollte jeder, Operateur und Anästhesist, bei Kindern mit Augenerkrankungen unbedingt einen Gerinnungsstatus fordern.

Eyrich (Berlin):
Diese Aussage wundert mich eigentlich sehr, aber ich möchte trotzdem darauf hinweisen: Für die Narkose brauchen wir keinen Gerinnungsstatus. Ich habe gehört, daß es durchaus zu den Aufgaben des Operateurs gehöre zu sagen, was er von seiner Seite aus wünscht. Herr Scherer hat das sehr schön gesagt. Man hat immer uns zum Vorbild genommen und hat es wunderbar gefunden, daß wir das Blut abgenommen haben. Das machen wir natürlich auch gern, soweit es möglich ist, aber es ist die primäre Aufgabe des Operateurs zu sagen, was er braucht, und nicht zu sagen, der Anästhesist wird schon auch dran denken. Da gibt es manchmal Spannungsfelder.

Daum (Heidelberg):
Es geht um das Kind. Wir machen dies ja auch. Es geht weder um den Chirurgen, noch um den Anästhesisten, sondern um das Kind. Dies muß noch einmal betont werden. Beide Disziplinen sollten daran denken. Operateur und Anästhesist sind gefordert, beim Auflegen eines Patienten dabeizusein. Natürlich gibt es Dinge, die sich überschneiden. Was der eine nicht macht, sollte der andere übernehmen, denn wir sind ein Team. Und ich bin eigentlich der Auffassung, dies wollte ich eigentlich erst morgen sagen, daß wir nicht in einem Spannungsfeld leben, sondern in einem spannenden Feld. Wir sind eigentlich eine Symbiose. Das kann nicht eindringlich genug gesagt werden. Es gibt wohl keine Disziplinen, die so eng miteinander im Teamwork zusammenarbeiten, wie unsere beiden Disziplinen. Das wird vielleicht manchmal vergessen, das muß ich hier herausheben. Aber, Herr Eyrich, ich verstehe Sie sehr gut.

Eyrich (Berlin):
Danke für den letzten Satz. Meine inzwischen doch fast 30jährige Erfahrung zeigt, daß es wirklich ungemein bequem ist – und da werden mir jetzt fast alle Anästhesisten zustimmen –, zu sagen oder zu denken: „Der Anästhesist wird schon dran denken." Ich wollte klarstellen: Wir kümmern uns um den Patienten gemeinsam, und wir haben – das wird Herr Waldschmidt wiederum bestätigen – wirklich sehr, sehr wenig Streit hierbei. Das dürfte selbstverständlich sein.

Daum (Heidelberg):
Das machen wir auch, das macht eigentlich jedes vernünftige Team.

Engert (Bochum):
Vielleicht können wir jetzt auch mal andere Diskutanten zu Wort kommen lassen! Herr Scherer wollte etwas dazu sagen.

Scherer (Berlin):
Ja, ich möchte doch noch einmal auf diese Möglichkeit der intraoperativen Bestimmungen hinweisen. Die Adenotomie z. B. ist ein relativ schneller Ein-

griff. Wenn man heute bedenkt, wie die Operation abläuft, dann habe ich manchmal den Eindruck, daß das Abnehmen von Blut präoperativ für das Kind das viel größere Trauma ist, als wenn ein Anästhesist – und so ist es bei uns im Haus – sich ganz liebevoll mit dem Kind und mit der Mutter beschäftigt. Das geht viel besser. Aber das präoperative Blutabnehmen ist eine Katastrophe.

Auditorium:
Ich wollte gerne wissen, welche Bedeutung Sie der Acetylsalicylsäure beimessen. Vor wie langer Zeit kann man das letzte Aspirin vor einer Tonsillektomie geben, das ja zudem bei größeren Kindern oft unkontrolliert eingenommen wird? Es gibt Angaben in der Literatur: bis zu 14 Tagen vor der Operation.

Scherer (Berlin):
Aspirin schätzen wir natürlich überhaupt nicht wegen der Blutungsgefahr bei offenen Wunden. Ich meine, mehrere Tage. Aber soviel ich weiß, gibt es bei Aspirin schon Überhänge. Acetylsalizylsäure schädigt die Thrombozyten irreversibel, wobei der Angriffspunkt bei der Zyklooxygenase liegt. Die Wirkung von Acetylsalizylsäure wird deshalb nur durch Neubildung von Thrombozyten aufgehoben, was mehrere Tage in Anspruch nimmt.

Waldschmidt (Berlin):
Ich wollte darauf hinweisen, daß sich bei uns in Berlin als außerordentlich positiv und laborwerteeinsparend die Anästhesiekindersprechstunde erwiesen hat. Sie ist insofern ganz wichtig, weil auch dadurch die Eltern mit demjenigen Kontakt bekommen, der für die Eltern und für das Kind eigentlich die beunruhigendste Person ist, nämlich mit dem Anästhesisten. Sie haben Angst vor der Narkose, sie haben niemals Angst vor der Operation. Und wenn ich in der Sprechstunde Aufklärungsgespräche führe, dann würde ich sagen, brauche ich zur Aufklärung über den operativen Akt vielleicht eine Minute, maximal 2 min, aber um alle Sorgen bezüglich der Narkose auszuräumen, brauche ich manchmal 20 min, im Schnitt aber sicher 5–10 min, also weitaus mehr Zeit für das Erläutern der anästhesiologischen Probleme. Ich habe immer wieder gesehen, wenn Eltern bei Herrn Kretz oder auch bei einem anderen Anästhesisten in der Anästhesiesprechstunde gewesen sind, daß sie am nächsten Morgen keine Laborwerte auf der Kurve hatten. Und zwar deswegen, weil der Anästhesist gesehen hat, daß das Kind gesund oder auch sehr ängstlich ist. Dann wurde auf die präoperative Blutabnahme, je nach Operationsindikation, verzichtet. Die Eltern machen da auch mit, es wird ihnen ja gesagt, wir verzichten bei Ihnen. Und so bildet sich ein intimes Verhältnis auch für diese wenigen Minuten oder vielleicht Stunden, die ein Anästhesist mit dem Kind und dessen Eltern verbringt. Diese Anästhesiesprechstunde sollte Beispiel machen.

Waag (Düsseldorf):
Also, ich glaube, ich muß hier mal einfach gegen den Trend reden. Ich finde, es geht irgendwo zu weit, wenn wir Risiken auf uns nehmen für die Kinder – auf uns, weil wir hinterher damit konfrontiert werden. Wir nehmen Risiken auf uns für die Behandlung, für das Endergebnis der Kinder, nur weil die Mutter es so hübsch findet, daß der Anästhesist kein Blut abnehmen will, weil er meint, seine klinische Untersuchung ist absolut perfekt. Ich kann nur davor

warnen. Wir haben seit vielen Jahren immer Blutungszeiten gemessen, und wir haben einige Kinder herausgefischt, die eben eine verlängerte Blutungszeit hatten, die irgendwelche Faktoren hatten und zwar 30 und 40%, die in der Familie vorher nicht bekannt waren. Und ich finde, dieser Trend, daß wir sozusagen am besten gar nichts mehr tun, ist für uns alle am praktischsten, aber das ist medizinisch nicht zu vertreten.

Holzki (Köln):
Ich darf darauf hinweisen, daß wir immer noch über den klinisch völlig gesunden Patienten diskutieren. Dabei ist diese Art vorzugehen, wie hier vorgetragen wurde, völlig gerechtfertigt. Wir haben bei 40 000 Prämedikationen bzw. Narkosen, die wir überblicken, nie eine Blutungszeit oder Gerinnungszeit routinemäßig durchgeführt. Wir führten sie natürlich schon bei Vorliegen eines Verdachtes in der Anamnese oder bei schweren Erkrankungen oder Lebereingriffen durch. Wir haben 3 Bluterfälle gesehen, die vorher nicht erkannt wurden. Ein Fall war eine Ösophagusatresie, die am ersten Tag operiert wurde. Ich bezweifle, ob uns die Blutungs- und Gerinnungszeit zumindest präoperativ etwas gebracht hätte. Die intraoperative Abnahme stellt schon etwas anderes dar, für das Kind wie für den Routineablauf. Ein Kind wies einen Faktor VIII von 2% auf. Es hat eine kleine Operation überstanden ohne Probleme, dann kam der nächste Eingriff an den Nieren. Das Kind hat nachgeblutet, und es konnte sofort mit Gerinnungsfaktoren behandelt werden. Das dritte Kind hatte eine Leistenhernie, die nicht bei uns operiert worden ist. Das Kind fing an, stark zu bluten. Und dann wurde eben nicht an eine Gerinnungsstörung gedacht, sondern interveniert, alles mögliche abgeklemmt und Druckverbände gemacht, bis die Leiste so geschwollen war, daß man nichts mehr im Sinne einer Kompression machen konnte. Dann wurden aber bei uns sofort die Faktoren bestimmt, und das Kind konnte entsprechend behandelt werden. Ich glaube, diese Fälle, wie gesagt für klinisch gesunde Kinder, rechtfertigen nicht, bei allen die Blutungs- und Gerinnungszeit routinemäßig zu bestimmen.

Höpner (München):
Herr Waag, ich ging auch vom klinisch gesunden Kind aus. Des weiteren habe ich ja im Hinblick auf die Größe der Operation und im Hinblick auf das Allgemeinbefinden sehr differenziert. Und das, was Herr Daum erwähnt hat, der Präsident der Deutschen Kinderchirurgen (damit wir uns auch hier kennenlernen): Ein Kind von 1200 g KG ist für uns ein Risikokind und kein Routinefall und steht unter ganz anderen Kriterien.

Holzki (Köln):
Ich glaube, hier müßte noch eine Richtigstellung gemacht werden. Herr Scherer hat etwas mißverständlich geäußert, die Juristen könnten ja Untersuchungen fordern. Das gibt es nicht. Juristen können, dürfen und werden auch nicht bestimmte Untersuchungen fordern. Die Forderung kommt von den Gutachtern, und die Juristen berufen sich auf die Gutachter. Wenn wir Gutachter haben, die beispielsweise als Fachfremde – sagen wir mal ein Pädiater – über einen kinderanästhesiologischen Fall urteilen und Vorurteile gegen die Anästhesisten in das Gutachten mit einbringen, ist das eine ganz, ganz furchtbare Sache für die Betroffenen. Ganz entscheidend ist, daß wir auch auf diesen

Kongressen hier festhalten, was lege artis sein sollte, und ganz entscheidend ist es wichtig, zu sagen, daß wir bei Symptomen entsprechend reagieren müssen. Dann kann auch kein Jurist etwas fordern. Wir müssen Gutachter, die Vorurteile in ein Gutachten hineinbringen, versuchen zu ächten und auch abzulehnen.

Scherer (Berlin):
Ich möchte nur kurz darauf antworten. Ich sage nicht, daß der Jurist uns dazu zwingt. Aber ich halte es für außerordentlich nützlich, wenn man sich gelegentlich bei seinem ärztlichen Handeln fragen würde, was würde ich machen, wenn ich jetzt Gutachter wäre. Das ist manchmal ganz erstaunlich, was dabei herauskommt.

Engert (Bochum):
Gut, wir beenden die Diskussion darüber und wenden uns den Notfällen zu, die ja ganz unterschiedlich in Erscheinung treten. Es kann sich hierbei sowohl um schwere Traumata mit großem Blutverlust handeln, um Ateminsuffizienzen oder auch um Fehlbildungen, wobei wir die meisten Fehlbildungen gar nicht mehr notfallmäßig versorgen müssen. Es kann auch einmal bei einem sonst gesunden Kind eine Hodentorsion sein. Ich darf vielleicht Herrn Holzki noch einmal bitten, dazu Stellung zu nehmen. Was hat der Anästhesist zu tun, wenn er einen Notfall zu behandeln hat? Nehmen Sie ein schweres Trauma, wo er nicht in der Lage ist, präoperativ oder vor der Versorgung irgendwelche Werte zu bekommen. Er wird mit der Therapie beginnen müssen. Wie stellt sich ihm die Situation während des Eingriffs, während der Versorgung? Dort zeigt sich ja dann erst, wie man das Problem ohne Voruntersuchungen lösen kann oder lösen muß.

Holzki (Köln):
Primär ist die Oxygenierung durchzuführen, zweitens ist ein intravenöser Zugang zu legen, um Herz und Kreislauf genügend stabil zu halten.

Engert (Bochum):
Gibt es aus den anderen Spezialgebieten einige Anmerkungen dazu?

Weigel (Berlin):
Ich möchte noch einmal darauf hinweisen, was ich zuvor über den intrakraniellen Druck gesagt habe. Gerade bei Kindern, bei denen über längere Zeit ein gesteigerter Hirninnendruck als Folge eines Schädel-Hirn-Trauma besteht, sehen wir immer wieder, daß hier anscheinend im Rahmen zentraler Dysregulationsmechanismen die Gerinnung gestört zu sein scheint. Ich halte in diesen Fällen, soweit die Zeit ausreicht – und in sehr vielen Fällen hat man Zeit – einen entsprechenden Gerinnungsstatus für äußerst wertvoll. Wir müssen davon ausgehen, daß zuweilen entsprechende intrazerebrale und intrakranielle Blutungen zu einem späteren Zeitpunkt operativ angegangen werden müssen. Unter Kenntnis der aktuellen Parameter findet man sich so auf der sicheren Seite.

Auditorium:
HNO-Notfälle betreffen oft ganz starke Blutungen im Nasen-Rachen-Raum. Der Anästhesist sollte versuchen, die Blutung zu stoppen, denn es dauert länger, Volumenverluste zu ersetzen, als die Blutung zu stoppen. Und gerade

bei der Tonsillennachblutung ist es durchaus möglich, mit einem gestielten Tupfer, d. h. einem Tupfer, gefaßt mit einer langen Klemme, in das Wundbett zu drücken und dort draufzudrücken, bis das Kind in den OP kommt. Manche Todesfälle hätten so vermieden werden können. Dasselbe gilt für die massive Blutung aus der Nase. Hier ist es manchmal außerordentlich nützlich, einen Blasenkatheter in die Nase einzuführen und ihn aufzublasen, denn dann ist hinten zu. Wenn man dann vorn das Nasenloch zuhält, ist vorn auch zu, und dann ist Schluß mit der Blutung.

Auditorium:
Herr Scherer, noch eine Frage: Wie halten Sie es mit der routinemäßigen Bestimmung der Blutgruppe vor Tonsillektomien? Es kommt ja selten vor, daß es zu Nachblutungen kommt. Aber es kann dann auch in Abhängigkeit von der Logistik des Krankenhauses schwierig sein, so schnell blutgruppengleiches Blut bereit zu stellen.

Scherer (Berlin):
Wir machen das nicht. Wir sind allerdings auch noch eine der Kliniken, die ihre Kinder noch relativ lange stationär behält, nämlich 5–6 Tage. Wir werden aber massiv unter Druck gesetzt von den Krankenkassen, diese Zeiten erheblich zu reduzieren. Die Krankenkassen wollen am liebsten auf die ambulante Tonsillektomie hinaus. Je schneller ein Kind aus unserem Auge hinausgeht, um so vorsichtiger müssen wir werden. Dann werden wir es natürlich machen. Aber vorläufig machen wir das nicht, aber bei einer Nachblutung natürlich sofort. Die Aussage gilt nur für die Adenotomie. Bei der Tonsillektomie wird die Blutgruppe präoperativ bestimmt.

Engert (Bochum):
Noch Fragen zu diesem Komplex? Wenn das nicht der Fall ist, dürfen wir kurz noch auf die Gruppe der Kinder eingehen, die andere Grunderkrankungen, sei es einen Diabetes, einen Herzfehler, eine Niereninsuffizienz oder Stoffwechselstörungen aufweisen. Selbstverständlich muß man bei diesen Kindern eine entsprechend ausgerichtete Diagnostik durchführen. Gibt es zu diesem Thema Fragen aus dem Publikum?

Eyrich (Berlin):
Viele Anästhesisten erleben immer wieder, daß sie lediglich einen kleinen Rezeptzettel bekommen. Da steht drauf, das Kind ist narkosefähig. Was wir aber brauchen – und da sollten die Operateure uns helfen –, sind Befunde beim kranken Kind. Wir müssen wissen, welcher Wert wie entgleist ist. Wir brauchen keine globale Entscheidung, denn die müssen wir selber treffen. Die können wir nur selber treffen. Manche trauen uns das anscheinend nicht zu. Aber wir müssen wirklich selber sagen, dieses Kind bekommt die oder jene Narkose, wir müssen das oder jenes noch vorher haben, weil wir diese Ergänzung noch brauchen. Das wird immer wieder vergessen, und dies wird leider auch in manchen Bereichen von den Kassen in falscher Richtung unterstützt.

Engert (Bochum):
Wir wollten eigentlich aus Zeitmangel das Thema Narkosefähigkeit und Narkosebescheinigung nicht diskutieren. Aber vielleicht ist es doch sinnvoll, wenn Herr Holzki hier noch einmal eine Zusammenfassung gibt über den Sinn und den Unsinn solcher Atteste.

Holzki (Köln):
Ein wichtiges Thema wurde eben vom Kardiologen angesprochen. Wenn wir Voruntersuchungen anfordern, das Kind zum Kardiologen oder zum Neuropädiater schicken und sagen, wir möchten präoperativ ein EKG oder ein EEG, so ist das unsinnig. Wir sollten die Kinder hinschicken und sagen: Wir vermuten kardiologische oder neurologische Probleme, was sagen Sie dazu? Und mit diesen Befunden müssen wir dann unsere Entscheidung treffen. Ich will ein Beispiel nennen: Wir haben ein Kind mit einer Trimenonanämie, aber sonst gesund, Hb 9,9g%. Wenn man starre Regeln hat, müßte man, wenn die Regel bei 10g% gesetzt ist, eigentlich transfundieren. Dann kommt eben die Entscheidung, die getroffen werden muß. Habe ich einen erfahrenen Anästhesisten, habe ich die Möglichkeit, dem Kind vorher eine intravenöse Infusion zu geben, und kann ich das Kind mit dieser reduzierten O_2-Transportkapazität über die Runden bringen? Das ist die Entscheidung, die der Anästhesist treffen muß, die ihm keiner abnehmen kann. Kommt so ein Kind in einen Bereich, wo keine Routine mit diesen Problemen herrscht, müssen andere Maßstäbe angelegt werden. Da wäre vielleicht ein Hb von 14g% günstiger, aber vielleicht wäre es noch günstiger, das Kind dort gar nicht operieren zu lassen. Haben wir ein solches Kind und haben wir uns entschieden, bei niedrigem Hb und sonst gesundem Kind eine Narkose durchzuführen, dann haben wir auch hinterher die Pflicht, das Kind zu überwachen. Wenn wir das Kind nicht aus dem Auge verlieren, und das Kind hat beispielsweise eine Tachykardie von 180/min mit steigender Tendenz, können wir sagen, die O_2-Transportkapazität reicht nicht aus, wir müssen transfundieren. Das ist, glaube ich, das Entscheidende. Wir müssen mit den Befunden, die wir bekommen, Entscheidungen treffen, für die wir ja auch geradestehen müssen. Es ist unsinnig zu sagen, ich halte das Kind für narkosefähig und die Anästhesisten sollen sich mal ein bißchen anstrengen, dann geht das auch mit einem niedrigen Hb usw. Da liegt, glaube ich, der entscheidende Punkt, wo der Anästhesist entscheiden muß, wir können das hier unter diesen Bedingungen machen oder nicht.

Als Sprecher des Arbeitskreises Kinderanästhesie bin ich oft in der ganz prekären Situation, daß Anästhesisten anrufen und sagen: „Hier steht der Pädiater und beschimpft mich und sagt, nun mach doch endlich Narkose, wir wollen das Kind nicht verlegen, ich versorge das schon hinterher, und stellen Sie sich nicht so an." Was soll ich dem sagen? Ich sage: „Ihre Entscheidung ist wichtig. Wenn Sie sagen, mir zittern die Knie, ich habe Angst davor, dann machen Sie es bitte nicht." Genauso ist es in der umgekehrten Situation, wenn der Chef sagt: „Bei uns muß jeder ins kalte Wasser springen, jetzt machst Du auch mal bei einem schwerkranken Kind Narkose." Der betreffende Anästhesist hat aber noch überhaupt keine Erfahrung mit kleinen Kindern. Das ist eine unsinnige Entscheidung, die man nicht unterstützen kann. Ich glaube, in dem Bereich sollten wir uns darauf einstellen, daß der jeweilige Anästhesist die Entscheidung treffen und auch verantworten muß. Natürlich kann er das nur mit der Hilfe der entsprechenden Fachgebiete, wie hier beispielsweise angeführt, mit Hilfe der Kinderkardiologie und der Neuropädiatrie.

Engert (Bochum):
Wir haben nicht die Möglichkeiten des Jahres 1869 oder Empfehlungen, daß wir eine Probenarkose machen können. Gott sei Dank brauchen wir auch kein Chloroform mehr zu verwenden, aber wir haben Kinder anvertraut bekommen, wo schon die präoperative Diagnostik eine kleine oder größere Katastrophe für das Kind sein kann. Das wissen wir ganz genau, dennoch bedarf es auch für gesunde Kinder und für einfache Operationen einer Untersuchungsreihe, die so klein wie möglich, aber so groß wie notwendig sein sollte. Wir sind uns darüber im klaren, daß eine Anamnese am Anfang allen unseren Tuns steht, daß die klinische Untersuchung zur Unterstützung hinzukommen muß, daß man in der Regel bei diesen gesunden Kindern für Wahleingriffe mit einem kleinen Blutbild bzw. einem Harnstatus auskommen kann. Die Wertigkeit des CRP ist heute nicht beantwortet worden. Alte oder neue Befunde vom Hausarzt sind nur dann von Belang, wenn sie relevant sind für das Kind. Das EKG ist bei diesen Kindern, aber auch bei den anderen, routinemäßig sicherlich nicht notwendig. Bestehen aber irgendwelche Zweifel an der Diagnose, Verdacht auf eine Stoffwechselstörung oder kardiale Erkrankungen oder oder oder ..., dann ist selbstverständlich der Fachmann zu Rate zu ziehen und nicht nur ein EKG durchzuführen. Zu diesem Abschnitt darf ich um eine Vervollständigung durch Frau Kraus bitten.

Kraus (Erlangen):
Da kann man nicht mehr viel vervollständigen. Im Grunde genommen stimme ich damit überein. Man sollte vielleicht bei der Wertigkeit des kleinen Gerinnungsstatus bedenken, daß man, vor allen Dingen bei sehr kleinen Kindern, also im Säuglingsalter, eine Gerinnungsstörung noch nicht klinisch erkennen kann. Bei diesen Kindern und vielleicht bei Eingriffen, die zu einer größeren Blutungsgefahr führen könnten, sollte vielleicht schon eher mal eine Gerinnungskontrolle durchgeführt werden.

Engert (Bochum):
Bezüglich der Grundkrankheiten versteht es sich von selbst, daß je nach dem, was vorliegt, auch eine spezielle Diagnostik zu erfolgen hat. Das brauchen wir, glaube ich, im einzelnen nicht mehr auszuführen. Für die Gruppe von Patienten, die notfallmäßig hereinkommen, bedarf es schon eines äußerst guten Anästhesisten, um hier die Kinder über die Klippen zu bringen. Es wird im Einzelfall nicht zu vermeiden sein, mit der Therapie zu beginnen, bevor ein Befund vorliegt. Und selbstverständlich muß man sich während des Eingriffs, der Versorgung, der Operation laufend mit Befunden so in die Lage versetzen, um das Richtige dann auch weiter tun zu können. Das bedeutet Soforttherapie und Diagnostik während der Versorgung. Es bedarf schon einer erheblichen Erfahrung des Anästhesisten, diese Kinder durchzubringen. Das fängt schon beim einfachen Pylorospasmus an, der völlig entgleist als Akutfall kommt, aber sicherlich nicht als Akutfall versorgt werden muß.

Aus den speziellen Bereichen der HNO-Klinik würde ich meinen, daß präoperativ ein Blutbild vorhanden sein sollte, eine Gerinnung, auch eine Blutgruppe; evtl. kann man statt der globalen plasmatischen Gerinnungstests die

Blutungszeit intraoperativ ergänzen. Die Ausführungen bezüglich der Ohrknorpelplastiken sehe ich nicht ganz so dramatisch, aber das sind Kleinigkeiten, auf die brauchen wir nicht einzugehen. Wichtig sind die Untersuchungen bei großen Tumoren – Lymphangiom, Hämangiom –, selbstverständlich gehört dazu ein großes Labor. Ich glaube, das steht außer Zweifel.

Aus dem Bereich der Neurochirurgie ist das wichtigste, ich darf das auch nur wiederholen, daß der intracranielle Druck und damit die Gefährdung des Kindes einer besonderen Beachtung bedarf. Notfalls muß man eine Druckminderung, z. B. auch durch Punktionen, durchführen, wenn das möglich und aus anderen Gründen sinnvoll ist. Bei Tumoren braucht man selbstverständlich ein großes Labor, auch das steht außer Zweifel. Und wahrscheinlich braucht man bei den kleinen Eingriffen überhaupt kein Labor.

Damit meine ich, die wichtigsten Dinge angesprochen zu haben.

B. Kontroversen in der intraoperativen Phase

13 Grundzüge des Monitoring

G. B. Kraus

Anästhesisten möchten so umfassend wie möglich Einsicht in die dynamisch ablaufenden Prozesse im normalen physiologischen bzw. pathophysiologischen Status ihrer Patienten nehmen. Nur eine ausreichende Information garantiert hierbei eine adäquate Narkosetechnik bzw. Therapie.

Monitore gestatten es, dabei einzelne Variable zu messen und aus dieser Information sowie aus der Beobachtung den weiteren Verlauf zu steuern bzw. Korrekturen des Anästhesiemanagements anzubringen.

In der Kinderanästhesie ist dies von besonderer Wichtigkeit:

Die Geschwindigkeit, mit der sich Änderungen vollziehen, ist bei Kindern ungleich größer als bei älteren Patienten. Darüberhinaus weichen Kinder, außer in den augenfälligen Größenverhältnissen, v. a. in der Physiologie und Pathophysiologie umso stärker vom Erwachsenen ab, je jünger sie sind. So verfügen sie zwar über eine enorme Breite ihrer physiologischen Normwerte, die Fähigkeit jedoch, Abweichungen von diesen Normwerten zu kompensieren, ist dagegen stark eingeschränkt [19, 28].

Einige Beispiele mögen das verdeutlichen:

Ein Säugling mit einer normalen Atemfrequenz von 30–40/min kann seine Ventilation nur über eine Atemfrequenzsteigerung erhöhen. Seine bereits physiologische Tachypnoe schränkt allerdings die Kompensation einer metabolischen Azidose durch zusätzliche Hyperventilation entscheidend ein.

Der tägliche Flüssigkeitsumsatz beim Säugling beträgt 1/3, beim Erwachsenen nur 1/17 des gesamten Extrazellulärvolumens. Ein nur geringes prä- oder intraoperatives Flüssigkeitsdefizit beim Säugling muß also schon zur Hypovolämie führen.

Die Niere des Säuglings ist noch in jeder Weise unreif, die glomeruläre Filtrations- und tubuläre Exkretionseinschränkung führen zu einer verringerten Konzentrationsfähigkeit, die Nierenschwelle für Bikarbonat ist erniedrigt. Durch den intensiven Wachstumsstoffwechsel kommt es aber zu einem doppelt so hohen Anfall von nicht flüchtigen Säuren, die über die Niere ausgeschieden werden müssen [2].

Es kommt also in einer ungleich kürzeren Zeitspanne zu einer Erschöpfung der Kompensationsmechanismen bis hin zur vitalen Gefährdung. Als logische Konsequenz ist bei Kindernarkosen und hier besonders im Säuglingsalter eine möglichst engmaschige Überwachung zu fordern. Dem stehen allerdings oft technische Schwierigkeiten seitens der Größenverhältnisse der kleinen Patienten entgegen. Zusätzlich ergeben sich beim Monitoring in der Kinderanästhesie spezifische meßtechnische Probleme:

Der Blutdruck eines 2500 g schweren Neugeborenen beträgt 50/30 mm Hg, der Flüssigkeitsbedarf 10 ml/h, das Atemzugvolumen 15 ml und die Urinausscheidung 2,5–7,5 ml/h.

Es sind also von den in der Erwachsenenmedizin üblichen Meßinstrumenten eine größere Meßgenauigkeit oder sogar spezielle Meßverfahren erforderlich. Neben dem invasiven Monitoring haben besonders in letzter Zeit die nichtinvasiven Methoden – oft unter Einsatz eines Computers – an Bedeutung zugenommen. Die Pulsoximetrie, die oszillometrische Blutdruckmessung, die transthorakale elektrische Impedanzmessung in Verbindung mit einem Pneumokardiogramm zur Bestimmung von Blutvolumenänderungen innerhalb des Thorax und die Konzentrationsmessung der ein- und ausgeatmeten Narkosegase durch ein Massenspektrometer sind klinisch sinnvolle Methoden [3, 21, 27, 31].

Ganz allgemein gilt: Je direkter ein Parameter gemessen werden kann, desto größer ist der informative Wert und desto kürzer die Zeit, die zur Datenanalyse und zur Datenverarbeitung benötigt wird. Je indirekter das Monitoring, desto eher sind Artefakte möglich.

Für den Kinderanästhesisten von besonderem Interesse sind die Herz-Kreislauf-Funktion, die adäquate Ventilation und Oxygenation, die Wärmeregulation, eine ausreichende Nierenfunktion, der Flüssigkeits- und Elektrolythaushalt, der metabolische Status, der neurologische Status und die Erhaltung eines normalen Blutvolumens.

Herz-Kreislauf-Funktion

Mit Hilfe des präkordialen Stethoskopes und der indirekten Blutdruckmessung können bereits die wesentlichen hämodynamischen Parameter erfaßt werden. Das Stethoskop gibt Auskunft über Herzfrequenz, Lautstärke der Herztöne und evtl. vorhandene Herzgeräusche, darüber hinaus auch über Atemfrequenz und Atemtiefe [14]. Da bei Kindern die Lautstärke der Herztöne mit dem systemisch arteriellen Blutdruck korreliert, erlaubt die kontinuierliche intraoperative Auskultation wichtige Rückschlüsse auf das Herzzeitvolumen. Hierzu hat sich die Verwendung eines individuell angepaßten Ohrstückes in Verbindung mit einem kleindimensionierten membranlosen Stethoskopkopf bewährt, der den Schalldruck im niedrigen Frequenzbereich der Herztöne am besten wiedergibt [13]. Mit dem alternativ einsetzbaren Ösophagusstethoskop sind bei richtiger Plazierung die Herz- und Atemgeräusche durch die enge Nachbarschaft zu den Thoraxorganen noch leichter zu überwachen.

Die Überwachung der elektrischen Aktivität des Herzens mit dem EKG erlaubt die Beurteilung von Herzrhythmus und Herzfrequenz. Da die zeitgerechte Vorhofkontraktion besonders im frühen Kindesalter zu einem beträchtlichen Teil zum Herzzeitvolumen beiträgt, ist auf eine gut erkennbare P-Welle in der gewählten Ableitung zu achten [6]. Die größten Ausschläge bei Kindern zeigt gewöhnlich Ableitung 2, bei Neugeborenen und Säuglingen durch den physiologischen Rechtstyp die Ableitung 3.

Der arterielle Blutdruck ist das Endprodukt von myokardialer Kontraktionskraft, intravaskulärem Volumen und Kapazität des Gefäßsystems. Als Produkt dieser Variablen hat er einen großen Informationswert, wird aber erst durch weitere Meßdaten zu einem aussagekräftigen Parameter. Nichtsdestoweniger ist die akkurate nichtinvasive Blutdruckmessung für sämtliche Narkosen notwendig und nützlich.

Zur Zeit sind mehrere Meßverfahren zur indirekten Blutdruckmessung üblich [21]. Besondere Aufmerksamkeit ist bei Kindern auf die richtige Manschettenbreite zu legen. Sie soll 2/3 des kindlichen Oberarmes bedecken, um korrekte Messungen zu ergeben. Zu kleine Manschetten ergeben falsch zu hohe, zu große Manschetten falsch zu tiefe Blutdruckwerte an. Da die Auskultation der Korotkow-Töne bei den physiologisch niedrigen Blutdruckwerten im Säuglingsalter ungenau und schwierig, wenn nicht gar unmöglich ist, sollte sie im 1. Lebensjahr durch andere Verfahren ersetzt werden. Automatisch oszillometrisch arbeitende Geräte existieren bei verschiedenen Herstellern sowohl in einer Kinder-/Erwachsenenversion als auch in einer Version für Neugeborene und Säuglinge.

Die Verwendung einer Ultraschall-Dopplersonde zur Strömungsdetektion in der Arterie distal der Manschette ist sehr genau und liefert im Neugeborenenalter zuverlässige systolische Blutdruckwerte, während die Messung des diastolischen Druckes schwieriger ist [24]. Es sind eine Reihe solcher Geräte kommerziell erhältlich.

Die direkte Messung des arteriellen Blutdrucks erfolgt mit üblichen mechanoelektrischen Druckwandlern. Sie ist als kontinuierliche Überwachungsmaßnahme der Herz-Kreislauf-Funktion bei Eingriffen
– mit einem zu erwartenden großen Blutverlust,
– bei geplanter kontrollierter Hypotension und Hämodilution sowie
– bei Operationen in der Kardiochirurgie indiziert.

Darüberhinaus ist ein direkter Zugang zum arteriellen Gefäßsystem durch die Möglichkeit der Blutgasanalyse von eminenter Bedeutung für die Überwachung der Ventilation und Oxygenation sowie des Säure-Basen-Haushaltes.

Die Kanülierung der A. radialis nach Überprüfung eines ausreichenden Blutflusses in der A. ulnaris kann perkutan oder nach operativer Freilegung des Gefäßes relativ einfach erfolgen, wobei die Arterie nicht unterbunden werden soll [7, 10, 15, 33]. Komplikationen sind bei richtiger Technik selten und entsprechen denen bei Erwachsenen [4, 16]. Eine Rekanalisierung erfolgt meist innerhalb von 7–14 Tagen nach Entfernung der Kanüle. Besondere Vorsicht muß bei intermittierender Spülung der Arterie geübt werden, da in Abhängigkeit von der Körperlänge schon 0,3 ml Spüllösung bei einem Säugling zu einem retrograden Flow mit zerebraler Embolisation führen kann [23]. Aus diesem Grunde sollte die kontinuierliche Spülung ausschließlich über einen Perfusor (50 ml NaCl + 50 E Heparin) und nicht über ein Überdrucksystem erfolgen.

Die alternativ angewendete Kanülierung der Temporalarterie kann zu kosmetischen Defekten führen [26]. Darüber hinaus ist durch die enge Nachbarschaft zur A. carotis eine erhöhte Gefahr der Embolisation beim Spülvorgang gegeben.

Nur die über Radial- und Temporalarterien gemessenen Blutgasanalysen ergeben exakte Werte für den arteriellen O_2-Partialdruck (p_aO_2) des Blutes, welches auch die Retina und das Gehirn perfundiert, da Arterien der unteren Körperhälfte im Neugeborenen- und Säuglingsalter wechselnde, auch im Einzelfall nicht genau zu bestimmende Shuntmengen über den offenen Ductus Botalli erhalten können.

Bei Neugeborenen kann die Kanülierung der Nabelarterie durchgeführt werden. Bei strenger aseptischer Technik, röntgenologisch gesicherter Katheterspitze an der Aortenbifurkation oder direkt unterhalb des Zwerchfelles unter Vermeidung unmittelbarer Nachbarschaft zu großen Abdominalarterien und der kontinuierlichen Spülung mit heparinisierter Kochsalzlösung wird die Komplikationsrate niedrig gehalten. In 4–10% der Fälle kommt es dennoch zu Thrombosen und peripheren Embolien, sowie einer verminderten Durchblutung der Arterien, die aus der Aorta entspringen. Infolgedessen kann es zu Schädigungen der Abdominalorgane oder der unteren Extremitäten kommen [32].

Selbstverständlich kann auch auf andere periphere Arterien ausgewichen werden, die allerdings oft technisch schwierig zu erreichen und vor allem funktionsfähig zu erhalten sind.

Der zentralvenöse Druck (ZVD) spiegelt den rechtsatrialen Füllungsdruck wider: er ist das Ergebnis von venöser Kapazität, Blutvolumen und Funktion des rechten Ventrikels. Er erlaubt somit, nach Ausschluß einer angeborenen Herzerkrankung oder einer Herzinsuffizienz, eine Schätzung des zirkulierenden Blutvolumens, vorausgesetzt, es herrschen konstante äußere Bedingungen. Unterschiedliche Operationslagerungen, evtl. erforderliche Beatmungskorrekturen, v. a. aber operationstechnisch bedingte Einflüsse in Form von operativem Instrumentarium, Zug an Haken und das Abstopfen mit Tüchern kann zu so großen ZVD-Änderungen führen, daß dieser Parameter zur Abschätzung des zirkulierenden Blutvolumens während dieser Phase sicher nicht geeignet ist. Je kleiner das Kind, desto größer ist der Einfluß der Lagerung und operativen Manipulationen zu veranschlagen, bei größeren Kindern führen korrigierende Beatmungsparameter zu signifikanten ZVD-Änderungen.

Trotzdem ist das Legen eines zentralvenösen Zuganges und die Messung des ZVD
– bei zu erwartenden großen Blutverlusten und Schockzuständen,
– bei Herzinsuffizienz sowie
– bei allen Operationen am offenen oder geschlossenen Herzen indiziert [21, 28].

Neugeborene kommen gelegentlich mit Umbilikalvenenkathetern zur Operation. Blutungen, Leberinfarkte oder Abszeßentwicklungen und Lungenembolien tragen zur hohen Komplikationsrate von 33% bei [32]. Der über einen Umbilikalvenenkatheter gemessene ZVD ist nur mit Einschränkungen zu verwerten: Einmal kann sich die Katheterspitze im Portalvenenbett verfangen haben und damit nicht den Druck in der Vena Cava widerspiegeln, zum anderen kann bei richtiger Lage im abdominellen Abschnitt der unteren Hohlvene eine intraabdominelle Druckerhöhung den Meßwert stark verändern.

Die Plazierung eines zentralvenösen Katheters über die Ellenbeuge erfordert bei Säuglingen meist eine Venae sectio und der Katheter läßt sich bei manchen Kindern nicht in das zentrale Venensystem vorschieben.

Wesentlich einfacher und komplikationsärmer ist der Zugang über die Vena jugularis interna, Vena subclavia oder Vena jugularis externe [26, 38].

Mit einem Pulmonalarterienkatheter kann der Pulmonalarteriendruck und der pulmonalkapilläre Verschlußdruck gemessen, sowie das Herzzeitvolumen bestimmt werden. Aus diesen gemessenen Parametern können Schlagvolumina und Herzarbeitsindizes sowie – in Verbindung mit den systemischen Druckwerten, die Widerstände im pulmonalen und systemischen Gefäßsystem berechnet werden. Damit ist eine Beurteilung des Funktionszustandes des Herzens, des Lungengefäßsystems und des systemischen Gefäßsystemes möglich [6, 8, 21, 28, 38].

Nachdem eine reine Linksherzinsuffizienz bei Kindern ohne Herzfehler selten vorkommt, eine koronare Herzerkrankung und chronische Lungenerkrankung in dieser Altersgruppe fehlen und sich rechts- und linksatriale Drucke annähernd entsprechen, ist die Indikation des Pulmonalarterienkatheters zur intraoperativen Überwachung auf wenige Fälle beschränkt [34]. Geeignete kleindimensionierte 5-F-Pulmonalarterienkatheter sind heute kommerziell erhältlich, die technischen Probleme beim Plazieren des Katheters aber deutlich höher als bei Erwachsenen [15]. In der Kardiochirurgie genügt das intraoperative Einführen von rechts- und linksatrialen Vorhofkathetern, um die Füllungsdrucke zu überwachen.

Nierenfunktion

Eine Urinausscheidung von 1–4 ml/kg/h spricht für ein adäquates Herzzeitvolumen und eine ausreichende Nierenperfusion. Sie läßt sich am besten mit einem Blasenkatheter und einem graduierten Auffangbehälter überprüfen, und sollte
– bei Schockzuständen,
– bei geplantem Einsatz von Diuretika,
– bei Operationen in Hypothermie,
– bei kontrollierter Hypotension oder Hämodilution,
– beim kardiopulmonalen Bypass,
– bei langdauernden Operationen überwacht werden.

Ventilation und Oxygenation

Die Beatmung wird bei allen Kindern mit einem Stethoskop kontinuierlich überwacht.

Die an sich wünschenswerte Messung des Exspirationsvolumens ist für das Säuglings- und Kleinkindesalter bis heute technisch nicht realisiert, die Fehlerbreite der gängigen Volumeter liegen nach Untersuchungen der Ulmer Arbeitsgruppe weit über dem tolerablen Bereich [20].

Die endexspiratorische CO_2-Messung als nichtinvasive Methode zur Überwachung der Beatmung kann dabei einen Ausweg aus diesem Dilemma darstellen [28]. Bei annähernd physiologischen Ventilations-Perfusions-Verhältnissen liegt die Differenz zwischen arteriellem pCO_2 und dem massenspektrometrisch gemessenen endexspiratorischem CO_2 unter 1 mm Hg. Unter Beatmungsbedingungen bei Säuglingen – kleine Atemhubvolumina und hohe Atemfrequenzen – arbeitet zur Zeit nur das Kapnometer der Fa. Hewlett Packard mit hinreichender Genauigkeit [18]. Technisch zuverlässige Messungen sind nur im halboffenen Ventilsystem oder im Kreissystem zu erzielen, nicht jedoch in Spülgassystemen, bei denen es zu einer Mischung von Frischgas zur Exspirationsluft kommt.

Die transkutane pCO_2-Messung korreliert im Steady state gut mit dem arteriellen pCO_2 [12, 22, 28, 30]. Durch eine einmalige Blutgasanalyse kann ein für dieses Kind gleichbleibender Korrekturfaktor festgelegt werden. Da die Elektrode durch Inhalationsnarkotika nicht beeinflußt wird, ist dieses Meßverfahren als Trendmonitor sicher geeignet [17]. Zur Einstellung einer angepaßten Ventilation ergibt allerdings die kapilläre oder arterielle Blutgasanalyse die exaktesten Meßwerte.

Die adäquate O_2-Versorgung des Patienten kann durch mehrere Verfahren sichergestellt und überprüft werden.

In den Empfehlungen der DGAI zur Sicherheit medizinisch-technischer Geräte ist eine inspiratorische O_2-Messung vorgesehen, die auch bei Spülgassystemen in der Frischgaszufuhr prinzipiell möglich ist. Sie gibt ausschließlich die vom Gerät gelieferte O_2-Konzentration wider.

Leider ist von seiten der Industrie, die das Kuhn-System vertreiben, die inspiratorische O_2-Messung nicht vorgesehen, eine reine Lachgasnarkose damit prinzipiell möglich, obgleich sie sich leicht realisieren ließe.

Die Möglichkeit, die arterielle O_2-Sättigung nichtinvasiv und kontinuierlich mittels Pulsoximetrie zu messen, ist der entscheidende Fortschritt im Monitoring der letzten 10 Jahre gewesen [2, 21, 31].

Im klinisch wichtigen O_2-Sättigungsbereich von 70–100% besteht eine gute Korrelation zur O_2-Sättigung, die mittels einer arteriellen Blutgasanalyse im CO-Oxymeter bestimmt wird. Die wesentlichen Fehlermöglichkeiten bestehen bei externem Lichteinfall, bei höheren Konzentrationen an Dyshämoglobinämien sowie bei Sättigungswerten unter 80%, nicht dagegen bei fetalem Hämoglobin. Eine ausgeprägte Zentralisation, Hypothermie, Bewegungsartefakte, Pulsationen im venösen System sowie eine Störung durch das elektrische Messer können keine verwertbaren pulsatorischen Signale erzeugen.

Die in der Intensivmedizin so effektive transkutane O_2-Messung im Säuglingsalter eignet sich nicht zur Überwachung der O_2-Versorgung während einer Narkose: Perfusionsänderungen der Haut, die im Rahmen von Zirkulationsstörungen und Hypothermie auftreten, lassen diese Messung als alleinige kontinuierliche Überwachung intraoperativ ungenau erscheinen, da die unter diesen Bedingungen erhaltenen Meßwerte nicht mehr mit dem arteriellen Sauerstoffpartialdruck korrelieren [30, 35]. Die kapilläre Blutgasanalyse korreliert im Normbereich sehr gut mit der arteriellen Blutgasanalyse, in den Grenzbereichen von Hypoxie oder Hyperoxie ist diese Korrelation allerdings nicht mehr gege-

Tabelle 1. Unterschiede in der transkutanen, kapillären und arteriellen pO_2-Messung

	Transkutane pO_2-Messung	Kapilläre pO_2-Messung	Arterielle pO_2-Messung
Methode:	Nicht invasiv	Invasiv	Invasiv
Komplikationen:	Häufig Hautrötung, evtl. Verbrennung	Selten	Selten, aber relevant: distale Ischämie, Infektion, Hämatom, Blutung
Gemessener Parameter:	Gewebs-pO_2 der hyperamisierten Haut in Abhängigkeit von der Durchblutung	Kapilläres pO_2 der hyperämisierten Haut in Abhängigkeit von der Durchblutung	p_aO_2
Intraoperative Anwendung:	15minütige Stabilisierungsphase, weitere Störfaktoren durch N_2O, Halothan Störfaktoren durch Elektrokauter	Sofort einsetzbar keine Störfaktoren	Sofoert einsetzbar keine Störfaktoren
„Zuverlässigkeit":	Abhängig von peripherer Durchblutung	Abhängig von peripherer Durchblutung	Groß
Hypoxie:[a]	Gute Korrelation zu p_aO_2	∅-Korrelation	
Normoxie:[a]	Gute Korrelation zu p_aO_2	Gute Korrelation zu p_aO_2	
Hyperoxie:[a]	∅-Korrelation	∅-Korrelation	

[a] Nur unter Steady-state-Bedingungen!

ben. Da aber gerade diese Bereiche für die Überwachung des arteriellen pO_2 des Kindes, v. a. aber des Neugeborenen außerordentlich wichtig sind, muß eine kapilläre Blutgasanalyse für diese Grenzbereiche abgelehnt werden [12].

Eine Gegenüberstellung von transkutaner, kapillärer und arterieller pO_2-Messung intraoperativ zeigt Tabelle 1.

Außer der diskontinuierlich durchgeführten arteriellen Blutgasanalyse besteht die Möglichkeit der kontinuierlichen Messung der arteriellen Sauerstoffspannung mit speziell miniaturisierten intravasalen pO_2-Elektroden [11, 36]. Für Neugeborene stehen Sonden, die in einem Nabelarterienkatheter integriert sind, zur Verfügung. Empfehlenswert ist die Überwachung des p_aO_2, v. a. bei Operationen in der Neugeborenenperiode, um sowohl eine Hypoxie wie auch eine Hyperoxie mit einem p_aO_2 von über 100 mm Hg zu vermeiden, die bis zum Ablauf der 44. Gestationswoche zu einer retrolentalen Fibroplasie führen kann [5].

Der Beatmungsdruck in Verbindung mit einer Drucklimitierung dagegen kann mit den üblichen Manometern exakt kontrolliert werden und sollte bei allen Narkosen Anwendung finden. Dabei stimmt bei hohen Atemfrequenzen und hohen Atemwiderständen der am Manometer gemessene Druck nicht mit dem intraalveolären Druck überein [37]. Die Möglichkeit der Kombination von

Tabelle 2. Empfehlungen zur Beatmungsüberwachung

	präk. Stethoskop	insp. O_2	Druck	Volumen	end-exsp. CO_2	BGA (Blutgasanalyse)	Pulsoxymetrie
Stufe I: Kind ohne pulmonale Risikofaktoren, Beatmung unproblematisch, kurzdauernder operativer Eingriff, wie z. B. Leistenhernien-Op., Nabelhernien-Op. usw.	×	×	×	×[a]	nein	nein	×
Stufe II: Kind ohne pulmonale Risikofaktoren, Beatmung nach initialer Einstellung konstant, mittellang oder langdauernder operativer Eingriff wie z. B. Umstellungsosteotomie, Ureterneueinpflanzung usw.	×	×	×	×[a]	×	arteriell	×
Stufe III: Alle großen operativen Eingriffe im Neugeborenenalter, wie z. B. die Operation eines Enterothorax, einer Ösophagusatresie, einer Omphalozele oder Gastrochisis. Operative Eingriffe bei Frühgeborenen, wie z. B. Verschluß eines offenen Ductus Botalli. Kinder mit pulmonalen Risikofaktoren und/oder intraoperativ ständig wechselnden Beatmungsbedingungen	×	×	×	×[a]	×	arteriell	×

[a] Für Säuglinge und Kleinkinder wünschenswert, z. Z. technisch nicht realisiert.

Diskonnektions- und Stenosealarmen trägt weiter zur Sicherheit der maschinellen Beatmung bei.

Bei der Verwendung erwärmter und befeuchteter Narkosegase empfiehlt sich eine tubusnahe Temperaturmessung, um den Patienten vor einer Schädigung der Atemwege und hier insbesondere des Flimmerepithels zu bewahren.

Faßt man die Möglichkeiten der Beatmungsüberwachung zusammen, so besitzen die Empfehlungen, die auf einem Workshop über Beatmung in der Kinderanästhesie 1982 in Ulm erarbeitet wurden, ergänzt durch die Pulsoximetrie auch heute ihre volle Gültigkeit (Tabelle 2).

Wie hoch der Stellenwert des Monitorings der Ventilation einzuschätzen ist, dokumentiert sich eindrücklich in der Untersuchung von Cheney [9]:

Der Autor analysierte 624 Komplikationsfälle mit Gerichtsfolgen, die dem „ASA Committee on Professional Liability" mitgeteilt wurden. Mit 30% aller Fälle sind die respiratorischen Komplikationen die häufigsten, sie stehen auch an erster Stelle der Todes- und Hirninsultursachen.

In der Gruppe der 151 durch einen Monitor vermeidbaren Komplikationsfälle hätten diese in 5% durch ein Kapnometer, in 35% durch ein Pulsoximeter und in 55% der Fälle durch eine Kombination beider verhindert werden können.

Temperaturmessung

Intraoperative Körpertemperaturänderungen können vielerlei Ursachen und große Auswirkungen haben.

Die Hypothermie löst über einen gesteigerten Sauerstoffverbrauch eine metabolische Azidose aus, die ihrerseits zu einer myokardialen oder respiratorischen Depression führen kann. Der Sauerstoffverbrauch korreliert dabei nicht unbedingt mit der Körperkerntemperatur, sondern eher mit der Temperaturdifferenz von Umgebungs- zu Hauttemperatur [1]. Beim Neugeborenen kann es zu einem verlängerten fetal persistierenden Kreislaufverhalten oder einem Zurückfallen in fetale Kreislaufreaktionen kommen [29]. Der Hypothermiestreß führt dabei zu einer Katecholaminausschüttung, die ihrerseits zu einer weiteren Verschlechterung des kardiovaskulären und metabolischen Zustandes führt.

Die Hyperthermie, die relativ leicht durch einen Wärmestau unter abdeckenden Tüchern erzeugt wird, steigert den Sauerstoffverbrauch proportional zur Temperaturerhöhung und ist möglichst zu vermeiden.

Dagegen kann ein rascher Temperaturanstieg in Verbindung mit zirkulatorischen und metabolischen Störungen das Vorliegen einer malignen Hyperthermie anzeigen. Sie ist ausschließlich durch Anästhetika ausgelöst und ist bei zu spätem Erkennen mit einer Mortalität von 65% belastet. Aus diesen Gründen sollte eine kontinuierliche Temperaturüberwachung bei allen Kindernarkosen erfolgen.

Die Kerntemperatur kann über rektale, ösophageale, nasopharyngeale und trommelfellnahe Temperatursonden gemessen werden. Auch die Überwachung der Hauttemperatur ist möglich, sie sollte beim Neugeborenen im Idealfall um nicht mehr als 2 °C unter der normalen Kerntemperatur liegen.

Metabolischer Status und Flüssigkeits- und Elektrolythaushalt

Die intraoperative Flüssigkeits- und Elektrolyttherapie richtet sich nach vorbestehenden Störungen sowie Art und Dauer des Eingriffes.

Im Einzelfall kann die engmaschige Kontrolle verschiedener Laborwerte, z. B. Elektrolyten inklusive Kalzium, Glukose, Laktat und Gesamteiweiß angezeigt sein, um die intraoperative Substitution zu optimieren.

Mit der kapillären oder arteriellen Blutgasanalyse wird gleichzeitig der Säure-Basen-Haushalt erfaßt. Eine besonders bei Säuglingen und Kleinkindern sich unter Narkose entwickelnde Azidose ist so leicht zu behandeln.

Zusammenfassung

Monitore gestatten einen stark eingeschränkten Blick auf einzelne Variablen. Es besteht deshalb überhaupt kein Zweifel, daß der wichtigste Monitor des narkotisierten Kindes sein Anästhesist ist.

Schon allein von den Informationen durch seine Augen, Ohren und Hände in Verbindung mit seiner klinischen Erfahrung hängen entscheidend der Narkoseverlauf seines Patienten ab.

Hautfarbe, kapilläre Füllungszeit, Pulsqualität, Pupillengröße, Herz- und Atemgeräusche ergeben wichtige Hinweise auf den Zustand der kleinen Patienten. Als Basismonitoring sollten aber fakultativ dazukommen:
- das präkordiale Stethoskop sowie
- eine Überwachung des Blutdrucks,
- das EKG,
- die Temperaturmessung,
- die Pulsoxymetrie,
- die endexspiratorische CO_2-Messung.

Die Auswahl weiterer Parameter, die überwacht werden sollen, die Methodik und die entsprechenden Geräte hängen von vielen Faktoren ab. Die Überwachung von zahlreichen Monitoren im zeitlich begrenzten Abschnitt der Narkose birgt die Gefahr in sich, daß der Anästhesist die Flut von Informationen nicht mehr adäquat registrieren, verarbeiten und darauf entsprechend reagieren kann. Ein gedankenloses Routinemonitoring ohne Eingehen auf die Bedürfnisse des einzelnen Patienten ist deshalb gefährlich und bedeutet schlechte Medizin.

Allein die Kenntnis und das Verstehen der besonderen medizinischen Problematik des einzelnen Kindes sollte als Kriterium für ein weitergehendes Monitoring dienen.

Literatur

1. Adamsons K, Towell ME (1965) Thermal homeostasis in the fetus and newborn. Anesthesiology 26:531–548
2. Alexander CM, Teller LE, Gross JB (1989) Principles of pulse oximetry: theoretical and practical considerations. Anesth Analg 68:368–376
3. Altemeyer KH, Kraus GB (1990) Die perioperative Infusionstherapie im Kindesalter. Anästhesist 39:135–143
4. Bedford RF, Wollmann H (1973) Complications of percutaneous radial artery cannulation: An objective study in man. Anesthesiology 38:228–236
5. Betts EK, Downes JJ, Schaffer DB et al (1977) Retrolental fibroplasia and oxygen administration during general anesthesia. Anesthesiology 47:518–520
6. Bland JW, Williams WH (1979) Anesthesia for treatment of congenital heart defects. In: Kaplan JA (ed) Cardiac anesthesia. Grune & Stratton, New York London Toronto Sydney San Francisco
7. Brodsky JB (1975) A simple method to determine potency of the ulnar artery intraoperatively prior to radial-artery cannulation. Anesthesiology 42:626–627
8. Buchbinder N, Ganz W (1976) Hemodynamic monitoring: Invasive techniques. Anesthesiology 45:146–155

9. Cheney FW (1988) Anesthesia: potential risks and causes of incidents. in: Gravenstein Holzer JS (ed) Safety and cost containment in anesthesia. Butterworth, Boston, p 11
10. Chinyanga HM, Smith JM, Eng P (1979) A modified doppler-flow detector probe – an aid to percutaneous radial artery cannulation in infants and small children. Anesthesiology 50:256–258
11. Conway M, Derbin GM et al (1976) Continous monitoring of arterial oxygen tension using a catheter – tip polarographic electrode in infants. Pediatrics 57:244–250
12. Dangel P (1983) Die transkutane pO_2- und pCO_2-Messung. Eine Möglichkeit zur Narkoseüberwachung bei Kindern? In: Ahnefeld FW, Bergmann H, Burry C et al (Hrsg) Narkosebeatmung im Kindesalter. Springer, Berlin Heidelberg New York (Klinische Anästhesiologie und Intensivtherapie, Bd 26)
13. Dick W, Bosch K (1972) Die intraoperative Überwachung der kindlichen Herztöne mit Hilfe des präcordialen Stethoskopes. Anästhesist 21:487–493
14. Dorette WHL (1963) The stethoskope – The anesthesiologists best friend. Anesth Analg 42:711
15. Downes JJ, Betts EK (1977) Anesthesia for the critically ill infant. Anesthesiology 5:47–69 (American Society of Anesthesiologists Refresher Courses)
16. Downs JB, Rockstein AD, Klein EF et al (1973) Hazards of radial – artery catheterization. Anesthesiology 38:283–286
17. Eberhard P, Mindt W (1981) Interference of anesthetic gases at skin surface sensors for oxygen and carbon dioxide. Crit Care Med 9:717–720
18. Fösel T, Altemeyer KH, Dick W (1983) Anforderungen an die endexspiratorische CO_2-Messung im Säuglings- und Kindesalter. Experimentelle Untersuchungen zur Genauigkeit verschiedener im Handel befindlicher Monitore. In: Ahnefeld FW, Bergmann H, Burry C et al (Hrsg) Narkosebeatmung im Kindesalter. Springer, Berlin Heidelberg New York (Klinische Anästhesiologie und Intensivtherapie, Bd 26)
19. Hatch DJ, Sumner E (1986) Neonatal anesthesia and perioperative care, 2nd edn. Arnold, London, pp 1–48
20. Heinrich H, Altemeyer K-H (1983) Experimentelle Untersuchungen zur Messung des Exspirationsvolumens in der Kinderanästhesie. In: Narkosebeatmung im Kindesalter. Springer, Berlin Heidelberg New York (Klinische Anästhesiologie und Intensivtherapie, Bd 26, S 43–59)
21. Hickey PR, Hansen DD, Anderson C (1988) Cardiovascular monitoring for the pediatric patient: what's appropriate? Anesthesiol Clin North Am 6:825–837
22. Laptook A, Oh W (1981) Transcutaneous carbon dioxide monitoring in the newborn period. Crit Care Med 9:759–760
23. Lowenstein E, Little JW, Ill BS et al (1971) Prevention on cerebral embolisation from flushing radial-artery cannulas. N Engl J Med 285:1414–1415
24. Poppers PJ (1973) Controlled evaluation of ultrasonic measurement of systolic and diastolic blood pressures in pediatric patients. Anesthesiology 38:187–191
25. Prince SR, Sullivan RL, Hackel A (1976) Percutaneous catheterization of the internal jugular vein in infants and children. Anesthesiology 44:170–174
26. Prion GW (1977) Complications and sequelae of temporal artery catheterization in the high-risk newborn. J Pediatr Surg 12:829–835
27. Ream AK (1984) Future trends in monitoring and biomedical instrumentation. In: Saidman LJ, Ty Smith N, Bendixen HH (eds) Monitoring in anesthesia, 2nd edn. Wiley, New York Chichester Brisbane Toronto, pp 533–550
28. Rubenstein JS, Hageman JR (1988) Monitoring of critically ill infants and children. Crit Care Clin 28:621–639
29. Rudolph AM, Yuan SH (1966) Response of the pulmonary vasculature to hypoxia and H^+-ion concentrations changes. J Clin Invest 45:399–411
30. Shoemaker WC, Vidyasagar D (1981) Physiological and clinical significance of $p_{tc}O_2$ and $p_{tc}CO_2$ measurements. Crit Care Med 9:689–690
31. Striebel HW, Kretz FJ (1989) Funktionsprinzip, Zuverlässigkeit und Grenzen der Pulsoximetrie. Anästhesist 38:649–657
32. Symansky MR, Fox HA (1972) Umbilical vessel catheterization: indications, management and evaluation of the technique. J Pediatr 80:820

33. Todres ID, Rogers MC, Sharron DC et al (1975) Percutaneous catheterization of the radial artery in the critically ill neonate. J Pediatr 87:273–275
34. Todres ID, Crone RK et al (1979) Swan-Ganz catheterization in the critically ill newborn. Crit Care Med 7:330–334
35. Venus B, Patel KC et al (1981) Transcutaneous pO_2-monitoring during pediatric surgery. Crit Care Med 9:714–716
36. Versmold KT, Riegel KP (1981) Kontinuierliche Überwachung der Blutgase beim Neugeborenen. Intensivbehandlung 6:77–80
37. Wawersik J (1968) Ventilation und Atemmechanik bei Säuglingen und Kleinkindern unter Narkosebedingungen. Springer, Berlin Heidelberg New York (Anaesthesiologie und Wiederbelebung, Bd 24)
38. Wetzel RC, Rogers MC (1982) Pediatric hemodynamic monitoring. In: Shoemaker W, Thompson WL (eds) Critical care: State of the art, vol 2. Society of Critical Care Medicine, Fullerton, pp 1–69

Routinemäßige, in der Regel, wöchentliche *bakteriologische Abstrichuntersuchungen* von Konnektionen und von der Kathetereintrittsstelle können im Falle einer später manifest werdenden Infektion wertvolle Hinweise auf Erreger und Resistenz geben.

Prinzipiell muß ein infizierter Venenkatheter – auch im Verdachtsfall – sofort entfernt werden. In der Praxis ist ein ZVK aber nicht selten so unverzichtbar, daß mit einer breiten, hochdosierten antibiotischen Therapie versucht wird, die Infektion unter Erhalt des Katheters zu beherrschen; in solchen Fällen hat sich uns die Desinfektion des Katheterlumens mit Alkohol wiederholt bewährt.

Eine kurze Anmerkung zu den arteriellen Kathetern, die immer öfter vom Anästhesisten zur Druckmessung und zur Bestimmung der Blutgasanalyse bei größeren Eingriffen verlangt werden: der unbestreitbare Nutzen wird mit einer nicht unerheblichen Komplikationsrate erkauft, der sich posoperativ allerdings in der Regel der Chirurg gegenübersieht. Immerhin hatten wir innerhalb eines Jahres 3 Fälle katheterbedingter arterieller Durchblutungsstörungen zu verzeichnen, die 2mal eine – zum Glück erfolgreiche – Lysetherapie erforderlich machten. Wir raten daher dringend zu einer engen Indikationsstellung, und zwar unter Beteiligung des Operateurs.

Blasenkatheter

Die intraoperative Entleerung der Blase durch einen Katheter verbessert die *Übersichtlichkeit des Operationssitus* bei Unterbaucheingriffen entscheidend.

Ebenso wird die sichere *Identifizierung der katheterarmierten Urethra* bei der Präparation in der Nachbarschaft oder an der Harnröhre selbst gewährleistet.

Postoperativ verwenden wir Blasenkatheter zur *kurzfristigen Druckentlastung* nach Nahtverschluß der Blasenwand bzw. zur Schonung der Ureterenligatur nach Nephrektomie und zur Schienung der Urethra, z. B. nach Hypospadiekorrekturen.

Ist eine postoperative Harnableitung über 10 Tage hinaus erforderlich, geben wir dem *suprapubischen* Katheter den Vorzug.

Die Indikation für Blasenkatheter zur *Ausscheidungskontrolle* sehen wir eher eng. Intraoperativ kommt sie erst ab einer voraussichtlichen Operationsdauer von mindestens 2–3 h in Betracht, postoperativ nur in Fällen von An- bzw. Oligurie; sonst verwenden wir anklebbare Auffangbeutelchen.

Das Hauptrisiko des Blasenkatheters ist unbestritten die *aszendierende Infektion;* der Harnwegsinfekt ist die häufigste nosokomiale Infektion überhaupt.

Iatrogene Verletzungen durch Blasenkatheter sind selten; sie sind aber nicht völlig auszuschließen, wie uns das Beispiel einer Harnröhrenperforation mit via falsa bis in die Bauchhöhle hinein demonstrierte.

Es war nach sakro-perinealer Durchzugsoperation und nach Entfernung des intraoperativ gelegten Blasenkatheters eine Harnsperre eingetreten, weswegen eine erneute Katheterisierung versucht wurde. Dabei kam es zur Perforation der ligierten rektourethralen Fistel.

Die suprapubische Punktion der prall gefüllten Blase wäre zweifellos der risikoärmere Weg gewesen.

Maßnahmen zur Verzögerung der auf Dauer unvermeidlichen Kontamination des Blasenkatheters beginnen mit möglichst optimalen Bedingungen beim Einlegen.

Dazu gehören gute *Sicht- und Lichtverhältnisse,* möglichst *Assistenz,* ein steriles *Gleitmittel* und eine Auswahl *passender Kathetergrößen;* unverzichtbar sind die sorgfältige *Desinfektion* der Umgebung, *sterile Abdeckung und Handschuhe* sowie v. a. eine *atraumatische Technik.*

Zur Harnableitung benutzen wir ausschließlich *Mehrkammersysteme,* die in der Regel nicht wieder dekonnektiert werden dürfen.

Wir befürworten die regelmäßige *Blasenspülung* mit physiologischer Kochsalzlösung, verwenden aber nur Systeme bei denen diese *ohne Dekonnektierung* über einen gesonderten Zugang möglich ist.

Umstritten ist die routinemäßige *antibiotische Prophylaxe;* wir führen sie durch und geben in der Regel Co-trimoxazol bis einen Tag nach Katheterentfernung.

Bakteriologische Urinuntersuchungen veranlassen wir primär bei Applikation des Katheters, 2mal wöchentlich während der Liegedauer und 3 Tage nach Absetzen des Antibiotikums.

Unter diesem Regime beobachten wir bei der perioperativen Anwendung von Blasenkathetern keine schwerwiegenden Infektionen, v. a. auch keine entzündungsbedingten Harnröhrenstrikturen mehr.

Magensonde

Die Entlastung des oberen Intestinaltraktes durch eine *Magensonde* ist bei allen relevanten Passagestörungen des Darmes obligatorisch. Ziel ist es, unkontrolliertes Erbrechen zu verhindern und so eine Aspiration zu vermeiden. Dies gilt in erster Linie für akute Notsituationen: wie den *mechanischen Ileus* unterschiedlicher Genese, die *Darmparalyse,* z. B. bei Peritonitis oder retroperitonealen Prozessen, und für die postoperative *Magen-Darmatonie.*

Neben diesen gleichermaßen anästhesiologisch wie chirurgisch begründeten Indikationen sehen wir den Einsatz von Magensonden auch aufgrund *operationstechnischer* Erfordernisse angezeigt.

So wird der Zugang zum Oberbauchsitus durch *Volumenentlastung* des Magens erheblich erleichtert, besonders wenn dieser zuvor durch Maskenbeatmung bei der Narkoseeinleitung aufgebläht wurde.

Nach Nahtverschluß der Magenwand dient die naso-gastrale Ableitung der *Druckentlastung.*

Bei Eingriffen am distalen Ösophagus und bei der Hiatoplastik benutzen wir entsprechend starke Sonden zur Kalibrierung; es darf allerdings nicht vergessen werden, diese anschließend durch kleinere, *altersadäquat* dimensionierte zu ersetzen, um Druckschäden zu vermeiden.

Entsprechendes gilt für Magensonden, die wir nach Ösophagusanastomosen zur *Schienung* und zur *intraluminären Drainage* verwenden.

Fast ausnahmslos ersetzen wir die *Gastrostomie,* etwa nach Gastroschisis- oder Omphalozelenverschluß oder nach Anastomosen des Duodenums, durch eine gut plazierte Magensonde und haben daraus bislang keine Nachteile erfahren.

Zweifellos ist die naso-gastrale Sondenabteilung eine risikoarme Maßnahme; dennoch werden gelegentlich Komplikationen beobachtet, unter denen die *iatrogene Magen- bzw. Ösophagusperforation* die schwerwiegendste ist.

Bei einem Neugeborenen sahen wir eine iatrogene Perforation des Halsösophagus, die aufgrund der Röntgenkontrastdarstellung sogar als Ösophagusatresie fehlgedeutet wurde.

In einem anderen Fall wurde die nach Pyloromyotomie ungeschützte Mukosa postoperativ von der Magensonde durchstoßen. Wir haben daraus in Düsseldorf die Konsequenz gezogen, die Sonde nach Pyloromyotomie noch intraoperativ zu entfernen, und damit in den vergangenen 12 Jahren keine negativen Erfahrungen gemacht.

Weitere Komplikationen sind dadurch möglich, daß Magensonden aus PVC nach längerer Liegezeit steif werden, wodurch besonders beim Entfernen Verletzungen verursacht werden können. Bei längerfristig notwendiger Ableitung wechseln wir daher die Sonden in regelmäßigen Abständen.

Grundsätzlich stellen auch Magensonden *Leitschienen für zumindest unphysiologische Keimausbreitungen* dar.

So hat eine eigene Untersuchung an Neugeborenen gezeigt, daß die Kontamination des Magensaftes bei Kindern mit Sonde deutlich höher lag als nach Gastrostomie.

Auch qualitativ stellten sich Unterschiede dar, insofern bei liegender Magensonde eine vorwiegend gramnegative Besiedlung bestand, bei den Gastrostomiepatienten hingegen meist eine Mischflora gefunden wurde.

Bei 3 von 40 sepsisverdächtigen Kindern mit Sonde wurden darüberhinaus identische Erreger in Magensekret und Blutkultur nachgewiesen.

Zwar erlauben die Zahlen dieser Arbeit nicht den Schluß, daß der kontaminierte Magensaft eine klinisch relevante Infektionsquelle darstellt; immerhin werfen sie aber bislang unbeantwortete Fragen auf – insbesondere, was die Entstehung intestinaler Infektionen, v. a. auch der nekrotisierenden Enterokolitis angeht.

Unsere Konsequenz ist, daß wir auch aus bakteriologischer Indikation *Magensonden regelmäßig* – ca. 2mal pro Woche – *wechseln.*

Drainagen

Es ist im allgemeinen unproblematisch, intraoperativ – unter Sicht- und Tastkontrolle – Thoraxdrainagen richtig zu plazieren.

Die perkutane Applikation ist hingegen komplikationsträchtiger. *Verletzungen von Lunge oder Abdominalorganen und Blutungen* stellen die Hauptrisiken dar.

Manche Thoraxchirurgen fordern daher, Bülau-Drainagen immer über eine kleine Thorakotomie unter palpatorischer Kontrolle einzulegen.

Wir sehen die Indikation zur Thorakotomie in diesem Zusammenhang dann, wenn eine primär perkutan eingebrachte Drainage nicht ordnungsgemäß funktioniert, und ziehen die Operation weiteren Blindversuchen unbedingt vor.

So zeigte zum Beispiel die Thorakotomie wegen eines scheinbar therapieresistenten Pneumothorax, daß das Drain die parietale Pleura von der inneren Thoraxwand abgehoben hatte, also subpleural lag, und daher die Pleurahöhle nicht drainieren konnte.

Die Indikationen zur *Drainage der Bauchhöhle* haben wir zunehmend eingeschränkt.

Bei Früh- und Neugeborenen verzichten wir darauf wegen der befürchteten *Perforationsgefahr,* inzwischen auch bei der nekrotisierenden Enterokolitis.

Für entbehrlich halten wir sie bei Darmanastomosen oder zur Nachblutungskontrolle, wenn nicht besondere Risiken seitens des Operationssitus oder wegen Gerinnungsstörungen vorliegen.

Dies gilt auch nach unproblematischer Splenektomie und bei der serösen Peritonitis.

Eine relative Indikation sehen wir ab dem Säuglingsalter bei der *eitrigen* Peritonitis; nicht spontan kollabierende Abszeßhöhlen drainieren wir immer.

Nach Eingriffen am Pankreas und an den Gallenwegen halten wir Drainagen dann für erforderlich, wenn *Leckagen* nicht auszuschließen sind. Zwar kann man bei sicherem Verschluß des Pankreasrestes nach subtotaler Pankreatektomie wegen Nesidioblastose auf eine Drainage verzichten, sollte dies bei traumatischen Pankreasläsionen oder nach Pankreasteilresektionen aber keinesfalls tun.

Oft werden Drainagen unter der Vorstellung verwendet, daß sie vielleicht nützen, aber sicher nicht schaden.

Man sollte jedoch auf eine begründete Indikationsstellung nicht verzichten.

Zwar sind Komplikationen selten, doch verschwinden immer wieder einmal ungesicherte Drains in der Bauch- oder in Wundhöhlen; auch können sie beim Entfernen abreißen oder – besonders nach langer Liegedauer – Verletzungen hervorrufen.

Gelegentlich beobachtet man, daß eine übermäßig lang anhaltende Sekretion über Thorax- oder Bauchdrainagen offenbar durch den Fremdkörperreiz des liegenden Drains geradezu unterhalten wird und nach Entfernung desselben folgenlos sistiert.

Schließlich stellen Drainagen auch Eintrittspforten und Leitschienen für Infektionen dar; so fanden wir im Falle einer akuten Peritonitis nach Exstirpation eines Phäochromozytoms Staphyloccocus epidermidis sowohl in den bakteriologischen Abstrichen der Drainageeintrittsstelle als auch der Bauchhöhle.

Wir entnehmen daher von allen längerliegenden Drainagen regelmäßig Abstriche und schicken die zentrale Spitze nach Entfernung zur bakteriologischen Untersuchung ein.

Durchdachte Indikationsstellung, sorgfältige Überwachung und die Begrenzung der Liegedauer auf das Nötigste halten die Risiken bei der Anwendung von zentralen Venenkathetern, Blasenkathetern, Magensonden und Drainagen in vertretbaren Grenzen.

Literatur

Höllwarth M, Wildburger R, Sixl-Voigt B (1985) Das Infektionsrisiko zentraler Venenkatheter im Kindesalter – Ergebnisse einer prospektiven Studie. Z Kinderchir 40:333–337

Haas SR (1988) Die bakterielle Magenbesiedlung bei Gastrostomie oder Magensonde in den ersten Lebenswochen. Diss. Frankfurt

Diskussion zu den Beiträgen 13 und 14

Bennek (Leipzig):
Ich danke für die Darstellung der Katheterkomplikationen, der Sondentechniken sowie der Drainagen und ihren Komplikationen aus kinderchirurgischer Sicht. Ich möchte gern noch etwas ergänzen. Ich denke hier z. B. an die Bestimmung des intraabdominalen Drucks bei der Operation von Bauchwandspalten oder bei Zwerchfelldefekten, also an die kontinuierliche Messung des intragastralen Drucks. Ich denke aber auch an die Bestimmung der mesenterialen Zirkulation durch die Oxymetrie oder durch ein Ultraschalldopplerverfahren. Die Verfahren beeinflussen ganz entscheidend für den Kinderchirurgen die Taktik bzw. die Strategie des Vorgehens. Und man sollte auch pulmotachographische Untersuchungen und das pulmotachographische Monitoring mehr in den Vordergrund stellen. Ich denke hier ganz besonders an die Messung des Ösophagusdrucks.

Auditorium:
Verwunderlich, weil für mich unverständlich, ist die offensichtliche intravasale Desinfektion des Katheters mit Alkohol. Oder habe ich das falsch verstanden?

Willberg (Düsseldorf):
Wir benutzen Alkohol, 75 % Alkohol plus 25 % Kochsalzlösung, und instillieren ihn in den zentralen Venenkatheter in der Menge, die der zentrale Venenkatheter faßt, also die minimalste Menge, und sterilisieren damit das Lumen des Katheters.

Auditorium:
Eine andere Frage zum Legen des zentralen Zugangs. Kontrollieren Sie nicht auch mit Alpha-Card oder machen Sie es grundsätzlich so, daß Sie ein Röntgenkontrastmittel spritzen und dann röntgen? Mit Alpha-Card kann man sich das letzten Endes sparen und direkt richtig positionieren.

Willberg (Düsseldorf):
Wir benutzen grundsätzlich Röntgenkontrastmittel.

Auditorium:
Zur Frage der Kathetersepsis hätte ich auch noch eine Frage: Was spricht dagegen, wenn eine Kathetersepsis vorliegt, den Katheter mit Seldinger-Technik auszuwechseln, wenn man die Punktionsstelle auf der Haut ausgiebig desinfiziert?

Willberg (Düsseldorf):
Die Befürchtung, daß man von dem Punktionsort aus eben doch Keime nach zentral verschleppt.

Auditorium:
Ich habe eine Frage zum Temperaturmonitoring. Im Grunde müßte man ja an verschiedenen Meßpunkten die Temperatur bestimmen. Mit der Messung an 2 Meßpunkten, rektal und auf der Haut, könnte man doch eine Aussage über den Zentralisationsgrad machen.

Willberg (Düsseldorf):
Wenn man also jetzt an die Routine denkt, so messen wir nur rektal. Aber man sollte auf 2 Meßpunkte zurückkommen, vor allem bei kleinen Kindern.

Kraus (Erlangen):
Sie haben vollkommen recht: Natürlich wäre es sinnvoll, wenn man beide Temperaturen messen könnte. Es gibt aber etliche Arbeitsplätze, wo man schon Schwierigkeiten hat, überhaupt nur eine Temperatur zu messen. Und dann würde ich doch meinen, daß man die zentrale Temperatur bevorzugen sollte. Sie sprechen ja praktisch die Schocksituation an, oder sagen wir, die Situation, in der die Peripherie zugeht. Da gibt es auch noch andere indirekte Parameter, z. B. Sie bekommen plötzlich im Pulsoxymeter kein Signal mehr, oder Sie merken, daß die kapillare Füllungszeit wesentlich länger wird oder daß das Kind insgesamt kühler wird. Sie haben also auch noch andere Möglichkeiten.

Auditorium:
Ich habe eine Frage zur Messung der Pulsoxymetrie. Sie vertraten vorhin die Auffassung, wenn irgend möglich, die Pulsoxymetrie zu benutzen. Aber ist die Pulsoxymetrie nicht viel wichtiger als das EKG-Monitoring?

Kraus (Erlangen):
Wenn Sie mir die Frage stellen, was ich lieber haben wollte, so ist dies selbstverständlich die Pulsoxymetrie. Nur ist es nun mal so, daß bei uns das EKG prinzipiell oder praktisch routinemäßig in allen OP fest installiert ist. Und wenn es da ist, dann werde ich es auch gern verwenden, und zwar v. a. weil, wie gesagt, gerade bei den kleinen Kindern die zeitgerechte Vorhofkontraktion ganz wesentlich zum Herzzeitvolumen beiträgt. Insofern ist es für mich von zusätzlichem Wert. Wenn ich es habe, warum sollte ich es nicht anlegen; es ist ein Monitoring ohne große Gefahrenquellen.

Willberg (Düsseldorf):
Frau Kraus, wir benutzen am liebsten beides gleichzeitig, weil wir die Erfahrung machen mußten, daß das Pulsoxymeter aussteigt in dem Moment, wo die Kreislaufsituation gerade des Säuglings oder des Neugeborenen schlechter wird, so daß wir dann das EKG zur Kontrolle der Wertigkeit der Pulsoxymetrie auch mit nutzen können.

Kraus (Erlangen):
Da haben Sie vollkommen recht. Nur, wie gesagt, wenn ich die Frage gestellt bekomme, ob ich entweder ein EKG oder ein Pulsoxymeter möchte, dann wäre für mich die Situation klar, daß ich ein Pulsoxymeter nehmen würde.

Ich möchte das ganz kurz zusammenfassen. Wir haben uns über das Monitoring unterhalten. Wir haben die Möglichkeiten des Monitorings hier angesprochen, die sich auf die Lunge, das Herz, die Homöostase und die Stoffwechselfunktionen bezieht. Es ist sicher aber auch wichtig, daß man ein entsprechendes morbiditätsspezifisches und altersgerechtes Monitoring durchführt.

15 Physiologische Prämissen: Hämoglobin, Sauerstoffsättigung, -transport und -verbrauch im Kindesalter

Evelyn Kattner

Die normale Physiologie und die Pathophysiologie der Sauerstoffversorgung stellen ein umfangreiches Thema dar, das im Kindesalter im Vergleich zum Erwachsenen viele Besonderheiten aufweist. Dabei nimmt das Neugeborene nochmals in vielen Punkten eine Sonderstellung ein.

Hämoglobin

Das Hämoglobin (Hb) ist das Transportprotein des Sauerstoffs. Der Erwachsene hat etwa 97 % Hämoglobin A (Hb A), 2 % Hämoglobin A2 (Hb A2) und weniger als 1 % fetales Hämoglobin F (Hb F). Während der Embryo- und Fetogenese übernehmen physiologischerweise andere Hämoglobinformen (u. a. die Hämoglobine Gower, Portland bzw. Hb F) diese Funktion [9]. Sie unterscheiden sich in der Aminosäuresequenz ihrer Globinketten. Das Hb F hat eine höhere Affinität zu O_2 [23]. Dadurch wird die O_2-Aufnahme besonders unter Hypoxämiebedingungen erleichtert und die Abgabe im Gewebe vermindert. In den ersten 3 Lebensmonaten erfolgt auf im einzelnen noch ungeklärte Weise die Umstellung der Hämoglobinsynthese [6]. Dieser Prozeß ist nicht nur vom Zeitpunkt der Geburt, sondern auch gestationsaltersabhängig [19]. Das fetale Hämoglobin, das bei Geburt etwa 60–70 % beträgt, wird im wesentlichen durch Hb A ersetzt, auch das Hb A2 wird postnatal langsam in zunehmender Menge gebildet [9, 14]. Beim reifen Kind nimmt die Hb F-Synthese während der ersten 3 Lebensmonate kontinuierlich bis auf etwa 10 % ab [6]. Begleitet wird dieser Verlauf von einem Rückgang des Gesamthämoglobins (Trimenonreduktion). Beim Frühgeborenen ist dies noch ausgeprägter als beim reifen Kind.

Postnatal ist die gesamte Erythropoese für etwa 6 Wochen deutlich herabgesetzt (s. Abb. 1) [15]. An dieser Regulation sind der postnatale O_2-Anstieg und die abnehmende O_2-Affinität beteiligt. Die Alterung der Erythrozyten, die durch eine Verminderung der organischen Phosphate mit einem Anstieg der O_2-Affinität verbunden ist, stimuliert die Erythropoese nach einigen Wochen [23].

Die fetalen Erythrozyten des Neugeborenen zeigen neben ihrem hohen Gehalt an Hb F einen erhöhten Methämoglobingehalt (beim Erwachsenen unter 1 %), eine verkürzte Lebensdauer (bei Frühgeborenen nur 35–50 d [16]) und Unterschiede in den Membraneigenschaften [20]. Die Antigeneigenschaf-

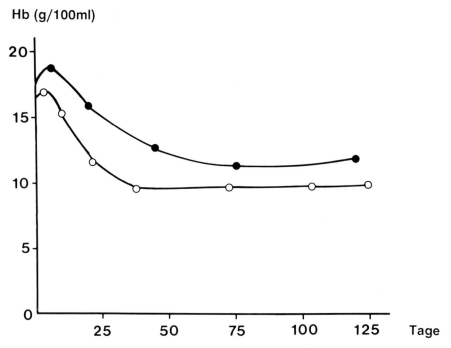

Abb. 1. Hämoglobinkonzentration im Blut von Reif- und Frühgeborenen in Abhängigkeit vom postnatalen Alter (–●– reife Kinder –○– Frühgeborene, 1200–2350 g). (Nach Oski 1987 [15])

ten (AB0-, Lewis-System) sind ebenfalls nicht voll ausgeprägt [11]. Eine Unterscheidung der Erythrozyten ist nach den äußeren Formen möglich [24]. Es bestehen weiterhin erhebliche metabolische Unterschiede, die sich sowohl im gesteigerten Glukoseverbrauch, als auch in der Aktivität (erhöht bzw. erniedrigt) verschiedener Enzyme widerspiegeln. Eine Zusammenstellung findet sich bei Oski [14].

Eigenschaften fetaler Erythrozyten	
Hämoglobin-F-Gehalt:	55–65 %.
Methämoglobingehalt:	4 %.
Lebenszeit:	osmotische Resistenz ↑, mechanische Resistenz ↓, Deformierbarkeit ↓.
Form:	Discus 43 % (adult 78 %), „Bowl" 40 % (adult 18 %).
Antigenität:	AB0-Antigene, Lewis ↓.
Metabolismus:	Glukoseverbrauch ↑, Aktivität verschiedener Enzyme erhöht oder erniedrigt.

Das pro kg KG zur Verfügung stehende Hb ist in der Neugeborenenperiode nicht nur durch den hohen Hämatokrit, sondern auch durch ein relativ großes zirkulierendes Blutvolumen bedingt. Das Blutvolumen geht im Laufe des Kindesalters kontinuierlich zurück [10], jenseits der Trimenonreduktion kommt es dann zu einem Anstieg des Hämoglobingehaltes/ml Blut [4]. Perzentilenkurven für die Hämoglobinkonzentration in Abhängigkeit vom Alter der Kinder wurden von Dallmann u. Siimes [4] erstellt. Bis zu einem Alter von etwa 10 Jahren bestehen keine geschlechtsspezifischen Unterschiede. Ein deutlicher Anstieg findet sich jedoch bei Jungen in der Pubertät unter dem Einfluß der Androgene [3].

O_2-Bindung und -Sättigung

Die Bindung des Sauerstoffs an das Hb ist durch die chemische Struktur und die Eigenschaften des Proteins vorgegeben. Sie wird beeinflußt durch Faktoren wie Temperatur, pH-Wert, CO_2-Konzentration, sowie durch endogene Faktoren, insbesondere den Gehalt an 2,3-Diphosphoglyzerat (2,3-DPG) im Erythrozyten. Das Maß der O_2-Affinität ist der p50-Wert, definiert als der O_2-Partialdruck, bei dem eine 50%ige Sättigung des Hämoglobins vorliegt. Unter Standardbedingungen ist die Sättigungskurve für das HbF im Vergleich mit dem adulten Hb nach links verschoben (Abb. 2). Dies bedeutet, daß bei niedrigeren Partialdrucken eine höhere Sättigung vorliegt: Das HbF hat im Vergleich zum adulten Hb eine höhere O_2-Affinität. Der p50-Wert liegt beim Neugeborenen bei etwa 21 mm Hg [18], beim Erwachsenen bei 27 mm Hg, und steigt postnatal um etwa 1 mm Hg/Woche im 1. Lebensmonat an [17]. Dies ist im wesentlichen unabhängig vom Gestationsalter und beginnt unmittelbar postnatal [17]. In den ersten Lebensjahren übersteigt der p50-Wert den Erwachsenenwert, so daß ein 3 Monate alter Säugling einen p50-Wert von 30 mm Hg hat [12]. Die Tabelle 1 zeigt den Bedarf an Hämoglobin für eine äquivalente O_2-Versorgung in Abhängigkeit von p50-Wert und der arteriellen Sättigung. Dabei ist zu bedenken, daß der Fet an niedrige O_2-Partialdrucke im systemischen Kreislauf adaptiert ist.

Einen erheblichen Einfluß auf die O_2-Affinität hat das 2,3-DPG, ein Intermediärprodukt des Glukoseabbaus (Embden-Meyerhoff-Weg) der Erythrozyten. Das 2,3-DPG verbindet sich als starkes Anion mit den β-Ketten des

Tabelle 1. Hämoglobinbedarf für eine äquivalente O_2-Versorgung in Abhängigkeit vom Alter und vom entsprechenden p50-Wert des Menschen. (Nach Motoyama 1988 [12])

	p50 [mm Hg]	Hb-Bedarf [g/dl]	
Erwachsene	27	10,0	13,0
Kinder >3 Monate	30	8,2	10,6
Kinder <2 Monate	24	14,7	19,1

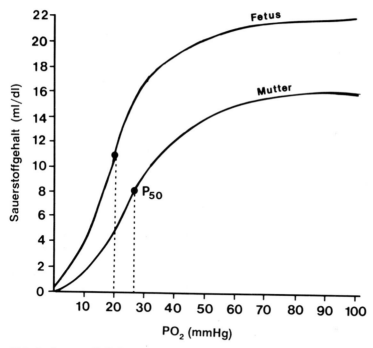

Abb. 2. Sauerstoffaffinität von fetalem und adultem Hämoglobin unter Standardbedingungen (37°C, pH 7,40) (Nach Riegel u. Versmold 1978 [17])

desoxygenierten Hämoglobins [14]. Eine hohe Konzentration von 2,3-DPG senkt die O_2-Affinität. An die γ-Ketten des HbF ist die Bindung dieses organischen Phosphates geringer [22], daher ist die Affinität des Sauerstoffs zum HbF erhöht.

Bei einer Anämie kommt es kompensatorisch innerhalb von 1–2 Tagen zum Anstieg von 2,3-DPG [2] und damit zur Verbesserung der Sauerstoffabgabe im Gewebe. Dieser Mechanismus hat beim Neugeborenen jedoch nur ein geringes Ausmaß.

Zusammenfassend korrespondiert die O_2-Kapazität des Blutes mit der vorhandenen Menge an „aktivem" Hämoglobin. Darunter ist zu verstehen der aktuelle Hb-Wert, die Art des Hb, die Menge des nicht für die O_2-Bindung zur Verfügung stehenden Hämoglobins, z.B. der erhöhte Methämoglobinanteil des Neugeborenen. Weiterhin wird die O_2-Kapazität von der Temperatur, dem Vorliegen einer Hyperkapnie bzw. Azidose bestimmt. Neugeborene haben aufgrund der genannten Besonderheiten eine begrenzte Adaptation an anämische Zustände, so daß ihre O_2-Kapazität nicht unter 16 ml O_2/ml Blut fallen sollte (Hb 12 g/dl) [17]. Bei hypoxämischen Zuständen der Kinder sind diese Grenzen noch enger zu setzen [1]. Darüber hinaus sind die Anämiesymptome des jungen Säuglings noch unspezifisch. Blässe, als eines der Symptome beim größeren Kind und Erwachsenen zeigt sich oft erst sehr spät.

Anämiesymptome des jungen Säuglings:
– Gewichtsstillstand, – Trinkschwäche,   – Tachykardie, – Laktaterhöhung,   – Apnoen, – Tachypnoe,   – geblähtes Abdomen, – Hypoperistaltik.

O_2-Transport und -verbrauch

Der O_{2in}-Transport (DO_2) ist definiert als Produkt aus dem O_2-Gehalt des arteriellen Blutes und dem Herzminutenvolumen (HMV) [5]. Für eine ausreichende O_2-Versorgung der Gewebe sind daher stabile Kreislaufverhältnisse Voraussetzung. Alle Zustände von Hypotonie oder Zeichen von Herzinsuffizienz können zu einem peripheren O_2-Mangel trotz ausreichender Oxygenierung des Hb führen. Das HMV ist linear mit der Körperoberfläche korreliert und

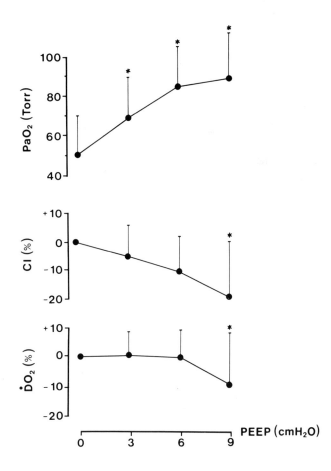

Abb. 3. Steigerung des PEEP: Einfluß auf die arterielle Oxygenierung (p_aO_2), das Herminutenvolumen/kg KG (CI) und den Sauerstofftransport (DO_2) (x ± SD, p<0,05 gegen PEEP = 0). (Nach Trang et al. 1988 [21])

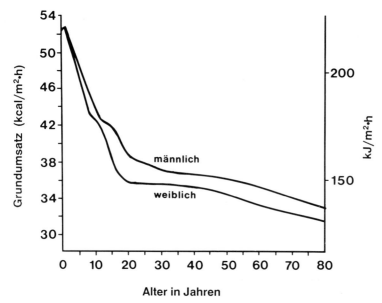

Abb. 4. Grundumsatz/m² KOF/h in Abhängigkeit vom Lebensalter unter Standardbedingungen (Raumtemperatur, Ruhe, 12–14 h nach der Mahlzeit). (Nach Gyton 1971 [7])

hat einen Mittelwert von 4,5 l/min/m² [8]. Daraus errechnet sich das HMV der Neugeborenen mit ungefähr 0,9 l/min, das von etwa 9jährigen Schulkindern mit 4,5 l/min. Die Abbildung 3 zeigt am Beispiel von beatmeten Frühgeborenen, wie stark der Sauerstofftransport vom HMV abhängig ist. Durch die Steigerung des positiven endexspiratorischen Drucks (PEEP) wird die Oxygenierung des arteriellen Blutes signifikant verbessert. Durch den gleichzeitigen Abfall des HMV wird bei einem PEEP von 9 cm H_2O (0,88 kPa) der Sauerstofftransport signifikant schlechter als bei einem PEEP von null [21].

Dem O_2-Verbrauch entspricht der Grundumsatz, der sich aus O_2-Verbrauch und Brennwert des O_2 (im Mittel 4,82 kcal[1]/l[1] O_2 errechnet und die Kalorienmenge angibt, die pro Zeiteinheit verbraucht wird [5]. Unter standardisierten Bedingungen ermöglicht diese Größe einen Vergleich der Stoffwechselumsätze verschiedener Individuen. Der Grundumsatz beim Erwachsenen beträgt etwa 1600–2000 kcal/Tag. Im Kindesalter ist er, bezogen auf die Körperoberfläche, deutlich höher (Abb. 4). Deshalb haben kleine Kinder auch im Zustand der Ruhe einen sehr hohen O_2-Verbrauch. Der Grundumsatz wird endogen auch beeinflußt vom Geschlecht, dem emotionalen Empfinden (Angst!), der Körpertemperatur, sowie von den Hormonen der Schilddrüse und der Nebenniere. Exogene Faktoren sind sowohl Muskel- und Verdauungsarbeit als auch Umgebungstemperatur [5].

Abbildung 5 zeigt, wie stark der O_2-Verbrauch bzw. der Energieumsatz durch die Temperaturregulation beim Neugeborenen beeinflußt wird [13]. Nur

---

[1] 1 kcal = 4,1868 kJ.

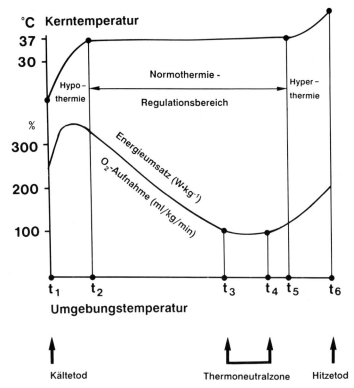

Abb. 5. Energieumsatz und Sauerstoffverbrauch in Abhängigkeit von der Umgebungstemperatur bei Neugeborenen. (Nach Obladen 1989 [13])

in einem kleinen Bereich, der Thermoneutralzone, ist eine minimale O_2-Aufnahme vorhanden. Bei Abkühlung der Umgebung kann vom Körper noch über einen relativ großen Bereich die Körpertemperatur konstant gehalten werden. Damit ist jedoch ein Anstieg des O_2-Verbrauchs auf über 300% des Ausgangswertes verbunden.

Bei Kindern ist aufgrund des hohen Grundumsatzes und der vielen Einflußfaktoren immer mit einem erhöhten O_2-Bedarf zu rechnen. Um seine Größe abschätzen zu können, müssen die physiologischen Besonderheiten der jeweiligen Altersgruppe sorgfältig beachtet werden.

Literatur

1. Alverson DC, Isken VH, Cohen RS (1988) Effect of booster blood transfusions on oxygen utilization in infants with bronchopulmonary dysplasia. J Pediatr 113:722
2. Bellingham AJ (1974) The red cell in adaptation to anaemic hypoxia. Clin Haematol 3:577
3. Claustres M, Sultan C (1986) Stimulatory effects of androgens on normal children's bone marrow in culture: effects on BFU-E, CFU-E, and uroporphyrinogen I synthase activity. Horm Res 23:91

4. Dallmann PR, Siimes MA (1979) Percentile curves for hemoglobin and red cell volume in infancy and childhood. J Pediatr 94:26
5. Ganong WF (1987) Review of medical physiology, 13th edn. Appleton & Lange, Norwalk/CT
6. Garby L, Sjölin S, Vuille JC (1962) Studies of erythro-kinetics in infancy. II. The relative rate of synthesis of haemoglobin F and haemoglobin A during the first months of life. Acta Paediatr 51:245
7. Gyton AC (1971) Textbook of medical physiology, 4th edn. Saunders, Philadelphia London
8. Jarmakani JM (1979) Cardiac catheterization. In: Moss AJ, Adams FH, Emmanouilides GC (eds) Heart disease in infants, children and adolescents, 2nd edn. Williams & Wilkins, Baltimore, p 124
9. Kleihauer E (1978) The hemoglobins. In: Stave U (ed) Perinatal physiology, 2nd edn. Plenum, New York London, p 215
10. Lubin BH (1987) Reference values in infancy and childhood. In: Nathan DG, Oski FA (eds) Hematology in infancy and childhood, 3rd edn. Saunders, Philadelphia, p 1687
11. Mollison PL (1967) Blood transfusion in clinical medicine, 4th edn. Blackwell, Oxford, p 275
12. Motoyama EK (1988) Respiratory physiology. In: Cook RD, Marcy JH (eds) Neonatal anesthesia. Appelton Davies, Pasadena/CA, p 29
13. Obladen M (1989) Neugeborenenintensivpflege, 4. Aufl. Springer, Berlin Heidelberg New York Tokyo, S 39
14. Oski FA (1987) The erythrocyte and its disorders. In: Mathan DG, Oski FA (eds) Hematology in infancy and childhood, 3rd edn. Saunders, Philadelphia, p 16
15. Oski FA, Gottlieb AJ, Miller WW, Delivoria-Papadopoulos M (1970) The effect of deoxygenation of adult and fetal hemoglobin on the synthesis of red cell 2,3-DPG and its in vivo consequences. J Clin Invest 49:400
16. Pearson HA (1967) Life span of the fetal red blood cell. J Pediatr 70:166
17. Riegel KP, Versmold HT (1978) Respiratory gas transport characteristics of blood and hemoglobin. In: Stave U (ed) Perinatal physiology, 2nd edn. Plenum, New York London, p 241
18. Schieber RA (1988) Cardiovascular physiology of the fetus and newborn. In: Cook RD, Marcy JH (eds) Neonatal anesthesia. Appelton Davies, Pasadena/CA, p 1
19. Shannon KM, Naylor GS, Torkildson JC et al (1987) Circulating erythroid progenitors in the anemia of prematurity. N Engl J Med 317:728
20. Sjölin S (1954) The resistance of red cells in vitro. A study of the osmotiv properties, the mechanical resistance and the storage behavior of red cells of fetuses, children and adults. Acta Paediatr 43:1
21. Trang TTH, Tibballs J, Mercier J-C, Beaufils F (1988) Optimization of oxygen transport in mechanically ventilated newborns using oximetry and pulsed Doppler-derived cardiac output. Crit Care Med 16:1094
22. Verdier CH De, Garby L (1969) Low binding of 2,3-diphosphoglycerat to haemoglobin F. A contribution to the knowledge of the binding site and an explanation for the high oxygen affinity of foetal blood. Scand Clin Lab Invest 23:149
23. Versmold H, Seifert G, Riegel KP (1973) Blood oxygen affinity in infancy: The interaction of fetal and adult hemoglobin, oxygen capacity and red cell hydrogen ion and 2,3-disphosphoglycerat concentration. Respir Physiol 18:14
24. Zipurski A, Brown E, Palko J, Brown EJ (1983) The erythrocyte differential count in newborn infants. Am J Pediatr Hematol Oncol 5:45

16 Fremdbluttransfusionen und blutsparende Methoden im Kindesalter

H. Gombotz und J. Stein

Durch das Auftreten der HIV-Epidemie sind die vielfältigen Gefahren der Transfusion homologer Blutbestandteile eindringlich in das Bewußtsein der mit Bluttransfusionen befaßten Ärzte gerufen worden [5]. Auf der einen Seite führte dies zu einer verbesserten Untersuchung des Spenderblutes in den Blutbanken [1], auf der anderen Seite wurden die Indikationen zur Bluttransfusion überdacht und Methoden zur Einsparung von Fremdblut neu entwickelt bzw. wieder aufgegriffen. Diese Entwicklung hat schließlich zu einem Rückgang des Fremdblutverbrauchs in vielen chirurgischen Sparten, einschließlich der Kinderchirurgie, geführt.

Das Blutvolumen Neugeborener beträgt etwa 85 ml/kg und sinkt bei älteren Kindern auf 70–80 ml/kg KG ab. Reife Neugeborene besitzen 60–90 % fetales Hämoglobin und erreichen das Hämoglobinmuster Erwachsener zwischen dem 4. und 6. Lebensmonat. Der Hämatokrit beträgt zum Zeitpunkt der Geburt etwa 50–60 %. Wegen einer verminderten Erythropoeitinsynthese, einer kürzeren Überlebenszeit der Erythrozyten und Zunahme des intravasalen Volumens sinkt der Hämatokrit bis zum 3. Lebensmonat auf bis zu 30 % ab. Diese physiologische Anämie tritt bei unreifen Neugeborenen früher auf und kann entsprechend der verminderten O_2-Transportkapazität zu Lethargie, Tachykardie, Tachypnoe und apnoischen Episoden führen [18].

Verglichen mit Erwachsenen haben Säuglinge und Kleinkinder ein unterschiedliches Kreislaufverhalten. Sie sind gegen Veränderungen des intravasalen Volumens empfindlicher, da sie ihr Schlagvolumen aufgrund der geringeren Ventrikelcompliance nur beschränkt verändern können [16]. Ohne Volumensubstitution fällt bei vergleichbaren akuten Blutverlusten das Schlag- und Minutenvolumen des Herzens Neugeborener stärker ab als bei Erwachsenen, da die venösen Kapazitätsgefäße Neugeborener noch nicht voll ausgebildet sind [42]. Ein Blutverlust führt zu einer Umverteilung des Blutes auf lebenswichtige Organe durch Verminderung des peripheren Blutstroms und Zunahme des peripheren Widerstandes [37]. Gelingt es das intravasale Volumen aufrechtzuerhalten, dürften bei Säuglingen und Kleinkindern ähnliche, dilutionsbedingte Kompensationsmechanismen wie bei Erwachsenen in Kraft treten [25]. Bei Verminderung der Blutviskosität kommt es zu einer Abnahme des peripheren Widerstandes mit Erhöhung der Fließgeschwindigkeit des Blutes [40]. Der venöse Rückstrom zum Herzen wird dadurch verstärkt und das Herzminutenvolumen erhöht. Diese Erhöhung des Herzminutenvolumens konnte bei anämischen Neugeborenen durch Transfusion von Erythrozyten wieder reduziert werden [2, 17]. Andere Kompensationsmechanismen, wie eine erhöhte O_2-Extraktion oder eine Rechtsverschiebung der O_2-Dissoziationskurve finden sich normalerweise erst bei extremer Hämodilution und unzureichender Steigerung des Herzminutenvolumens. Die für den Organismus kritische O_2-Konzentration leitet sich von der myokardialen, arteriovenösen O_2-Differenz ab und beträgt etwa 10 ml/dl. Dies entspricht einer Hämoglobinkonzentration von 7,5 g/dl und gilt für Erwachsene in Ruhe und mit normaler Lungenfunktion [43].

Bei Neugeborenen und Säuglingen bis zum 3. Lebensmonat mit einem hohen Anteil an fetalem Hämoglobin muß diese Grenze wegen der verringerten O_2-Abgabe in der Peripherie entsprechend höher ($\geq$ 10 g/dl) angesetzt werden. Wie Berichte von Operationen an Zeugen Jehovas zeigen, kann dieser Wert bei kontrollierter Beatmung für kurze Zeit deutlich unterschritten werden, wobei Hypothermie und extrakorporale Zirkulation mit einem hohen Anteil an physikalisch gelöstem O_2 zusätzliche Sicherheitsfaktoren darstellen [10, 11, 19, 21, 26, 39].

Für den Kliniker ist aber nicht so sehr die Frage nach der Grenze der O_2-Transportkapazität von Bedeutung, sondern vielmehr, inwieweit der Hämatokrit gefahrlos und ohne unnötiges Risiko abgesenkt werden kann. Die gemischtvenöse O_2-Sättigung dürfte dabei ein klinisch verwertbarer Parameter für die Bestimmung der unteren Grenze der Hämodilution sein [41]. Der maximal mögliche Erythrozytenverlust hängt insgesamt vom Ausgangshämatokrit, dem Blutvolumen des Kindes und dem tiefsten, noch tolerierbaren Hämatokrit- bzw. Hämoglobinwert ab [13].

Die Indikation zur Transfusion von Fremdblut darf nicht aus dem Blutbild allein gestellt werden. Es sind auch die Entstehungsgeschwindigkeit der Anämie, Kompensationsmöglichkeiten und O_2-Verbrauch des Kindes zu berücksichtigen. Bei Frühgeborenen wurden demnach Bluttransfusionen zur Behandlung einer Hypotension, metabolischen Azidose und zum Ausgleich diagnostischer Blutentnahmen empfohlen [32]. Bei Säuglingen mit IRDS wurde ein Hämatokrit von unter 40% und bei Säuglingen ohne IRDS ein Hämatokrit von weniger als 30% als Indikation zur Bluttransfusion empfohlen [24]. Bei älteren Kindern können entsprechend ihrer physiologischen Anämie niedrigere Hämatokritwerte toleriert werden (Tabelle 1) [9]. Perioperativ soll der intra- und postoperative Blutverlust so exakt wie möglich bestimmt wer-

Tabelle 1. Mittleres Blutvolumen (Blutvol.) und physiologische Hämoglobinwerte ($Hb_{phys.}$) gesunder Patienten sowie empfohlene, untere Hämoglobingrenzwerte ($Hb_{min.}$). Diese Grenzwerte sind in Zusammenhang mit dem Zustand und Grunderkrankung des Kindes zu sehen.

	Blutvol. [ml/kg]	$Hb_{(phys.)}$ [g/dl]	$Hb_{(min.)}$ [g/dl]
Früh- und Neugeborene	70–80	15–24	12
Ältere Frühgeborene und Säuglinge	80	13–20	10
Ältere Säuglinge und Kleinkinder	80	10–15	8
Ältere Kinder und Jugendliche	75	10–15	7–8
Erwachsene	70	11–16	7–8

den. Dazu gehört neben der genauen Beobachtung des Operationsfeldes Messung des Saugerinhalts unter Berücksichtigung der Spülflüssigkeit, Wiegen der noch feuchten Tupfer, Kalkulation des in die Operationstücher verlorenen Blutes und v. a. die genaue Beurteilung von Herzfrequenz, Pulsvolumen, Blutdruck und periphere Durchblutung. Als Richtlinie bei der Indikationsstellung zur Bluttransfusion kann die Formel von Gross herangezogen werden [13]:

$$EB = EBV \cdot (H_O - H_F)/H_{AV}$$

EB erforderliches Blutvolumen
EBV errechnetes Blutvolumen
H_O Ausgangshämatokrit bzw. Ausgangshämoglobin
H_F niedrigst möglicher Hämatokrit bzw. Hämoglobinwert
H_{AV} Mittel aus H_O und H_F

Die ersten beiden Drittel des so errechneten erforderlichen Blutvolumens können vorerst ohne weiteres mit Ringerlaktat (etwa im Verhältnis 1.3) ersetzt werden, für das restliche Drittel schließlich sollten Kolloide verwendet bzw. mit der Infusion von Erythrozyten begonnen werden. Dem erforderlichen Blutvolumen ist der normale Erhaltungsbedarf an Flüssigkeit dazuzurechnen.

Vermeidung von Fremdbluttransfusionen

Um das individuelle Transfusionsrisiko so niedrig wie möglich zu halten, sollten Fremdbluttransfusionen nur dann verabreicht werden, wenn eine absolute Notwendigkeit besteht und alle Möglichkeiten einer Blueinsparung ausgeschöpft wurden. Blutsparen ist aber zeitaufwendig, arbeitsintensiv und sehr vom Engagement der beteiligten Ärzte abhängig. Eine strenge Indikationsstellung zur Bluttransfusion und exakte blutsparende Operationstechnik bilden die Voraussetzung jeder Einsparung von homologem Blut. In diesem Zusammenhang soll auch die Bedeutung einer Reduktion diagnostischer Blutentnahmen auf ein Mindestmaß (Mikroproben) insbesondere bei Frühgeburten hingewiesen werden [3, 28]. Neben einer Optimierung der Blutgerinnung und einer Stimulierung der Erythropoese führt v. a. die Kombination mehrerer Blutspartechniken zu einer weiteren Einschränkung des Fremdblutverbrauchs. Diese Techniken können in Abhängigkeit von Alter, Operation und den vorhandenen Möglichkeiten kombiniert werden (Tabelle 2).

Frühgeburten und Säuglinge werden normalerweise wegen schwerer Erkrankungen, die meist eine Kontraindikation zu Blutsparmaßnahmen darstellen, operiert. Sieht man von der beschränkten Möglichkeit der Retransfusion von Plazentablut beim Neugeborenen ab, so kommen allein aus technischen Überlegungen und wegen des Fehlens adäquater Vorrichtungen autologe Transfusionen erst bei älteren Kindern in Betracht.

Präoperative Verfahren

Die präoperative Eigenblutspende eignet sich wegen der großen Belastung (wiederholte und langdauernde Blutabnahmen, mangelnde Kooperation und

Tabelle 2. Blutsparmethoden in den einzelnen Altersgruppen (+ möglich, ++ empfehlenswert, +++ sehr zu empfehlen)

	Früh- und Neugeborene	Säuglinge	Kleinkinder	Schulkinder	Jugendliche
Exakte OP-Technik	+++	+++	+++	+++	+++
Strenge Indikationsstellung	+++	+++	+++	+++	+++
Reduktion diagnostischer Blutabnahmen	+++	++	++	++	++
Präoperative Eigenblutspende			+	++	+++
Präoperative Plasmapherese				+	++
Präoperative Eigenblutspende + Erythropoeitin			+	++	+++
Normovolämische Hämodilution		++	+++	+++	+++
Kontrollierte Hypotension			+	+	+
Einfache und maschinelle Autotransfusion			++	+++	+++
Hochdosierte Aprotiningabe			++	++	+++
Retransfusion von Drainageblut				+	+

Verständnis seitens der Kinder, technische Schwierigkeiten bei der Blutabnahme) in erster Linie für ältere bzw. schulpflichtige Kinder. Die Kinder dürfen keine schweren kardiopulmonalen Leistungseinschränkungen besitzen. Die Eigenblutabnahme kann in wöchentlichen Abständen erfolgen. Die letzte präoperative Eigenblutspende darf nicht innerhalb von 72 h vor der Operation durchgeführt werden. Ein durch die Blutabnahmen entstehender Eisenverlust sollte täglich durch Gabe von Eisenpräparaten (5–10 mg/kg KG) kompensiert werden. Das abgenommene Blut wird entsprechend den Möglichkeiten der jeweiligen Blutbank (Auftrennen, Tieffrieren usw.) gelagert. Hauptanwendungsgebiete für die präoperative Eigenblutspende im Kindesalter sind vor allem orthopädische [22, 38], plastische [38], neurochirurgische [29] aber auch kardiochirurgische Eingriffe [12]. Blutabnahmen und Hämodilution bei Kindern mit zyanotischen Herzfehlern haben einen zusätzlichen therapeutischen Effekt, da sie den zyanosebedingten Gerinnungskomplikationen unter anderem durch Verbesserung der Thrombozytenfunktion entgegenwirken [23]. Das aus therapeutischen Gründen abgenommene Blut kann dann bei der Korrekturoperation im Sinne einer Eigenblutspende retransfundiert werden.

Wir haben bei 10 zyanotischen Kindern mit Ventrikelseptumdefekt und Pulmonalstenose während ihrer Herzkatheteruntersuchung 20 ml/kg KG Eigenblut abgenommen. Das abgenommene Eigenblut wurde im Verhältnis 1:1 mit Ringerlaktat plus 5% Hydroxyäthylstärke (200000–0,5) ersetzt. Die Kinder atmeten spontan und waren mit Ketamin (1–2 mg/kg KG) und Diazepam (0,5 mg/kg KG) narkotisiert. Die hämodynamischen Parameter wurden vor und nach der Blutabnahme gemessen. Verglichen mit einem 20%igen Abfall von Hämatokrit bzw. des Hämoglobins fanden sich ein leichter Abfall des mittleren Pulmonalarteriendrucks, der gemischtvenösen und pulmonalarteriellen Sättigung sowie des pulmonalen Blutstromes. Diese Veränderungen waren klinisch irrelevant, da die arterielle O_2-Sättigung, die intrakardialen Shunts sowie das Verhältnis systemischer zu pulmonalem Blutstrom und systemischer zu pulmonalem Widerstand unverändert blieben [12] (Abb. 1). Demnach kann mit adäquatem Monitoring bei Kindern mit Ventrikelseptumdefekt kombiniert mit Pulmonalstenose bis zu 20 ml/kg KG Eigenblut abgenommen werden.

Die Bedeutung der präoperativen Plasmapherese im Kindesalter ist noch unklar. Sicher gelten aber ähnliche Einschränkungen wie für die präoperative Eigenblutspende. Rekombinantes Erythropoeitin wird erfolgreich in der Behandlung kindlicher Anämien eingesetzt [14]. Inwieweit durch Gabe von Erythropoeitin allein oder in Verbindung mit anderen Blutspartechniken (präoperative Eigenblutspende) der perioperative Blutverbrauch weiter gesenkt werden kann, werden erst kommende Untersuchungen zeigen [33].

Intraoperative Blutsparmethoden

Zu den intraoperativ anwendbaren Blutsparmaßnahmen im Kindesalter zählen in erster Linie die normovolämische Hämodilution und die Retransfusion verlorengegangenen Blutes. Dazu kommen noch die kontrollierte Blutdrucksenkung, die Gewinnung von plättchenreichem Plasma sowie bei Operationen mit extrakorporaler Zirkulation hochdosierte Aprotiningaben. Die normovolämische Hämodilution ist eine exzellente Blutspartechnik, die auch bei Säuglingen und Kleinkindern durchgeführt werden kann [21]. Sie ermöglicht die Bereitstellung von Frischblut mit voll funktionierenden Thrombozyten und Gerinnungsfaktoren nach Beendigung der blutreichen Operationsphase. Als mögliche Grenze der Hämodilution wird normalerweise ein Hämatokrit um 20% angegeben. Diese Grenze kann bei Hämodilutionsperfusion und Kühlung während extrakorporaler Zirkulation noch deutlich unterschritten werden. Hauptanwendungsgebiete sind orthopädische Eingriffe, Leberchirurgie und Operationen maligner Tumore sowie Herzoperationen [11, 15, 19, 22, 35, 36, 39]. Die verstärkte Flüssigkeitsretention kann durch Gabe von Diuretika und während extrakorporaler Zirkulation durch Hämofiltration beherrscht werden [20].

Wir haben bisher 26 Kinder der Zeugen Jehovas ohne Verwendung von Fremdblut wegen eines angeborenen Herzfehlers operiert. Bei 10 Kindern, welche ohne extrakorporale Zirkulation operiert wurden, waren neben einer besonders sorgfältigen Operationstechnik keine Blutsparmethoden erforderlich. Diese Operationen werden auch normalerweise ohne Fremdblut vorge-

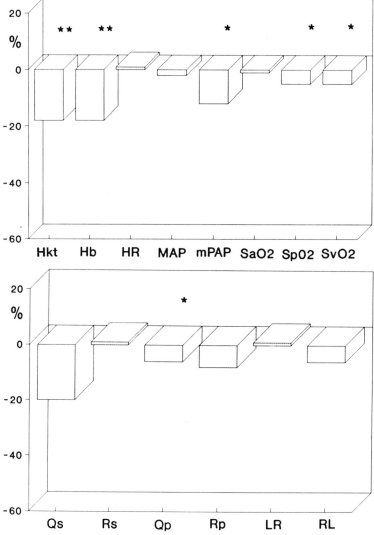

Abb. 1. Eigenblutspende bei 10 Kindern mit zyanotischen Herzfehlern (Prozentuale Änderung der Mittelwerte). Nach Abnahme von 20 ml/kg/KG Eigenblut wurden nur geringfügige Änderungen der hämodynamischen Parameter beobachtet. *Hkt* Hämatokrit, *Hb* Hämoglobin, *HR* Herzfrequenz, *MAP, mPAP* arterieller und pulmonaler Mitteldruck, S_aO_2, S_pO_2, S_vO_2 arterielle, pulmonalarterielle und gemischtvenöse Sättigung, Q_s, Q_p systemischer und pulmonaler Blutstrom, R_s, R_p systemischer und pulmonaler Widerstand, L_R Links-rechts-Shunt, R_L Rechts-links-Shunt. Wilcoxon-Rank-Test; *$P<0,05$; **$P<0,01$

nommen. Bei 16 Kindern wurde nach Narkoseeinleitung eine modifizierte Form der normovolämischen Hämodilution durchgeführt [10]. Neben einer extremen Hämodilution und kontinuierlichen Hämofiltration (Hämokonzentration) während des extrakorporalen Kreislaufs wurde hochdosiert Aprotinin verabreicht und wenn notwendig eine maschinelle Autotransfusion verwendet

Abb. 2. Perioperativer Hkt-Verlauf bei 16 Kindern (1,5–17 Jahre, 9,1–63 kg KG), bei welchen aus religiösen Gründen ohne Fremdblut eine offene Herzoperation durchgeführt wurde. Die Ausgangswerte waren gegenüber allen später gemessenen statistisch signifikant erhöht. *HDL* normovolämische Hämodilution, *EKZ* extrakorporale Zirkulation, *I* präoperativer Ausgangswert, *II* nach normovolämischer Hämodilution, *III* und *IV* während extrakorporaler Zirkulation, *V* nach Operationsende, *VI* am 3. postoperativen Tag, *VII* am 12. postoperativen Tag, ***$P < 0{,}001$

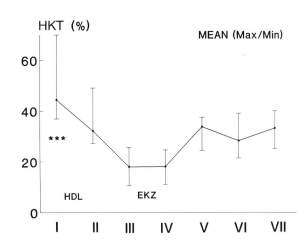

(Abb. 2) [11, 39]. 15 Kinder hatten einen problemlosen postoperativen Verlauf. Ein Kind nach Senning-Korrektur (1,5 Jahre, 10,4 kg) verstarb am 1. postoperativen Tag an den Folgen seiner pulmonalen Hypertension. Ein Blutverlust konnte als Todesursache ausgeschlossen werden, da der Hämatokrit zum Zeitpunkt des Todes 47% betrug.

Die kontrollierte Hypotension ist in Hinblick auf den Fremdblutverbrauch bei Kindern fragwürdig und in Kombination mit der Hämodilution gefährlich [30]. Durch die Abnahme von plättchenreichem Plasma mittels Plasmapherese unmittelbar nach Narkoseeinleitung wurde der Fremdblutverbrauch bei Erwachsenen deutlich eingeschränkt [4]. Mit hochdosierten Aprotiningaben konnte der Blutverbrauch bei offenen Herzoperationen drastisch gesenkt werden [7]. Inwieweit diese beiden Methoden für Kinder Bedeutung haben, ist noch unklar, da Untersuchungen bei Kindern derzeit noch nicht vorliegen.

Die Autotransfusion von intraoperativ aufgefangenem Blut führt zu einer signifikanten Reduktion von homologen Bluttransfusionen. In Kombination mit anderen Verfahren, insbesondere mit der präoperativen Eigenblutspende kann der Prozentsatz der vollkommen fremdblutfrei operierten Kinder auf etwa 80% erhöht werden [27, 31]. Die autologe Transfusion kann mit einfachen Mitteln (Versetzen mit Antikoagulans, Retransfusion über Blutfilter) oder nach Zellseparation erfolgen. Letztere Methode ist zwar kostenintensiv, verhindert aber weitgehend die Retransfusion unerwünschter Bestandteile. Potentiell septische Eingriffe und Tumorresektionen bilden aber wegen möglicher Metastasierung nach wie vor eine Kontraindikation. Leider sind die derzeit erhältlichen Autotransfusionsgeräte für Kleinkinder ungeeignet (Tabelle 2). So beträgt das Volumen der kleinsten derzeit erhältlichen Zentrifuge 125 ml [8]. Hauptanwendungsgebiete für die Autotransfusion sind Operationen mit großen Blutverlusten wie Kardiochirurgie, Orthopädie, Leberchirurgie usw. [6, 8, 11, 27, 39].

Die postoperative Retransfusion des aus Drainagen verlorengegangenen Blutes spielt wegen der kleinen anfallenden Blutvolumina bei Kindern eine untergeordnete Rolle [34], bildet aber bei Nachblutungen ein zusätzliches Sicherheitspolster.

Zusammenfassung

Die Transfusion von homologem Blut soll nur dann durchgeführt werden, wenn eine absolute Indikation besteht und alle Möglichkeiten der Fremdbluteinsparung ausgenützt wurden. Die Indikation zur Bluttransfusion darf nicht allein aus dem Blutbild gestellt werden, sondern es muß auf Grunderkrankung und Art des operativen Eingriffs Rücksicht genommen werden. Die Methoden der Fremdbluteinsparung bilden auch bei Kindern eine Alternative zur Fremdbluttransfusion, wobei ein optimaler Blutspareffekt erst in der Kombination mehrerer Verfahren erzielt werden kann. Blutsparen erfordert aber ein hohes Engagement der beteiligten Ärzte, einen zum Teil hohen organisatorischen und technischen Aufwand und nicht zuletzt eine kritische Auswahl der Patienten.

Literatur

1. Alter HJ, Purcell RH, Shih JW, Melpolder JC, Houghton M, Choo QL, Kuo G (1989) Detection of antibody to hepatitis C virus in prospectively followed transfusion recipients with acute and chronic non-A, non-B hepatitis. N Engl J Med 321/22:1494–1500
2. Bifano E, Smith F, Borer J, Goldwasser E (1988) Oxygen supply and demand in infants with anemia of prematurity with and without apnea. Pediatr Res 3:461 A
3. Blanchette VS, Zipurski A (1984) Assessment of anemia in newborn infants. Clin Perinatol 11:489–510
4. Boldt J, Bormann B von, Kling D, Jacobi M, Moosdorf R, Hempelmann G (1990) Preoperative plasmapheresis in patients undergoing cardiac surgery procedures. Anesthesiology 72:282–288
5. Bove JR (1984) Transfusion associated AIDS – a cause for concern. N Engl J Med 310:115–116
6. Cowell HR, Swickard JW (1974) Autotransfusion in children's orthopaedics. J Bone Joint Surg [Am] 56:908–912
7. Dietrich W, Barankay A, Dilthey G, Henze R, Niekan E, Sebening F, Richter JA (1988) Reduction of hemologous blood requirement in cardiac surgery by intraoperative aprotinin application. Clinical experience in 152 cardiac surgical patients. Thorax Cardiovasc Surg 37:92–98
8. Dietrich W, Barankay A, Dilthey G, Richter JA (1989) Autotransfusion and hemoseparation in cardiac surgery. What can be saved in cardiac reoperations and operations of thoracic aortic aneurysms? Thorax Cardiovasc Surg 37:84–88
9. Dürig M, Heim D, Feifel G et al (1988) In welcher Weise haben die neuen Ergebnisse über transfusionsbedingte Immunsuppression und die Gefahr der Übertragung von AIDS die Indikation zur Transfusion von Blut und Blutbestandteilen geändert? Langenbecks Arch Chir 373:57–62
10. Gombotz H, Metzler H, Hiotakis K, Dacar D (1985) Offene Herzoperationen bei Zeugen Jehovas. Wien Klin Wochenschr 97:525–530
11. Gombotz H, Rigler B, Matzer C, Metzler H, Winkler G, Tscheliessnigg KH (1989) 10 Jahre Herzoperationen bei Zeugen Jehovas. Anästhesist 38:385–390
12. Gombotz H, Stein J, Suppan C, Metzler H, Beitzke A (1990) Hemodynamic alterations during autologous blood donation for children in severe heart disease. Anesthesiology 73, A 1118 (Abstrakt)

13. Gross JB (1983) Estimating allowable blood loss: corrected for dilution. Anesthesiology 58:277
14. Halperin DS, Wacker P, Lacourt G, Felix M, Babel JF, Aapro M, Wyss M (1990) Effects of recombinant erythropoeitin in infants with anemia of prematurity. A pilot study. J Pediatr 116:779
15. Henling CE, Carmichael MJ, Keats A, Cooley DA (1985) Cardiac operations for congenital heart disease in children of Jehovah's witnesses. J Thorax Cardiovasc Surg 89:914–920
16. Hickey PR, Wessel DL (1987) Anesthesia for treatment of congenital heart disease. In: Kaplan JA (ed) Cardiac anesthesia, vol 2. Grune & Stratton, Orlando New York, pp 635–723
17. Jones JG, Holland BM, Veale RA, Wardrop GAJ (1979) „Available oxygen", a realistic expression of the ability of the blood to supply oxygen to tissues. Scand J Haematol 22:77–82
18. Joshi A, Gerhardt T, Shandloff P, Bancalari E (1987) Blood transfusion effect on respiratory pattern of preterm infants. Pediatrics 80/1:79–84
19. Kawaguchi A, Bergsland J, Subramanian S (1984) Total bloodless open heart surgery in the pediatric age group. Circulation [Suppl 1] 70:139–137
20. Klineberg PL, Chin AK, Johnson DC, Castmill TB, Brown JH (1984) Hematocrit and blood volume control during cardiopulmonary bypass with the use of hemofiltration. Anesthesiology 60:478–480
21. Kraft M, Dedrick D, Goudsouzian N (1981) Hemodilution in an eight-month-old infant. Anesthesia 36:402–404
22. Kruger LM, Colbert JM (1985) Intraoperative autologous transfusion in children undergoing spinal surgery. J Pediatr Orthop 5:330–332
23. Lopes A, Maeda N, Baid M, Chamone D, Pileggi F (1990) Effect of intentional hemodilution on platelet survival in secondary pulmonary hypertension. Chest 95:1207–1210
24. Lubin B (1978) Neonatal anemia secondary to blood loss. Clin Haematol 7:19–34
25. Messmer K (1975) Hemodilution. Surg. Clin North Am 55:659–678
26. Niinikoski J, Laaksonen V, Meretoja O, Jalonen J, Inberg M (1981) Oxygen transport to tissue under normovolemic moderate and extreme hemodilution during coronary bypass operations. Ann Thorac Surg 31:134–143
27. Novak RW (1988) Autologous blood transfusion in a pediatric population. Safety and efficacy. Clin Pediatr (Phila) 27:184–187
28. Obladen M, Sachsenweger M, Stahnke M (1989) Blood sampling in very low birth weight infants receiving different levels of intensive care. Eur J Pediatr 147:399–404
29. Paccagnella F, Longatti PL, Nieri A et al (1989) Techniche di autoemodonazione nella chirurgia delle craniostenosi in eta infantile. Minerva Aneszesiol 55:165–168
30. Plewes JL, Farhi LE (1985) Cardiovascular response to hemodilution and controlled hypotension in the dog. Anesthesiology 62:149–154
31. Pouliquen Evrad M, Mangin F, Pouliquen JC et al (1989) Autotransfusion et hemodilution en chirurgie orthopédique pédiatrique. Rev Chir Orhop 75:11–18
32. Robinson R, Fujimura M, Horvat P, Salisbury PM (1977) Effect of blood transfusion in low birthweight infants. Arch Dis Child 52:696–699
33. Rothstein P, Roye D, Verdisco L, Stern L (1990) Preoperative use of erythropoeitin in an adolescent Jehovah's Witness. Anesthesiology 73:568–570
34. Schaff HV, Hauer J, Gardner TJ, Donahoo JS, Watkins L, Gott VL, Brawley RK (1979) Routine use of autotransfusion following cardiac surgery: experience in 700 patients. Ann Thorax Surg 27:493–499
35. Schaller RT, Schaller J, Morgan A, Furman EB (1983) Hemodilution anesthesia: a valuable aid to major cancer surgery in children. Am J Surg 146:79–84
36. Schaller RT, Schaller J, Furman EB (1984) The advantages of hemodilution anesthesia for major liver resection in children. J Pediatr Surg 19:705–710
37. Scholander PF (1963) The master switch of life. Sci Am 209:92–106
38. Silvergleid AI (1987) Safety and effectiveness of predeposit autologous transfusions in preteen and adolescent children. JAMA 257:3403–3404

39. Stein J, Gombotz H, Rigler B, Metzler H, Suppan C, Beitke A (in press) Open heart surgery in children of Jehovah's Witness: Extreme hemodilution on cardiopulmonary bypass. Pediatr Cardiol 12
40. Stone HA, Thomson HKJ, Schmied-Nielsen K (1968) Influence of erythocytes on blood viscosity. Am J Physiol 214:913
41. Trouwborst A, Teubrinek R, Woekens E van (1990) Blood gas analysis of mixed venous blood during nomoxic acute isovolemic hemodilution in pigs. Anesth Analg 70:523–529
42. Wallgren G, Barr M, Ruhde U (1964) Hemodynamic studies of induced acute hypo- and hypervolemia in the newborn infant. Acta Paediatr 53:1–12
43. Zander R (1990) Der arterielle Sauerstoff-Status als limitierender Faktor einer Hämodilution. Infusionstherapie [Suppl 2] 17:20–23

Diskussion zu den Beiträgen 15 und 16

Auditorium:
Ich möchte Herrn Gombotz etwas fragen. Es betrifft Kinder mit nicht herzchirurgischen Eingriffen, bei denen eine Hämodilution vorgenommen worden ist. Welches Ersatzmittel verwenden Sie, Ringer-Laktat oder Stärke, und was ist für Sie der kritische niedrigste Hämatokrit vor der Retransfusion des eigenen Blutes?

Gombotz (Graz):
Wir haben eine Zeitlang das Blut ausschließlich mit Ringer-Laktat ersetzt. Wir haben damit aufgehört und nehmen jetzt zunehmend Hydroxyäthylstärke, und zwar etwa im Verhältnis 1:1, weil wir dann einen wesentlich besseren Volumeneffekt damit erzielen. Als niedrigster Hämatokritwert würde ich beim Kind 20% angeben. Dann fangen wir mit der Retransfusion an. Sie haben dann noch eine relativ große Toleranzbreite. Eine Dilution unter 20% würde aber ein invasiveres Monitoring erfordern.

Auditorium:
Ich meine: Nur bei azyanotischen Kindern ist ja normalerweise ein niedrigerer Hämatokrit als Ausgangspunkt vorhanden und das limitiert natürlich auch das Blutvolumen, das intraoperativ oder nach Einleitung der Narkose abgenommen werden kann. Aus diesem Grund hat mich dies interessiert, weil man bei zyanotischen Herzkindern ja einen relativ großen Rahmen mit dem hohen Ausgangshämatokrit hat.

Gombotz (Graz):
Ich muß dazu sagen, daß wir nicht ausschließlich bei zyanotischen Kindern hämodilutieren. Das Problem in der Herzchirurgie ist wirklich durch die Oxygenatoren und durch das Volumen der Herz-Lungen-Maschine limitiert. Und wir sind heute etwa bei einem Körpergewicht von 8 kg, wo wir eine Hämodilution, in Abhängigkeit vom präoperativen Hkt, durchführen können.

Kretz (Berlin):
Wäre nicht der Laktatspiegel im Serum ein geeigneter Parameter zur Bestimmung des Hb-Wertes, ab welchem unabdingbar eine Bluttransfusion notwendig ist?

Gombotz (Graz):
Das ist sicherlich ein Parameter, aber ich glaube mit der Bestimmung des Laktatspiegels sind Sie schon etwas zu spät dran, da haben Sie bereits einen

anaeroben Stoffwechsel. Wir haben auch eine Zeitlang Laktat mitgemessen. Es kommt bei extrem hämodilutierten Patienten bei Bypassbeginn zu einer Laktaterhöhung.

Auditorium:
Ich habe die Retransfusion von Drainageblut bisher nicht durchgeführt. Können Sie etwas zur Praxis sagen, wie Sie diese Retransfusion durchführen?

Gombotz (Graz):
Wir führen sie bei Kindern nicht mehr durch. Wir haben bei erwachsenen kardiochirurgischen Patienten Blut mit dem Reservoir der Herz-Lungen-Maschine aufgefangen und über einen Mikrofilter retransfundiert. Bei Kindern waren die gewonnenen Volumina so gering, daß wir diese Retransfusion aufgegeben haben.

Auditorium:
Wie gut korreliert die zentralvenöse O_2-Sättigung beim Kind mit der gemischtvenösen? Das wird hier immer so synonym genannt. Ich glaube nicht, daß das so ganz korrekt ist.

Kattner (Berlin):
Wenn der offene Ductus Botalli jenseits der ersten Woche keine Rolle mehr spielt, hat man damit einen guten Anhalt. Für den Alltag kann man das so handhaben.

Auditorium:
Das heißt also: Absinken der gemischtvenösen O_2-Sättigung als Frühparameter für das Unterschreiten des O_2-Angebots.

Kattner (Berlin):
Ja, das würde ich so sehen.

Bunke (Berlin):
Wir haben von Frau Kattner etwas über die physiologischen Prämissen des Hämoglobingehaltes, der O_2-Transportkapazität, der O_2-Affinität und auch der O_2-Sättigung gehört. Die Beachtung dieser Grundsätze sollte auch gerade beim altersbezogenen Patientengut in unsere tägliche Arbeit hineinfließen. Denn auf dieser Grundlage ist neben den Verlusten, die sicherlich sehr schwer zu schätzen sind, auch die Toleranzbreite bzw. das adäquate Volumen, das ich zuführen muß, erst abzuschätzen und dann zu planen. Wir haben dann als nächstes gehört, daß auch im Kindesalter und bis in erstaunlich kleine Gewichtsklassen hinunter Blutsparmaßnahmen möglich sind, wobei die Hauptbedeutung wohl der präoperativen Eigenblutspende und der normovolämischen Hämodilution zukommt, und daß die Kombination dieser Verfahren wohl den größten Effekt bringt. Für die entsprechende Routinetätigkeit im Operationssaal bringen wohl aber eine blutsparende Operationstechnik und auch eine strenge Indikationsstellung für Fremdblut die größten Probleme. Wir sollten uns der Bedeutung dieser Verfahren bewußt sein, gerade unter den heutigen Bedingungen einer spezifischen Infektion wie HIV oder auch Hepatitis. Das ist aber insgesamt eine Aufgabe, der sich Chirurg und Anästhesist gleichermaßen zu stellen haben, da sie doch erheblichen Aufwand und Engagement aller Beteiligten bei der Behandlung unserer Patienten erfordern.

C. Kontroversen in der postoperativen Phase

17 Fühlen Neugeborene Schmerzen?

P. Lemburg

Vorurteile

Es ist sicher nicht nur Unwissenheit der Befragten, wenn bei einer Umfrage unter Kinderanästhesisten 1986 in England 85% von ihnen antworteten, sie glaubten, daß ein Neugeborenes z.B. postoperativen Schmerz empfinden könne, jedoch auf die Frage, ob sie deshalb auch immer eine ausreichende Analgesie während und nach Operationen durchführten, nur 5% zustimmen konnten (s. auch [8]).

Noch immer sind viele Ärzte und Schwestern der Meinung, daß ein Neugeborenes keinen Schmerz fühlen, geschweige denn sich an ihn erinnern könne. Es ist ein Circulus vitiosus, der sich aus dieser durch nichts bewiesenen Annahme herleitet (Abb. 1). Objektive Schmerzforschung beim Neugeborenen gibt es bis heute kaum. Das hat das Fortbestehen von Vorurteilen zur Folge. Auch hält man offenbar an vielen Orten das Problem für banal, wie zahlreiche Studien anzudeuten scheinen. Die Folgen sind einfach zu beschreiben: Banales wird wissenschaftlich nicht aufgearbeitet, Schmerz wird nicht ernstgenommen – und deshalb unzureichend behandelt.

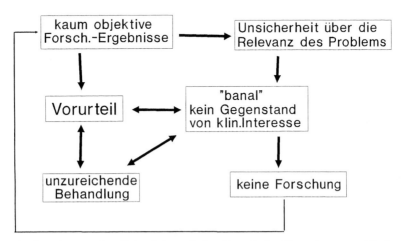

Abb. 1. Gründe für eine unzulängliche Schmerzbehandlung beim Neugeborenen. (Nach Schechter [8])

Weitverbreitete Vorurteile, bezogen auf eine Schmerzempfindung beim Neugeborenen, sind:	
– ZNS-Unreife,	– Schmerz formt den Charakter,
– unzureichende Opiatrezeptoren,	– Unterschätzung von Schmerz bei Therapie,
– keine Schmerzerinnerung,	– kein Ausdruck für Schmerzempfindung,
– rasche Gewöhnung an Schmerzmittel,	– u. a. m.

Es ist seltsam, daß das schmerzerfüllte Weinen eines Säuglings, z. B. anläßlich einer einfachen Injektion offenbar wenig rationales und emotionales Echo bei Schwestern und Ärzten findet. Dabei unterscheidet sich das Schmerzweinen deutlich vom Weinen aus Ärger oder Ablehnung [7]. Erst in letzter Zeit hat man sich erneut der Frage zugewandt, ob und wie Neu- und Frühgeborene Schmerzen und Streß erleben und wie man hier Abhilfe schaffen kann. Mit wissenschaftlicher Akribie versucht man eine Binsenweisheit zu belegen, die jede Mutter, jeder mitfühlende Mensch ohne weitere Überlegung einfach „weiß": Schmerz ist auch dem Neugeborenen bekannt.

Schmerz – Theorien, Definitionen

Was ist eigentlich „Schmerz"? Die International Association for Study of Pain [6] definiert den Schmerz als „eine unangenehme sensorische und emotionale Erfahrung, die mit und ohne Gewebsschädigung einhergehen kann oder mit einer solchen beschrieben werden kann" (z. B. Wundschmerz). Schmerz wird immer „subjektiv" – also von der Persönlichkeit geprägt – empfunden. Ist ein Neugeborenes aber schon ein Subjekt? Offenbar für viele unter uns nicht, wenn man es vom Standpunkt einer ausreichenden Schmerzbehandlung in diesem Alter aus sieht ...

Über die Neurophysiologie des Schmerzes beim Neu- und Frühgeborenen gibt es bisher nur wenig Untersuchungen, und vieles wird aus der Forschung am Versuchstier übertragen [4]. Durch C- (2 m/s) und A_δ-Fasern (5–25 m/s) in peripheren Nerven wird der Schmerzreiz von Mechano- und Nozizeptoren in der Peripherie über die Hinterhörner zum Hirnstamm, zum Thalamus, zum limbischen System und zum Kortex geleitet. Die Bahnen entwickeln sich schon früh in der Embryogenese.

Es fehlt jeder Beweis dafür, daß diese Schmerzleitungswege beim Früh- und Neugeborenen nach der Geburt nicht funktionieren könnten. Eine fehlende Myelinisierung verschiedener Leitungsbahnen schließt ihre Funktionsfähigkeit nicht aus. Im Gegenteil sind wahrscheinlich deshalb beim Neugeborenen komplexe Schmerzreizantworten möglich.

Eine solche Antwort ist der Schrei auf einen Schmerzreiz hin. Er erfüllt wie ein Kommunikationswerkzeug seine Funktion als Überlebenshilfe für das Neugeborene [9].

In der grauen Hirnsubstanz von Versuchstieren (Ratte) hat man schon früh in der Entwicklung Neuropeptide in Fasern und Rezeptoren gefunden. Beim menschlichen Neugeborenen wurde in den Hinterhörnern von der Geburt an eine zunehmende interneuronale Aktivität beobachtet, die die komplexen Massenbewegungen auf Schmerzreize hin erklärlich macht. Eine zentrale Inhibition findet zu diesem Zeitpunkt noch nicht statt.

Deshalb führen schon minimale periphere Reize zu sofortigen und erheblichen „pauschalen Antworten", deren Ausdruck z. B. ein heftiger Beugereflex (Fluchtreaktion) aller Extremitäten ist. Schwere, anhaltende Schmerzirritation vermag die Reflexantwort zu verzögern. Wiederholte Einwirkung löst v. a. bei Frühgeborenen eine länger andauernde Hyperexzitabilität aus.

Da sich auch beim menschlichen Fetus in der 12.–14. Woche schon Endorphin- und Enkephalinspiegel nachweisen lassen und beim Neugeborenen eine deutliche Morphinwirkung vorhanden ist, darf man davon ausgehen, daß die Opoid- und Opiatrezeptoren entwickelt sind [5]. Allerdings sind sie bis heute noch nicht sicher nachgewiesen.

Schmerzreaktion beim Neugeborenen

Eines der Hauptprobleme der klinischen Schmerzforschung beim Neugeborenen liegt darin, daß es keine standardisierten Prüfungs- und Registriermethoden für die Schmerzauslösung und -antwort gibt.

Ganz allgemein lassen sich 3 Formen der Antwort auf periphere Schmerzreizung beim Neugeborenen beobachten:

– *vegetativ-autonome Antwort:*
 Herzfrequenz und Blutdruck steigen, der pO_2 fällt und es kommt zur Schweißsekretion, die beim Frühgeborenen vor der 37. Woche fehlt (Abb. 2).
– *verschiedene Verhaltensänderungen:*
 Schmerzreiz löst Massenbewegungen aus, es lassen sich typische und stereotype Änderungen des Gesichtsausdrucks beobachten:

– Kneifen der Augen,
– Runzeln der Brauen,
– vertiefte Nasolabialfalte,
– offener Mund,
– Schrei.

Die Beugungsreflexe sind verändert.
Das Kind beginnt frequenztypisch zu schreien [7]. Bei Frühgeborenen sind diese Reaktionen in abgeschwächter Form zu sehen.

– *humorale und metabolische Reaktionen:*
 Verschiedene Hormone werden freigesetzt (Katecholamine, STH, Glukagon, Aldosteron und Kortikoide). Die Insulinsekretion wird gehemmt. Glukose, Laktat, Pyruvat, Ketosäuren und Triglyzeride steigen im Serum an. Protein fällt ab.

Potente Analgetika hemmen diese Schmerzantwortreaktionen, verringern damit die vegetative und humorale Streßbelastung und führen so zu z. B. postoperativ verminderter Morbidität [2].

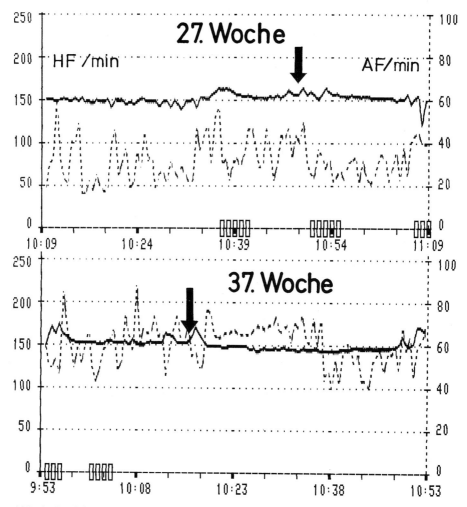

Abb. 2. Reaktion von Herzfrequenz *(HF, durchgehende Kurve)* und Atmung *(AF, punktierte Kurve)* auf einen einfachen Schmerzreiz hin (Kneifen am linken Füßchen). Oben Frühgeborenes der 27., *unten* der 37. SSW. Beide Kinder antworten mit anhaltendem Schreien (Atemfrequenzabfall). Das jüngere Frühgeborene ist danach ruhig, das ältere bleibt über etwa 10 min unruhig mit leicht gesteigerter Atmung. Die Pulsfrequenz erhöht sich nur kurzfristig

Das Neugeborene verfügt also durchaus über die strukturelle und funktionelle Reife einer kompetenten Schmerzreaktion.

Klinische Entwicklung

Klinische Konsequenzen aus der Forschung sind erst in den letzten Jahren gezogen worden. Und das, obwohl die Schmerzbehandlung mit Medikamenten heute durch das moderne Monitoring während einer Operation und der nachfolgenden Intensivbehandlung bei weitem risikoloser geworden ist, als sie es vor 10–15 Jahren vielleicht noch war. Die Angst vor den möglichen Nebenwirkungen einer wirksamen analgetischen Therapie sitzt auch heute noch tief in allen Ärzten. Es ist leicht vorstellbar, daß mangelnde Erfahrung im Umgang mit moderner abgestufter Schmerztherapie und viele Vorurteile dazu führen, daß Kinder auch heute noch ganz allgemein unzureichend mit Analgetika versorgt werden [8].

Man denke nur daran, daß mitunter beim Verbandwechsel eines schwer verbrannten Kindes nur unzureichende Analgesie betrieben wird, „da sich ja die Atmung verschlechtern kann". Und wie oft liest man in Verordnungsbögen „Dolantin bei Bedarf" und dann noch in subanalgetischer Dosis. Wer hat nicht schon gesehen, daß Thoraxdrainagen zur Entlastung eines Spannungspneumothorax beim Frühgeborenen ohne lokale Anästhesie durchgeführt worden sind?

Streng genommen werden wir natürlich nie wissen, wie ein Neugeborenes Schmerz „empfindet"; lediglich, wie es darauf antwortet, ist bekannt. Man sollte jedoch dem Neugeborenen die gleichen Rechte zubilligen, wie sie für den Erwachsenen und jedes Versuchstier gelten, daß nämlich für Schmerzfreiheit während der Therapie und des Versuchs gesorgt ist. Das gilt auch für Neu- und Frühgeborene!

Eigenes Vorgehen

Wie handhaben wir die Schmerzbehandlung im eigenen Bereich, v. a. postoperativ, aber auch in anderen Fällen und Situationen?

In einem abgestuften Konzept werden schwächer und stärker wirksame Analgetica auch kombiniert und nach festem Schema eingesetzt (Tabelle 1). Wenn Opioide oder Opiate gebraucht werden, werden die Patienten i. allg. nachbeatmet. Der Einsatz der verschiedenen Medikamente dieser Gruppe richtet sich nach ihrer Wirkung, Angriffspunkt, Wirkungsdauer und Nebenwirkungen (s. auch [10]).

Muß ein Neugeborenes aus verschiedenen Gründen relaxiert werden, wird immer gleichzeitig sediert, i. allg. mit Phenobarbital. Der Einsatz von z. B.

Tabelle 1. Analgesie und Antipyrese in der Intensivpflege des Neugeborenen

Paracetamol	oral	125 mg	6- bis 8stündlich
Metamizol 15 m/kg KG	oral, i. m., i. v.	45–60 mg	4- bis 8stündlich
Pethidin 1 mg/kg KG	s. c., i. m., i. v.	3–5 mg	6- bis 8stündlich
Fentanyl 1–5–10 µg/kg KG/h	i. v.	15 µg	1- bis 3stündlich
Morphin-HCl 0,1 mg/kg KG	s. c., i. m., i. v.	0,3 mg	6- bis 8stündlich

Pancuronium ohne Sedativ führt zu deutlichen Kreislaufreaktionen, die auf diese Weise verhindert werden können.

Die vorliegenden Ergebnisse klinischer Beobachtung und Erfahrung zusammen mit den letzten Resultaten randomisierter Studien machen es eigentlich unmöglich, heute noch einem Neu- oder Frühgeborenen die notwendige und ausreichende Analgesie während jedweder Therapie vorzuenthalten. Und weitere Untersuhcungen dazu, ob Neugeborene Schmerz wahrnehmen und wohl auch empfinden, sind ethisch nach meinem Urteil nicht mehr zu rechtfertigen, wenn dazu einer Kontrollgruppe die Schmerzbehandlung vorenthalten wird. Billigen wir doch dem Neugeborenen die gleichen Rechte wie jedem Versuchstier und uns selbst zu!

Literatur

1. Anand KJS, Hickey PR (1987) Pain and its effect in the human neonate and fetus. N Engl J Med 317:1321–1329
2. Anand KJS, Sipell WG, Aynsley-Green A (1987) Randomised trial of fentanyl anesthesia in preterm babies undergoing surgery: effects on the stress response. Lancet 67:A501
3. Cabal LA, Siassi B, Artal R, Gonzales F, Hodgman I, Plajstek C (1985) Cardiovascular and catecholamine changes after administration of pancuronium in distressed neonates. Pediatrics 75:284–287
4. Fitzgerald M, McIntosh N (1989) Pain and analgesia in the newborn. Arch Dis Child 64:441–443
5. Freye E (1989) Theoretische Grundlagen der Opioidanwendung im Neugeborenen- und Säuglingsalter. In: Ahnefeld FW (Hrsg) Anästhesie beim Früh- und Neugeborenen. Springer, Berlin Heidelberg New York Tokyo (Kinderanästhesie)
6. International Association for Study of Pain, Subcommittee for Taxonomy (1979) A list with definitions and notes on usage. Pain 6:249–252
7. Levine D, Gordan NG (1982) Pain in prelingual children and its evaluation by pain induced vocalization. Pain 14:85–98
8. Schechter NL (1989) The undertreatment of pain in children. Pediatr Clin North Am 36:781–794
9. Schuster A, Lenard G (1990) Pain in newborns and prematures: Current practice and knowledge. Brain Dev 12:459–465
10. Zilow P, Linderkamp O (1989) Praktische Anwendung von Opiaten bei Neugeborenen. In: Ahnefeld FW (Hrsg) Anästhesie beim Früh- und Neugeborenen. Springer, Berlin Heidelberg New York Tokyo (Kinderanästhesie)

18 Theoretische Grundlagen der Analgesieforschung im Kindesalter

W. Büttner

Problematik der „Schmerzerfassung"

Wie sehr bisher die methodischen Probleme bei der Behandlung von schmerzhaften Zuständen im Kleinkindes- und Säuglingsalter vernachlässigt wurden, machen 2 Beispiele deutlich: Die Literatur gibt keine befriedigende Auskunft darüber, wann im Säuglings- und Kindesalter postoperativ Schmerzen auftreten. Um hierzu wenigstens einen Hinweis zu erhalten, wurden in der Kinderchirurgischen Klinik der Ruhr-Universität Bochum bei 225 konsekutiv operierten Kleinkindern die Zeitpunkte notiert, an denen diese Kinder postoperativ zum ersten Mal ein Analgetikum erhielten. Dabei wurde unterstellt, daß die Verordnenden nur dann ein Analgetikum verabreichten, wenn sie zu diesem Zeitpunkt behandlungsbedürftige Schmerzen feststellten. Es handelt sich also um eine sogenannte Expertenaussage mit allen berechtigten Zweifeln; Experten können sich irren, und es können natürlich auch schmerzhafte Zustände übersehen worden sein. Dennoch ist das Ergebnis interessant: In über 86 % der Fälle traten die behandlungsbedürftigen Schmerzen innerhalb der ersten 90 min postoperativ auf (Abb. 1). Als zweites Beispiel für die methodische Unsicherheit bei der Behandlung postoperativer Schmerzzustände im Kleinkindesalter sind die Einschätzungen von 21 erfahrenen Kinderanästhesisten zur vermuteten Schmerzhaftigkeit nach einzelnen operativen Eingriffen anzuführen (Abb. 2). Zunächst einmal fällt auf, daß nur in einem einzigen Fall der Thorakotomie alle Anästhesisten einig waren: Sie unterstellen starke postoperative Schmerzhaftigkeit. Bei den anderen angebotenen operativen Eingriffen waren sie sich in 50 % der Fälle so uneinig, daß jede Skalierung angegeben wurde: von nicht schmerzhaft bis stark schmerzhaft. Keiner der befragten Anästhesisten kritisierte, daß die angebotene Skalierung den tatsächlichen Verhältnissen gar nicht hätte gerecht werden können: Weder das Alter, noch das Geschlecht, noch andere Faktoren wurden in das Kalkül einbezogen. Stellt man dieselbe Frage erfahrenen Kinderchirurgen, dann ergibt sich ein völlig anderes Bild: 4 von 9 kritisierten die Unzulänglichkeit der Fragestellung oder lehnten sogar aus diesem Grunde die Beantwortung ab. Die Frage ist daher berechtigt, wie eine adäquate postoperative Analgesie beim Säugling und Kleinkind betrieben werden soll, wenn keine gesicherten Kenntnisse über Zeitpunkt und Intensität der zu erwartenden Schmerzen vorliegen. Hiermit wird der Kern des Problems bei der Schmerzbehandlung im Säuglings- und Kleinkindesalter berührt. Es handelt sich um die Erfassung des Zeitpunktes und der Intensität des Schmerzes

142 W. Büttner

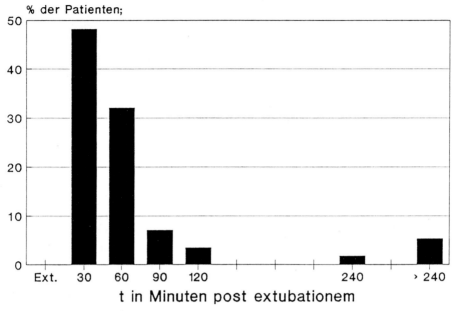

Abb. 1. Zeitpunkt der ersten therapiebedürftigen Schmerzen beim Kleinkind

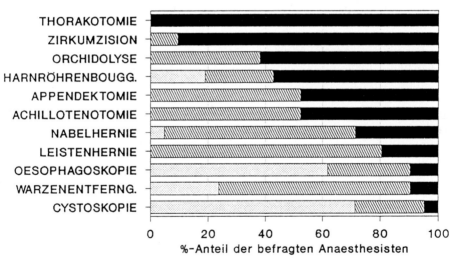

Abb. 2. Vermutete postoperative Schmerzintensität bei unterschiedlichen Eingriffen nach Einschätzung von 21 erfahrenen Kinderanästhesisten

beim Säugling und Kleinkind. Das Problem besteht zum einen darin, daß die kognitiven Fähigkeiten des Säuglings und Kleinkindes nicht ausreichen, um Außenstehenden zuverlässig Mitteilung machen zu können, zum anderen darin, daß Schmerz für Neugeborene, Säuglinge und Kleinkinder nicht eine Dimension ist, die sie kognitiv in jedem Falle von anderen Unbehagensmerkmalen trennen. Dies hat nichts damit zu tun, daß die anatomische oder neurophysiologische Grundlage der Nozizeption unterentwickelt wäre. Im Gegenteil, schon beim Neugeborenen liegen alle schmerzübertragenden Einheiten in voller Funktionsfähigkeit vor. Es hat aber etwas zu tun mit der kognitiven Entwicklung des Körperschemas. Allgemein bekannt ist hier das Beispiel, daß ein Kleinkind unter Kopfschmerzen leidet, aber behauptet, es habe Bauchweh. Wir sind also auf Verhaltensbeobachtungen beim Neugeborenen, Säugling und Kleinkind angewiesen, aus denen dann auf die Schmerzhaftigkeit der Situation und auf die Intensität des Schmerzes zurückgeschlossen werden kann. Hierbei sind einige grundsätzliche Probleme in Erinnerung zu behalten: Das Verhaltensmuster eines Menschen, der Schmerzen empfindet, wird auch durch andere Faktoren als Schmerz alleine beeinflußt, und sei es nur in seiner Ausprägung. Wenn man daher den Weg vom Verhaltensmuster zurück auf den Schmerz verfolgt, so ist nicht zu erwarten, daß die Aussage anhand des Verhaltensmusters nur eine Aussage über die Dimension Schmerz enthält. Darüber hinaus wird dann auch noch unterstellt, daß die Ausprägung des Verhaltensmusters linear mit der Intensität des Schmerzes zunimmt. Nach allen unseren bisherigen Kenntnissen trifft dies nicht in jedem Fall zu, zumindest nicht bei chronischen Schmerzen [6]. Wenn aber dennoch dieser Weg gegangen wird, eben aus Verhaltensmustern auf die Schmerzintensität der Situation zurückzuschließen, dann muß dies mit einem System geschehen, das valide, zuverlässig, ökonomisch und beobachterunabhängig funktioniert. Diese Kriterien sind durchaus überprüfbar, und somit ist die Qualität eines Fremdbeobachtungssystems nachzuweisen.

„Schmerzerfassungssysteme"

Für Neugeborene und Säuglinge ist bisher nur einmal der Ansatz gemacht worden, ein Beobachtungssystem zur Schmerzerfassung zu validieren. Es handelt sich dabei um die computerberechnete Frequenzanalyse über Dauer, Häufigkeit, Lautstärke und Frequenzanteil beim Neugeborenen, das ohne Anästhesie und ohne Analgesie einer Zirkumzision unterworfen wurden [12, 13]. Für den klinischen Gebrauch kommt diese Methode der Erfassung der Schmerzintensität beim Neugeborenen und Säugling nicht in Frage, da sie technisch zu aufwendig ist, einen Experten bei der Auswertung der computerberechneten Frequenzanalyse und eine teure technische Ausrüstung benötigt. Es gibt daher für diese Altersgruppe bisher kein klinisch relevantes Schmerzerfassungssystem.

Für die Altersgruppe vom Beginn des 2. Lebensjahres bis zum 5. Lebensjahr einschließlich sind in der Vergangenheit mehrere Fremdbeobachtungssysteme angeboten worden. Zunächst einmal sind die einfachen Expertenaussagen zu erwähnen, z.B. mit Hilfe von visuellen Analogskalen. Sie lassen nur eine generelle und nichtreproduzierbare Aussage über die Schmerzintensität zu. Daneben wurden Erfassungssysteme angeboten, bei denen Kriterien, wie z.B. Abwehrverhalten, motorische Unruhe, Veränderung der Atmung und ähnliches mehr, enthalten sind, die jedoch keine Skalierung enthielten und somit keine Überprüfung der Objektivität zulassen. Die wichtigsten veröffentlichen Erfassungssysteme sind:

1. Expertenaussagen:
   - VAS (z. B. [14]),
   - generelle Aussagen ohne Skalierung (z. B. [4]).
2. Erfassungssysteme mit Benennung der Kriterien, aber ohne Skalierung:
   - Behavioural Assessment of Pain in Children [11].
3. Skalierende Systeme:
   - PBRS (Procedural Behavioural Rating Scale [8]),
   - OSBD (Observational Scale of Behavioural Distress [7]),
   - IPBRS (Infant Pain Behaviour Rating Scale [5]),
   - PBCL (Procedure Behaviour Checklist [9]),
   - CHEOPS (Children's Hospital of Eastern Ontario Pain Scale [10]),
   - Postoperative Pain Score [1].

In einer Fortführung dieser Idee wurden daher auch skalierende Systeme angeboten. Bei ihnen sind einige Parameter benannt, für deren Erfassung skalierende Maßstäbe vorgegeben sind. Grundsätzlich können derartige skalierende Systeme wiederholt und von unterschiedlichen Untersuchern verwendet werden. Sie sind aber nur sinnvoll, wenn sie auch tatsächlich das messen, was sie zu messen vorgeben (Schmerz), wenn sie bei jeder Anwendung zuverlässig sind und wenn sie objektiv, d. h. beobachterunabhängig sind. Von den hier vorgestellten 5 Systemen aus der Zeit bis 1989 gibt es nur zu dem System CHEOPS (Children's Hospital of Eastern Ontario Pain Scale) einen Nachweis seiner Validität für die Altersgruppe von 2–4 Jahren mit Hilfe der Anwendung von intravenös verabreichtem Fentanyl. Für dieses System existieren auch andere Testkennwerte, wie z. B. die Beobachterübereinstimmung oder Trennschärfenkennwerte und ähnliches mehr [10]. Dennoch ist dieses System kritisch zu beurteilen, da nach eigenen Angaben der Autoren der Parameter der verbalen Mitteilung in dem System belassen wurde, obwohl keine derartige verbale Mitteilung in den erhobenen Stichproben gemacht wurden. Die Frage ist daher berechtigt, ob dieses System mit 6 Parametern den Anforderungen nach Validität, Reliabilität, Ökonomie und Objektivität genügt. Dies war anhand von kontrollierten Studien zu belegen oder zu verwerfen, wie es bereits geschehen ist und an anderer Stelle veröffentlicht wurde [2, 3]. Daher seien hier nur die Hauptergebnisse erwähnt.

Bei 54 Kindern, die randomisiert wurden und im Doppelblindversuch zur postoperativen Analgesie Placebo, Nalbuphin oder Dipidolor erhielten, ergab sich in einer Hauptkomponentenanalyse für Meßdaten, die in der ersten postoperativen Stunde erhoben wurde, tatsächlich eine eindimensionale Lösung für die 6 Parameter von CHEOPS; d. h., daß diese 6 Parameter gemeinsam für eine Dimension stehen. Damit ist noch nicht gesagt, welchen Inhalt diese Dimension hat. Entscheidend aber war, daß von den untersuchten Parametern nicht alle zu jedem Meßzeitpunkt eine befriedigende substantielle Ladung von wenigstens 0,4 erreichten. Dies besagt, daß diese Parameter unzuverlässig sind. Demnach muß das ganze System CHEOPS als unzuverlässig abgelehnt werden. Verwendet man nur die in dieser Untersuchung als zuverlässig erwiesenen Parameter, um deren gemeinsamen dimensionalen Inhalt als Schmerz zu validieren, so gelang dies in der erwähnten Studie nicht. Es bestand kein signifikanter Unterschied zwischen den Gruppen Placebo, Nalbuphin oder Dipidolor, noch bestand eine signifikante Wechselwirkung zwischen der Gruppenzugehörigkeit und den zeitlich aufeinander folgenden Meßpunkten. Daraus mußten folgende Schlüsse gezogen werden: Entweder das System erfaßt nicht die Dimension Schmerz, oder es traten keine Unterschiede in der Schmerzintensität zwischen diesen 3 Gruppen auf, oder die Schmerzen traten nicht zu dem Zeitpunkt auf, an dem die Erhebungen des Verhaltensmusters stattfanden. Dies ist ein unbefriedigendes Ergebnis, das zu weiteren Untersuchungen Anlaß gab.

Eigene Untersuchungen

Die Ergebnisse der folgenden Studie haben wir auch bereits an anderer Stelle mitgeteilt, so daß wiederum nur die für die Methodik wichtigen Ergebnisse erwähnt werden sollen [3]: Bei 60 Kindern des gleichen Alters von 13 bis einschließlich 48 Monaten wurden wiederum in der ersten postoperativen Stunde Meßdaten im 15minütigen Abstand erhoben, wobei zusätzlich zu den in der Voruntersuchung als zuverlässig gefundenen 4 Parametern einige aus der Säuglingsanästhesie vorgeschlagene Parameter hinzugezogen wurden. Wiederum war der Versuchsablauf doppelblind, wobei zur Gruppenunterscheidung Tramadol gegenüber einem Placebo angewandt wurde. Dabei konnte die Placebogruppe nicht als reine Placebogruppe geführt werden, da es ethisch nicht vertretbar ist, daß Kinder nur aus Untersuchungsgründen Schmerzen erleiden. Dementsprechend erhielt während der ersten postoperativen Stunde jedes Kind, bei dem nach klinischer Ansicht Schmerzen vorlagen, Metamizol i. v. appliziert. In einer Faktorenanalyse (Hauptkomponentenanalyse) ergab sich, daß 2 untersuchte Parameter nicht zu jedem Meßzeitpunkt die notwendige substantielle Ladung von mindestens 0,4 erreichten und somit als unzuverlässig erkannt werden mußten. Es handelt sich um den Muskeltonus und um die Kontaktaufnahme. Für die bleibenden 6 Parameter „Weinen", „Gesichtsausdruck", „Rumpfhaltung", „Beinhaltung", „motorische Unruhe" und „Berührung" ergab sich im Scree-Test wiederum eine eindimensionale Lösung (Abb. 3). Es war nun zu fragen, ob sich der dimensionale Inhalt als Schmerz validieren ließ. Zu diesem Zweck wurde aus den 6 skalierten Parametern ein additiver Score gebildet, dessen niedrigster Wert 5 und dessen höchster Wert 18 beträgt. Mit dessen Hilfe wurden die statistischen Signifikanzen im Unterschied zwischen den beiden Gruppen Placebo und Tramadol berechnet (multifaktorielle Varianzanalyse; 1. Faktor: Gruppenzugehörigkeit, 2. Faktor: Wiederholungsmessungen).

Zunächst ergab sich ein signifikanter Gruppenunterschied zwischen Placebo und Tramadol sowie ein signifikanter Unterschied bei der Meßwertwiederholung. Da die Tramadolgruppe niedrigere Werte enthält als die Placebogruppe, war somit ein erster Validitätsnachweis gelungen. Beim Vergleich der Patienten, die innerhalb der ersten Stunde nach Expertenaussage des Beobachtenden Schmerzen hatten und daher Metamizol erhielten, ergab sich ein signifikanter Haupteffekt für die Meßwertwiederholung sowie für die Interaktion zwischen

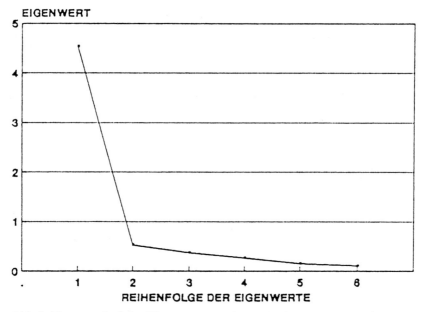

Abb. 3. Kurvenverlauf der Eigenwerte von 6 zuverlässigen Parametern (Scree-Test). Vor dem Knick existiert nur 1 Wert als Ausdruck für eine einfaktorielle Lösung der Faktorenanalyse

Meßwertwiederholung und Gruppenzugehörigkeit. Der Score ist also in der Lage, sowohl die Wirkung des Metamizols als auch den Einfluß des vorher gegebenen Tramadols auf diese Metamizolwirkung zu differenzieren. Dies war ein 2. Validitätsnachweis. Als 3. Validitätsnachweis ist positiv zu bewerten, daß der Score immer den Wert von 13 überschritt, wenn die Beobachter der klinisch begründeten Überzeugung waren, daß das beobachtete Kind unter behandlungsbedürftigen Schmerzen litt.

Dies war jedoch nicht die einzige Aussage dieser Studie. Vielmehr muß festgehalten werden, daß außerhalb der vorgegebenen Meßzeitpunkte offenbar bei den Kindern Schmerzen aufgetreten sind, die den Beobachter veranlaßte, zusätzlich Metamizol zu verabreichen. Demnach muß es sich beim postoperativen Schmerz um ein fluktuierendes Merkmal handeln, dessen Erfassung besondere Anforderungen an die zeitliche Auflösung des Meßsystems stellt.

Bei der Zusammenstellung der 6 bis dahin geprüften Parameter ist der letzte, nämlich die „Berührung", als ethisch bedenklich zu bezeichnen. Das Kriterium für das Ausmaß der Berührung war nämlich ein Provokationstest in Form von leichtem Druck auf die Wunde. Dies ist auch in anderer Hinsicht problematisch, da das Gesamtsystem hierdurch reaktiv werden kann, daß also der Meßvorgang die Ergebnisse selbst beeinflussen kann. Es war aus den vorliegenden Daten aus der Beobachtung bei 60 Kleinkindern nicht mit Sicherheit zu entscheiden, ob auf diesen Parameter verzichtet werden kann. Aus diesem Grunde wurde das System einer weiteren umfassenderen klinischen Prüfung unterzogen und an insgesamt 4 europäischen Kliniken verwendet. Die Ziele dieser multizentrischen Studie waren erneut: Benennung geeigneter

Parameter, Prüfung der Zuverlässigkeit, Prüfung der Validität, Prüfung der Objektivität, Schätzung der Sensitivität, Ermittlung der Testkennwerte Cronbach α, der Retestreliabilität und der Trennschärfe mit der zusätzlichen Fragestellung, ob der ethisch bedenkliche Parameter „Berührung nach leichtem Druck auf die Wunde" im System belassen werden muß. Die Ergebnisse dieser multizentrischen Studie sollen hier nur hinsichtlich der methodisch wichtigen und vorläufigen Einzelergebnisse mitgeteilt werden.

In den insgesamt 6 verschiedenen Stichproben wurde Tramadol vs. Placebo, Tramadolsuppositorien vs. Parcetamolsuppositorien oder kaudale Gabe von Carbostesin vs. Morphin unterschiedlicher Konzentration sowie Ultraschalluntersuchungen am Kleinkind ohne Medikamente, belassener vs. entfernter intravenöser Zugang und die Beobachterübereinstimmung untersucht. Alle Studien erfolgten randomisiert und doppelblind, und es liegen zur Zeit Ergebnisse bei 243 Kleinkindern im Alter von 13 bis einschließlich 48 Monaten vor.

Zunächst wurde der Testkennwert Cronbach-α für die Version mit allen 6 Parametern berechnet und anschließend derselbe Testkennwert für eine Version ohne den kritischen Parameter „Berührung". Es ergab sich für Cronbach-α mit 0,92 ein höherer Wert für die 5-Item-Version als mit α = 0,90 für die 6-Item-Version. Damit war entschieden, daß auf das kritische Item „Berührung nach leichtem Druck auf die Wunde" verzichtet werden kann.

Die Hauptkomponentenanalyse ergab, daß alle 5 verbleibenden Parameter zu jedem Meßzeitpunkt eine ausreichende substantielle Ladung von wenigstens 0,4 erreichten und somit zuverlässig sind. Im Scree-Test zeigte sich wieder eine eindeutig eindimensionale Lösung, d. h. daß die 5 überprüften Parameter eine Dimension mit Signalwirkung wiedergeben.

Über die Validierungsschritte der vorausgegangenen Studie hinaus konnte der Inhalt dieser Dimension wiederum mehrfach mit Schmerz validiert werden: Der additive Score korreliert signifikant mit der Herzfrequenz, der Atemfrequenz und dem Blutdruck. Bei einem Vergleich zwischen Tramadolsuppositorien vs. Paracetamolsuppositorien nach HNO-Eingriffen zeigte sich, daß sowohl nach Tramadol als auch nach Paracetamol der additive Score signifikant sank. Da auch eine signifikante Interaktion zwischen der Gruppenzugehörigkeit und der Meßwiederholung bestand, kann nachgewiesen werden, daß das Tramadolsuppositorium schneller wirkt als das Paracetamolsuppositorium (Abb. 4). Die Häufigkeitsverteilung der insgesamt ermittelten Scorepunkte zeigt, daß es einen eindeutigen und signifikanten Unterschied zwischen der Gesamterhebungsgruppe und der Gruppe gibt, bei der nach Aussagen des Beobachters behandlungsbedürftige Schmerzen vorlagen. Auch dies ist als positiver Validitätsnachweis zu werten.

Es gelang nicht, den Unterschied zwischen einer belassenen oder entfernten Infusionszuleitung postoperativ auf den additiven Score zu sichern. In der entsprechenden randomisierten Studie ergab sich in den beiden Gruppen kein signifikanter Unterschied. Hingegen konnte bei wachen Kindern, die sich einer Ultraschalluntersuchung unterziehen mußten, ein signifikanter Haupteffekt für die Meßwertwiederholung ermittelt werden. Der Einfluß einer derartigen Untersuchung modulierte jedoch den Score nur um durchschnittlich 0,6 Punkte und war daher in seinem Ausmaß nicht von klinischer Relevanz.

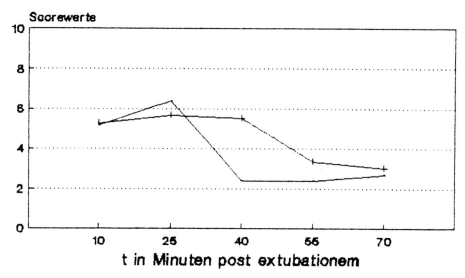

Abb. 4. Schmerzintensität nach Tonsillektomie/Adenotomie und deren Reduktion durch Tramadol- vs. Paracetamolsuppositorien bei 26 Patienten

Der Korrelationskoeffizient zwischen dem Wachheitsgrad und dem additiven Score ist mit 0,068 nicht signifikant, dies allerdings unter der Voraussetzung, daß die Kinder mindestens durch namentliches Ansprechen weckbar sind. Er ist dann mit 0,38 signifikant, wenn die Kinder nicht weckbar schlafen. Diese Korrelation ist jedoch klinisch irrelevant. Das Ergebnis ist trivial, besagt es doch nichts anderes, als daß Kinder, die nicht weckbar schlafen, wenig oder keine Schmerzen verspüren. Wie deutlich Wachheitsgrad und Schmerzintensität voneinander differieren können, macht die Zusammenstellung von 4 Gruppen von Kindern nach Hypospadieoperationen deutlich, die zur postoperativen Schmerzprophylaxe kaudale Gaben von Carbostesin oder Morphin in unterschiedlichen Konzentrationen erhielten (Abb. 5).

Items und Bewertungskriterien

Die Produkt-Moment-Korrelation als Ausdruck der Trennschärfe zeigte relativ hohe und immer signifikante Koeffizienten (Tabelle 1). Dies besagt nichts anderes, als daß jeder einzelne Parameter der Aussagekraft des Gesamtscores nahe kommt. Der Korrelationsfaktor der Beobachterübereinstimmung zwischen Erstautor und einer erfahrenen nichttrainierten Fachschwester liegt mit 0,86 hochsignifikant im akzeptablen Bereich. Somit ergibt sich insgesamt, daß für Kleinkinder im Alter zwischen 13 und einschließlich 48 Monaten ein System zur Erfassung des kindlichen Unbehagens und Schmerzes existiert, das aus den 5 Parametern Weinen, Gesichtsausdruck, Rumpfhaltung, Beinhaltung, motorische Unruhe besteht, das sich in einem multizentrischen Vergleich als reliabel, zuverlässig und ökonomisch erwiesen hat und das uns in Zukunft die Mög-

18 Theoretische Grundlagen der Analgesieforschung im Kindesalter   149

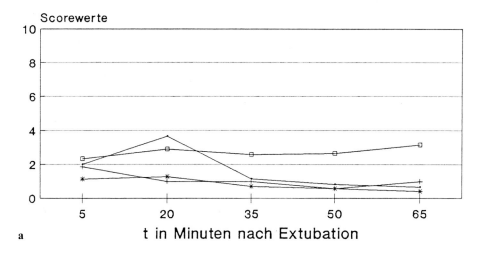

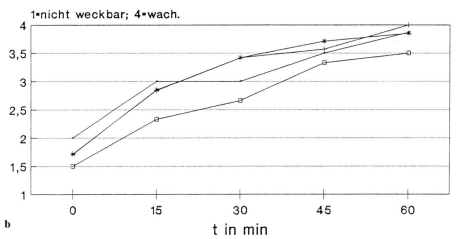

Abb. 5 a, b. a Verlauf der postoperativen Schmerzintensität nach kaudaler Carbostesin oder Gabe von Morphin in 3 verschiedenen Konzentrationen sowie **b** der gleichzeitig erhobene Wachheitszustand bei 32 Hypospadieoperationen

Tabelle 1. Produkt-Moment-Korrelation zwischen den 5 zuverlässigen Items und dem Gesamtscore als Ausdruck der Trennschärfe r_{tc}

Item	Koeffizient	Signifikanz
Weinen	0,88	**
Gesichtsausdruck	0,78	**
Beinhaltung	0,85	**
Rumpfhaltung	0,90	**
Motorische Unruhe	0,91	**

Median des Korrelationskoeffizienten der Trennschärfe: $r_{tc} = 0{,}78$.

lichkeit eröffnet, Studien über die Schmerzbehandlung des Kleinkindes im vorgenannten Alter in reproduzierbarer und kontrollierbarer Weise durchzuführen. Wir bringen eine Zusammenstellung dieser 5 geeigneten Items sowie die dazu gehörenden Bewertungskriterien und -punkte:

Weinen:	gar nicht	0
	stöhnen, jammern	1
	schreien	2
Gesichtsausdruck:	lächeln	0
	gelassen	1
	grimassieren	2
Rumpfhaltung:	neutral	0
	unstet	1
	aufrecht, Fixierung erforderlich	2
Beinhaltung:	neutral	0
	strampelnd/tretend	1
	stehend/Fixierung erforderlich	2
Motorische Unruhe:	nicht vorhanden	0
	mäßig	1
	ruhelos	2
	Gesamtpunkte	

Die Beobachtung ist von einem Beobachter vorzunehmen. Für jede Variable ist nur eine Aussage zulässig. Die Dauer der Beobachtung beträgt maximal 15 s. Es sind nur die Daten aus der Beobachtungszeit festzuhalten, auch wenn sich das Verhalten der Kinder unmittelbar danach erheblich ändert. Der Wachheitsgrad ist getrennt zu bewerten.

Wachheit:	
– völlig wach	4
– schläfrig	3
– schläft, weckbar durch namentliches Aufrufen	2
– schläft, nicht weckbar	1

Literatur

1. Barrier G, Attia J, Mayer MN, Amiel-Tieson C, Shnider SM (1989) Measurement of post-operative pain and narcotic administration in infants using a new clinical scoring system. Intensive Care Med 15:37–39
2. Büttner W, Breitkopf L, Finke W, Schwanitz M (1990) Kritische Aspekte einer Fremdbeurteilung des postoperativen Schmerzes beim Kleinkind. Anästhesist 39:151–157
3. Büttner W, Breitkopf L, Miele B, Finke W (1990) Erste Ergebnisse zur Zuverlässigkeit und Gültigkeit einer deutschsprachigen Skala zur quantitativen Erfassung des postoperativen Schmerzes beim Kleinkind. Anästhesist 39:593–602
4. Casey WF, Rice LJ, Hannallah RS, Broadman L, Norden JM, Guzetta P (1990) A comparison between bupivacain instillation versus ilioinguinal/iliohypogastric nerve

block for postoperative analgesia following inguinal herniorrhaphy in children. Anesthesiology 72:637–639
5. Craig KD, McMahon RJ, Morison JD, Zaskow C (1984) Developmental changes in infant pain expression during immunization injections. Soc Sci Med 19:1331–1337
6. Gauvain-Piquard A, Patte C, François P (1989) Aspects spécifiques à la douleur de l'enfant. In: Richard-Léandri E, Gauvin-Piquard A (eds) La douleur chez l'enfant, ouvrage collectif. McGraw-Hill, Paris, pp 17–37
7. Jay SM, Ozolius M, Elliot CH (1983) Assessment of children's distress during painfull medical procedures. Health Psychol 2:133–147
8. Katz ER, Kellerman J, Siegel SE (1980) Behavioral distress in children with cancer undergoing medical procedures: Developmental considerations. J Consult Clin Psychol 48/3:356–365
9. LeBaron S, Zeltzer L (1984) Assessment of acute pain and anxiety in children and adolescents by self-reports, observer reports, and a behavior checklist. J Consult Clin Psychol 52:729–738
10. MacGrath PJ, Johnson G, Goodman JT, Schillinger B, Dunn J, Chapman J-A (1985) CHEOPS: A behavioral scale for rating postoperative pain in children. In: Fields HL et al (eds) Advances in pain research and therapy, vol 9. Raven, New York, pp 395–402
11. Maunuksela EL, Olkkola KT, Korpela R (1987) Measurement of pain in children with self-reporting and behavioral assessment. Clin Pharm Therap 42:137–141
12. Porter FL, Miller RH, Marshall RE (1986) Neonatal pain cries: Effect of circumcision on acoustic features and perceived urgency. Child 57:790–802
13. Porter FL, Porges SW, Marschall RE (1988) Newborn pain cries and vagal tone: Parallel changes in response to circumcision. Child Dev 59:495–505
14. Schäffer J, Piepenbrock S, Kretz F-J, Schönfeld C (1986) Nalbuphin und Tramadol zur postoperativen Schmerzbekämpfung bei Kindern. Anästhesist 35:408–413

19 Postoperative Analgesie

H. W. Striebel und B. Gottschalk

Stellt die Schmerztherapie bei Kindern überhaupt ein Problem dar?

Die zehn am häufigsten gelesenen Pädiatriebücher der USA umfassen 15472 Seiten, aber lediglich 3,5 Seiten davon „discuss pain and related topics" [41]. Das Problem der Schmerztherapie bei Kindern wird jedoch nicht nur von Pädiatern verleugnet. Von den Anästhesisten wird auch das Problem der postoperativen Schmerztherapie bei Kindern stark vernachlässigt. Die Unzulänglichkeit der postoperativen Schmerztherapie scheint im Kindesalter noch größer zu sein, als dies bekanntermaßen bei Erwachsenen der Fall ist [28, 41, 46]. Nach Untersuchungen von Beyer [7] und Mather [28] erhalten Kinder nach vergleichbaren Operationen meist deutlich weniger Analgetika als Erwachsene. Am Operationstag klagen nach einer Untersuchung von Mather [28] 75% der Kinder über Schmerzen.

Zur postoperativen Schmerztherapie im Kindesalter stehen systemisch wirkende Analgetika sowie die relativ selten durchgeführten Lokal- oder Regionalanästhesieverfahren zur Verfügung.

Wie wird die systemische postoperative Schmerztherapie bei Kindern durchgeführt?

Bei einer 1987 von Lehmann [23] durchgeführten Umfrage zur postoperativen Schmerztherapie in der Bundesrepublik Deutschland zeigte sich, daß für eine systemische postoperative Analgesie bei Kindern in 68% der Fälle antipyretische Analgetika verabreicht werden. In 57% der Fälle wird eine rektale, in 20% eine intramuskuläre und in ca. 13% eine intravenöse Analgetikagabe durchgeführt.

Antipyretische Analgetika

Paracetamol

Zumeist wird Paracetamol als antipyretisches Analgetikum in Form von Suppositorien eingesetzt. Paracetamol ist sicherlich das antipyretische Analgetikum der ersten Wahl bei Kindern. Als Dosierung werden 10–20 mg/kg KG angegeben. Für Säuglinge werden normalerweise 125 mg, für Kleinkinder

Tabelle 1. Dosierung antipyretischer Analgetika

Medikament	Säugling	Kleinkind	Schulkind
Paracetamol-Suppositorien (Ben-u-ron)	à 125 mg	à 250 mg	à 500 mg
Tylenol-Tropfen 1 ml = 20 Tropfen = 100 mg			
Diclofenac-Suppositorien	à 12,5 mg	à 25 mg	à 50 mg
Kombinationspräparate: Talvosilen-Suppositorien	à 125 mg + 2,5 mg	à 250 mg + 5 mg	à 500 mg Paracetamol + 10 mg Kodeinphosphat
Acetylsalicylsäure 10–15 mg/kg KG (*cave:* Reye-Syndrom)			

250 mg und für Schulkinder 500 mg verabreicht. Die wichtigste Nebenwirkung des Paracetamols ist eine mögliche Leberschädigung im Falle einer Überdosierung. Diese ist jedoch normalerweise erst bei ca. 150 mg/kg KG zu befürchten. Falls Paracetamol nicht als Suppositorium eingesetzt werden kann, können Paracetamoltropfen z. B. in Form der Tylenol-Lösung verabreicht werden. 1 ml entspricht hierbei 20 Tropfen bzw. 100 mg (Tabelle 1).

Nichtsteroidale Antirheumatika

Bei Erwachsenen werden inzwischen zunehmend auch nichtsteroidale Antirheumatika wie z. B. Diclofenac oder Ibuprofen [36] mit oft gutem Erfolg zur postoperativen Schmerztherapie eingesetzt. Auch für Kinder sind hierzu in letzter Zeit einige positive Publikationen erschienen [29, 34]. Insbesondere Diclofenac wird auch bei Kindern v. a. nach orthopädischen Eingriffen oder nach Zahnextraktionen empfohlen [5, 13]. Für Säuglinge gibt es Diclofenac-Suppositorien à 12,5 mg, für Kleinkinder à 25 mg und für Schulkinder à 50 mg (vgl. Tabelle 1).

Kombinationspräparate

Empfehlenswert sind auch bestimmte Kombinationspräparate wie z. B. Talvosilen. Hier liegen Suppositorien für Säuglinge vor, die 125 mg Paracetamol und 2,5 mg Kodeinphosphat enthalten. Für Kleinkinder werden Suppositorien à 250 mg Paracetamol und 5 mg Kodeinphosphat und für Schulkinder Zäpfchen mit 500 mg Paracetamol und 10 mg Kodeinphosphat empfohlen (vgl. Tabelle 1).

Acetylsalicylsäure

Die Dosierung von Acetylsalicylsäure wird bei Kindern mit 10–15 mg/kg KG angegeben. Acetylsalicylsäure sollte bei Kindern jedoch eher zurückhaltend eingesetzt werden, da diskutiert wird, ob es bei Kindern – falls es im Rahmen eines fieberhaften Infektes verabreicht wird – zu einem u. U. tödlich verlaufenden Reye-Syndrom kommen kann (vgl. Tabelle 1).

Bei den empfohlenen antipyretischen Analgetika sind normalerweise keine ernsthaften Nebenwirkungen zu befürchten. Aber oft reichen sie jedoch als alleiniges Analgetikum zur Therapie postoperativer Schmerzen nicht aus. Einem unruhigen, sich vor Schmerzen im Bett wälzenden Kind sollte aber nicht mehrfach erfolglos ein antipyretisches Analgetikum verabreicht werden, sondern es sollte dann zusätzlich ein Opioid appliziert werden. Durch Opioide können schmerzgeplagte und dadurch oft motorisch unruhige Kinder meist auch sediert werden.

Opioide

In der bereits erwähnten Umfrage von Lehmann [23] wurde gezeigt, daß nach kinderchirurgischen Eingriffen in nur 24 % der Fälle Opioide verabreicht werden. Mather u. Mackie [28] konnten in ihrer Untersuchung sogar nachweisen, daß bei 29 % der Kinder, bei denen Opioide angeordnet waren, dennoch antipyretische Analgetika verabreicht wurden. Häufig werden auch die verordneten Opioiddosierungen bei der Applikation des Opioids nach unten korrigiert [7, 28].

Warum werden Opioide bei Kindern so selten eingesetzt?

Als Grund für den zurückhaltenden Einsatz von Opioiden bei Kindern wird immer wieder angeführt, daß Kinder relativ geringe Schmerzen hätten und ihre Schmerzen weniger äußern. Aber auch die Angst vor möglichen Nebenwirkungen sowie die schwer abzuschätzenden, altersabhängigen pharmakokinetischen Bedingungen im Kindesalter sind wichtige Gründe hierfür.

Haben Kinder weniger Schmerzen?

Vor allem Neugeborenen und Säuglingen wird unbewiesenermaßen immer wieder unterstellt, daß sie ein geringeres Schmerzempfinden und keine Erinnerung an die erlittenen Schmerzen hätten. Bei einer 1988 von Purcell-Jones [40] unter den Kinderanästhesisten Großbritanniens und Irlands durchgeführten Untersuchung gaben 48 % der Befragten an, daß sie bei Neugeborenen in der ersten Lebenswoche niemals – selbst nach großen Operationen – Opioide verabreichen. Weitere 41 % verordnen Opioide in diesem Lebensalter nur selten [40]. Zum Teil wurden bei Säuglingen auch Zirkumzisionen ohne jegliche Anästhesie durchgeführt [25]. Ein solches Vorgehen ist energisch abzulehnen.

Daß selbst Früh- und Neugeborene Schmerzen empfinden können, zeigen deren typische endokrinen und metabolischen Streßreaktionen bei Operationen unter ungenügender Analgesie [2, 3, 37, 50].

Kinder äußern ihre Schmerzen weniger

Die Beurteilung der Schmerzintensität stellt insbesondere bei Kleinkindern ein großes Problem dar, da Kinder unter 4–5 Jahren ihre Schmerzen nicht verbal, sondern v. a. durch Mimik, Motorik, Schreien und Weinen äußern [21]. Das Problem liegt darin, daß Weinen und Schreien aufgrund von Schmerzen oft nur schwer von Weinen und Schreien aufgrund von Furcht, Hunger oder Durst zu unterscheiden sind. Nonverbale Schmerzäußerungen richtig zu interpretieren ist zwar schwierig, dies darf aber kein Alibi für den Verzicht auf ein entsprechendes Analgetikum sein.

Angst vor möglichen Nebenwirkungen

Die Atemdepression ist die gefürchtetste opioidbedingte Nebenwirkung. Diese Angst ist bei Kleinkindern sicherlich nicht unbegründet, insbesondere bei Neugeborenen und Säuglingen. Bei ihnen muß – aufgrund des während der ersten Lebensmonate nur allmählich ausreifenden Atemregulationszentrums – mit einer erhöhten Empfindlichkeit gegenüber Opioiden gerechnet werden. Außerdem liegt bei Neugeborenen noch eine relativ durchlässige Blut-Hirn-Schranke vor. Bei Geburt scheint auch das Verhältnis zwischen den μ_1-Rezeptoren (die die Analgesie vermitteln) und den μ_2-Rezeptoren (die die Atemdepression vermitteln) zugunsten der μ_2-Rezeptoren verschoben zu sein [38]. Auch dadurch mag bei Neugeborenen das Risiko einer Atemdepression erhöht sein. Daneben kann der nicht proteingebundene und damit aktive Anteil eines Pharmakons bei jungen Säuglingen erhöht sein, denn während der ersten 6 Lebensmonate ist die Plasmaalbuminkonzentration noch erniedrigt.

Pharmakokinetische Besonderheiten

Im Kindesalter liegen keine konstanten pharmakokinetischen Bedingungen vor. Sowohl Resorption, Verteilung, Metabolisierung als auch Ausscheidung unterliegen in diesem Lebensalter einem ständigen Wechsel.
Resorption: Aufgrund der bei Kindern vorliegenden hyperdynamen Kreislaufverhältnisse kommt es nach einer intramuskulären Injektion normalerweise zu einer schnelleren Resorption als bei Erwachsenen. Da andererseits Kinder aber perioperativ sehr schnell auskühlen und zentralisieren, kann die Resorption eines intramuskulär verabreichten Medikamentes u. U. auch deutlich verzögert sein.
Verteilung: Verteilungsvolumina und Plasmahalbwertzeiten von Medikamenten unterscheiden sich im Neugeborenen-, Säuglings- bzw. Kleinkindesalter z. T. ganz erheblich. Nicht alle Medikamente verhalten sich aber gleichsinnig.

Während einige Medikamente z. B. bei Säuglingen ein größeres Verteilungsvolumen aufweisen als bei Erwachsenen, ist bei anderen Medikamenten das Gegenteil der Fall. Auch der Fettgewebsanteil, der eine wichtige Speicherfunktion für Medikamente hat, unterliegt im Kindesalter starken Schwankungen.

Metabolisierung: Beim Neugeborenen sind die enzymatischen Funktionen der Leber noch nicht voll ausgebildet. Die Fähigkeit der Leber, exogen zugeführte Substanzen biochemisch abzubauen, entwickelt sich erst allmählich. Daher muß bei Neugeborenen für die v. a. hepatisch metabolisierten Opioide mit einer Wirkungsverlängerung gerechnet werden.

Ausscheidung: Die Nieren erreichen erst mit Ende des 2. Lebensjahres ihre typische Leistungsbreite, dies hat jedoch für die meisten Opioide keine Bedeutung. Eine Ausnahme macht hier lediglich das Morphin.

Aufgrund dieser genannten pharmakokinetischen Besonderheiten ist es sicherlich schwierig, für Kinder zuverlässige Dosierungsempfehlungen für Opioide zu geben. Eine Dosierungsempfehlung nach Gewicht oder nach Oberfläche kann stets nur als grobe Orientierung gelten. Es ist daher nicht verwunderlich, daß eine rein gewichtsbezogene, schematische intramuskuläre Opioidgabe bei den sehr empfindlich reagierenden Neugeborenen in einer retrospektiven Untersuchung von Purcell-Jones [39] in fast 41% der Fälle zu Apnoephasen führte. Hatch [16] vertritt die Meinung, daß bei spontanatmenden Neugeborenen keine Opioide verabreicht werden sollen. Dieser Ansicht wird von Lehmann [22] ausdrücklich widersprochen.

Die Konsequenz aus der Untersuchung von Purcell-Jones sollte nicht heißen, daß Neugeborenen und evtl. auch Säuglingen und Kleinkindern Opioide vorenthalten werden sollten, unter der Vorstellung: Wer vor Schmerz schreit, der atmet gut. Die Konsequenz aus dieser Untersuchung muß lauten: Was ist bei einer Opioidgabe zu beachten? Wie kann das Risiko einer Opioidgabe minimiert werden? Welche Überwachungsmaßnahmen sind zu treffen?

Wie sollen Opioide verabreicht werden?

Zur postoperativen Schmerztherapie im Aufwachraum werden Opioide bisher immer noch zumeist intramuskulär verabreicht. Bei einer intramuskulären Injektion treten jedoch verschiedene Probleme auf. Nach einer Standarddosis können die maximalen Plasmaspiegel um bis zu 500% schwanken [4]. Außerdem ist der Wirkungseintritt relativ langsam und auch der Zeitraum bis zum Auftreten des maximalen Plasmaspiegels kann um bis zu 700% variieren [4]. Eine unzureichende Wirkung nach einer intramuskulären Applikation muß nicht unbedingt durch eine zu niedrige Opioiddosierung, sondern kann durch eine schlechte Gewebsperfusion und eine dadurch verzögerte Resorption bedingt sein. Wird in diesem Falle wegen angeblich zu niedriger Dosierung eine intramuskuläre Nachinjektion durchgeführt, verbessern sich dann aber die Kreislaufverhältnisse, so kommt es nun zur schnelleren Resorption dieser „Überdosis" und damit möglicherweise zu Komplikationen. Diese Problematik ist insbesondere in der frühen postoperativen Phase bei den relativ schnell auskühlenden und zentralisierenden Kindern nicht selten.

Ein weiteres Problem intramuskulärer Injektionen besteht darin, daß diese weder bei den Kindern noch bei den verabreichenden Schwestern beliebt sind. Dies kann dazu führen, daß manche Kinder selbst bei anhaltend starken Schmerzen ein Analgetikum ablehnen, da sie enorme Angst vor einer erneuten intramuskulären Injektion haben. Zumindest im Aufwachraum sollten daher Opioide nur intravenös verabreicht werden [5, 22]!

Wie sollte das Opioid dosiert werden?

Anhand zahlreicher Untersuchungen mittels On-demand-Analgesie wurde bei Erwachsenen nachgewiesen, daß das interindividuelle Schmerzempfinden enorm variiert und evtl. ganz erhebliche Dosierungsunterschiede notwendig macht [24]. Im Kindesalter sind diese interindividuellen Unterschiede sicherlich ähnlich groß. Die Konsequenz aus dieser Tatsache muß sein, daß auch für Kinder die individuelle, bedarfsadaptierte Dosierung gefunden werden muß. Eine schematische Dosierung beispielsweise nur nach kg KG ist daher zu vermeiden!

Nur bei einer intravenösen Opioidgabe kann der gewünschte Erfolg schnell erreicht werden, und nur so ist auch eine baldige Erfolgsbeurteilung sowie eine entsprechende Dosisanpassung möglich. Bei vorsichtiger intravenöser Opioidtitration, d. h. fraktionierter Gaben kleiner Boli bis zur gewünschten Schmerzlinderung sind Probleme im Sinne einer Atemdepression am sichersten zu vermeiden. Eine Atemdepression ist nur bei einer Opioidüberdosierung zu erwarten. Da sämtliche Kinder nach einer Operation noch über einen intravenösen Zugang verfügen, ist die Möglichkeit zur intravenösen Titration im Aufwachraum auf jeden Fall gegeben.

Welches Opioid soll verabreicht werden?

Da Opioide über eine endliche Zahl von spezifischen Opioidrezeptoren wirken, zeigt die Dosis-Wirkungs-Kurve einen sogenannten Ceiling Effekt. Bei allen reinen µ-Agonisten ist das Wirkungsmaximum ungefähr gleich hoch, die Dosis-Wirkungs-Kurven haben einen parallelen Verlauf. Je nach Potenz, d. h. je nach Affinität zum Rezeptor, ist die Kurve lediglich weiter nach links (A in Abb. 1) oder rechts (B in Abb. 1) verschoben. Werden äquipotente Dosen von reinen µ-Agonisten verglichen, so bestehen keine nennenswerten Unterschiede bezüglich der Analgesie, aber auch keine relevanten Unterschiede bezüglich der Atemdepression.

Bei den sogenannten Partialagonisten oder Agonisten/Antagonisten ist das Wirkungsmaximum deutlich niedriger (C in Abb. 1). Sehr früh kommt es bei ihnen zu einer Wirkungsbegrenzung, was die Atemdepression, aber auch was die analgetische Wirkung betrifft. Das analgetische Maximum dieser Opioide liegt meist in der Größenordnung von nur 10–30% dessen eines reinen Agonisten.

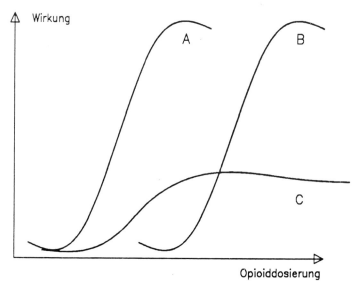

Abb. 1. Dosiswirkungskurve eines potenten (A) und weniger potenten (B) reinen µ-Agonisten und eines Partialagonisten bzw. Agonisten/Antagonisten (C).

Da die Besetzung eines Rezeptors bei einem Partialagonisten oder Agonisten/Antagonisten einen geringeren Effekt auslöst als bei einem reinen µ-Agonisten, ist die Wirkungszunahme mit steigender Dosis geringer, d. h. der lineare Teil der Dosis-Wirkungs-Kurve verläuft weniger steil. Dieser flachere Verlauf der Dosis-Wirkungs-Kurve bedingt, daß die Dosierung weniger kritisch zu handhaben ist als bei einem reinen Agonisten. Diese Substanzen haben damit eine größere therapeutische Breite. Aber leider reicht das relativ niedrige analgetische Wirkungsmaximum dieser Substanzgruppe bei sehr starken Schmerzen oft nicht aus, so daß ein reiner Agonist benötigt wird.

Zur postoperativen Schmerztherapie bei Kindern werden an reinen Opioidagonisten vor allem Piritramid [1], Pethidin oder Morphin [30] eingesetzt. In Deutschland wird bei Kindern relativ häufig Piritramid verwendet [23]. Es gibt jedoch zum Einsatz von Piritramid bei Kindern so gut wie keine kontrollierten Untersuchungen. Ein Vorteil des Piritramids ist dessen relativ lange, 6–8 h dauernde Wirkung. Dagegen wirken Morphin und Pethidin nur ungefähr 2–4 h. Es gibt auch einige Untersuchungen zur postoperativen Schmerztherapie bei Kindern mittels Partialagonisten oder Agonisten/Antagonisten. Untersucht wurden Buprenorphin [30, 31], Tramadol [44, 45], Nalbupin [18, 20, 45], Meptazinol [42] oder Pentazocin [5, 6]. Das höchste analgetische Maximum dieser Opioide hat Buprenorphin, ein relativ niedriges analgetisches Maximum hat z. B. Nalbuphin.

Grundsätzlich scheint es sinnvoll zu sein, sich in der täglichen Praxis auf den Einsatz weniger Präparate zu beschränken. Nur so ist eine gute Erfolgs- und Risikobeurteilung möglich, und nur so können Dosierungsfehler vermieden werden. Die in Tabelle 2 aufgeführten Dosierungen sind Durchschnittswerte.

Tabelle 2. Mittlere Dosierung und Wirkungsdauer häufig eingesetzter Opioide

Opioid	Mittlere i. v.-Dosis [mg/kg KG]	Mittlere i. m.-Dosis [mg/kg KG]	Wirkungsdauer [h]
Morphin	0,05 (−0,1)	0,1 (−0,2)	2–4
Pethidin	0,5	1	2–4
Tramadol	0,5 (−1)	0,75–1	2–4
Pentazocin	0,25	0,5 (−1)	2–4
Nalbuphin	0,1–0,2	0,15–0,3	2–4
Buprenorphin	0,003	0,003–0,006 0,006 s. l.	6–8
Piritramid	0,1	0,2	6–8

Die individuell austitrierte Dosierung kann im Einzelfalle erheblich nach oben oder unten abweichen.

Wann soll das Opioid verabreicht werden?

Opioide zur Prämedikation?

Ob durch eine Opioidgabe im Rahmen der Prämedikation der postoperative Schmerzmittelbedarf beeinflußt werden kann, ist zweifelhaft und muß anhand der Literatur eher verneint werden [19, 33]. Bei schmerzfreien Patienten sind Opioide im Rahmen der Prämedikation eigentlich nicht notwendig. Durch eine präoperative Opioidgabe können zwar intraoperativ Narkotika gespart werden, das gleiche Ziel kann aber auch durch eine intraoperative Opioidgabe erreicht werden. Opioide nur wegen ihrer sedierenden Wirkung zur Prämedikation zu verabreichen, erscheint nicht sinnvoll [5, 6, 22]. Darüberhinaus kann es aufgrund einer präoperativen Verabreichung von Opioiden häufiger zu Übelkeit und Brechreiz kommen [8, 43].

Opioide während der Narkose?

Verschiedene Autoren empfehlen, bereits während der Narkose ein langwirksames Opioid zu verabreichen [18, 20, 47]. Dadurch kann nachgewiesenermaßen eine Verringerung des Analgetikumbedarfs in der frühen postoperativen Phase erzielt werden [20, 32]. Vorteil der oft propagierten intramuskulären Opioidgabe am Ende der Operation sei, daß die intramuskuläre Injektion während der Narkose vom Kind nicht wahrgenommen wird. Eine intraoperative Opioidgabe mit dem Ziel der postoperativen Schmerzlinderung wird jedoch nicht nur von Bauer-Miettinen [5] abgelehnt. Dadurch kann die Aufwachphase nach einer Inhalationsanästhesie deutlich verlängert werden [12, 15]. Außerdem ist bei diesem Vorgehen eine schematische Dosierung notwendig, d. h. ein gewisser Prozentsatz der Kinder erhält prophylaktisch ein Analgetikum, obwohl dies nicht notwendig wäre; bei anderen Kindern reicht die Dosierung voraussichtlich nicht aus.

Eine solche prophylaktische Gabe eines Opioids scheint aus prinzipiellen Erwägungen eher fragwürdig. Falls sie dennoch durchgeführt wird, ist eine relativ niedrige Dosierung zu wählen. Bei unzureichender postoperativer Wirkung ist dann bis zur erwünschten Schmerzlinderung nachzutitrieren.

Analgetika postoperativ?

Opioide sollten – falls ein antipyretisches Analgetikum nicht ausreicht – am besten postoperativ intravenös titriert werden. In der Praxis wird bei uns folgendermaßen vorgegangen: Das Kind erhält normalerweise am Ende der Operation ein antipyretisches Analgetikum rektal. Zusätzlich notiert der Anästhesist auf dem Narkoseprotokoll z. B. bei einem 20 kg schweren Kind: „Dolantin bitte nach Bedarf titrieren. Initial 10 mg." Bei Äußerung von Schmerzen verabreicht die Aufwachraumschwester die angeordnete Dosis des Opioids. Sollte die Wirkung nicht ausreichen, dann darf die Aufwachraumschwester in eigener Regie ca. alle 10–15 min ungefähr 1/3 bis maximal die Hälfte der Initialdosierung sooft nachinjizieren, bis der Patient weitgehend schmerzfrei ist.

Ist abzusehen, daß die Schmerzproblematik länger anhalten wird, sollte der venöse Zugang belassen werden, um so die Möglichkeit auch für eine spätere intravenöse Analgetikagabe (Titration) zu haben.

Zur postoperativen Schmerztherapie wird auch eine intravenöse Dauerinfusion propagiert [9, 10, 27]. Hierzu wird bei Morphin eine anfängliche Aufsättigungsdosis von 0,2 mg/kg KG und eine anschließende Infusion von 20 µg/kg KG/h (bei Kindern zwischen 1 und 15 Jahren) mit gutem Erfolg empfohlen [9, 10]. Bei spontanatmenden Neugeborenen wurden 10 µg/kg KG/h empfohlen. Eine Opioidinfusion auf einer peripheren Station kann jedoch nicht befürwortet werden.

Bei beatmeten Neugeborenen hat sich zur postoperativen Analgesie Fentanyl in einer Dosierung von 2–4–8 µg/kg KG/h bewährt. Das Verteilungsvolumen von Fentanyl ist bei Neugeborenen relativ groß, d. h. es wird eine verhältnismäßig hohe Initialdosis benötigt [19]. In England wird meist das stärker sedierende Morphin bevorzugt. Beim Einsatz von Morphin bei Neugeborenen muß jedoch die hier deutlich verlängerte Eliminationshalbwertszeit berücksichtigt werden [26].

Auch bei einer intravenösen Opioidinfusion ist eine wiederholte Dosisanpassung notwendig. Unter Opioidinfusionen sind während Schlafphasen rezidivierende Abfälle der arteriellen O_2-Sättigung beschrieben worden [14].

Überwachungsmaßnahmen

Die Sicherheit einer Opioidgabe im Kleinkindesalter kann nicht nur durch eine korrekte Applikationsart, sondern auch durch ein entsprechendes Monitoring erhöht werden. Möglich ist eine Überwachung der Atemfrequenz mittels eines entsprechenden EKG-Gerätes mit Atemfrequenzanzeige. Bei Neugeborenen ist auch der Einsatz einer Apnoematratze sinnvoll.

Vor allem die Pulsoxymetrie stellt jedoch ein geeignetes Verfahren dar, um die Risiken einer postoperatoven Opioidtherapie bei Kindern zu minimieren.

Fragwürdige Entwicklungen

1989 wurde in der Zeitschrift „Anesthesiology" eine Kinderprämedikation mit einem Fentanyl-Lolly propagiert [35, 48]. Eine weitere vor kurzem in der gleichen Zeitschrift erschienene Arbeit [17] beschreibt eine Prämedikation von Kindern mit nasal verabreichtem Sufentanil. In diesen Studien wurden hochpotente Opioide zur präoperativen Anxiolyse verabreicht! Andererseits erschien 1990 in der Zeitschrift „Der Anaesthesist" eine Arbeit, in der Kinder nach Zirkumzisionen als zusätzliche Medikation innerhalb der ersten 24 postoperativen Stunden zumeist nur Midazolam erhielten [12]. Die Aussagen der Autoren: „Die Kinder fühlten sich ... im Durchschnitt aller Fälle durchaus wohl" erscheint zumindest fragwürdig. Hier wurde ein Anxiolytikum gegen postoperative Schmerzen verabreicht! Ein Analgetikum sollte dann verabreicht werden, wenn Schmerzen bestehen, also postoperativ. Ein Anxiolytikum sollte verabreicht werden, wenn der Patient Angst hat, also präoperativ.

Vielleicht lassen sich aber in Zukunft im Rahmen der postoperativen Schmerztherapie bei Kindern Opioide nasal verabreichen. Von Vorteil wäre, daß es sich hierbei um kindergerechte Darreichungsformen handelt. Denkbar ist, daß damit die auf peripheren Stationen immer noch zu häufig durchgeführte intramuskuläre Opioidgabe weiter in den Hintergrund gedrängt werden kann.

Schlußfolgerungen

1. Nach kinderchirurgischen Eingriffen reichen antipyretische Analgetika häufig nicht aus. Bisher werden Opioide im Kindesalter zu selten, häufig in fragwürdiger Art und Weise und oft zum falschen Zeitpunkt eingesetzt.
2. Eine Ateminsuffizienz tritt normalerweise nur bei einer Überdosierung von Opioiden auf. Diese läßt sich am ehesten durch Austitrieren des individuellen Dosisbedarfs verhindern.
3. Eine Dosistitration ist nur bei intravenöser Gabe möglich. Nur so kann der Erfolg sofort beurteilt und die Dosis angepaßt werden. Die individuelle Dosierung ist bei Kindern besonders wichtig, da neben dem individuell nicht voraussehbaren Analgetikumbedarf noch altersbedingte, unüberschaubare pharmakokinetische Besonderheiten zu berücksichtigen sind.

4. Partialagonisten oder Agonisten/Antagonisten zeichnen sich durch eine größere therapeutische Breite als reine µ-Agonisten aus. Allerdings reicht ihr analgetisches Maximum bei starken Schmerzen oft nicht aus, und es wird dann ein reiner Agonist notwendig.
5. Durch zusätzliche apparative Maßnahmen wie die Pulsoxymetrie oder einen Atemfrequenzmonitor kann die Sicherheit einer Opioidtherapie erhöht werden.

Will man dennoch kein Opioid verabreichen, darf die Alternative keinesfalls heißen: Das Kind muß die Operationsschmerzen ertragen. Die einzig sinnvolle Alternative bei starken postoperativen Schmerzen scheinen Lokal- und Regionalanästhesieverfahren zu sein [49]. Mit diesen Verfahren kann nicht nur eine suffiziente Analgesie erzielt werden, sondern es ist auch möglich, eine *Schmerzprophylaxe* durchzuführen, ohne daß eine Atemdepression befürchtet werden muß.

Literatur

1. Altemeyer KH, Fösel T, Breucking, Ahnefeld FW (1984) Narkosen im Kindesalter. In: Rüsch W (Hrsg) Praktischer Leitfaden. Kernen, Stuttgart
2. Anand KJS, Brown MJ, Causon RC, Christofides ND, Bloom SR, Aynsley-Green A (1985) Can the human neonate mount an endocrine and metabolic response to surgery? J Pediatr Surg 20:41–49
3. Anand KJS, Carr DB, Hickey PR (1987) Randomised trial of high-dose sufentanil anesthesia in neonates undergoing cardiac surgery: hormonal and hemodynamic stress responses. Anesthesiology 67:A501
4. Austin KL, Stapleton JV, Mather LE (1980) Multiple intramuscular injections: A major source of variability in analgesic response to meperidine. Pain 8:47–62
5. Bauer-Miettinen U (1990) Schmerztherapie bei Kindern. In: Lehmann KA (Hrsg) Der postoperative Schmerz. Bedeutung, Diagnose und Behandlung. Springer, Berlin Heidelberg New York Tokyo
6. Bauer-Miettinen U, Horazdovski-Nabak R (1986) Postoperative Schmerzbekämpfung bei Kindern. In: Schara J (Hrsg) Deutscher Anästhesiekongreß 1982. Springer, Berlin Heidelberg New York Tokyo (Anaesthesiologie und Intensivmedizin, Bd 174 S 243–254)
7. Beyer JE, DeGood DE, Ashley LC, Russell GA (1983) Patterns of postoperative analgesic use with adults and children following cardiac surgery. Pain 17:71–83
8. Booker PD, Chapman DH (1979) Premedication and children undergoing day-care surgery. Br J Anaesth 51:1083–1087
9. Bray RJ (1983) Postoperative analgesia provided by morphine infusion in children. Anaesthesia 38:1075–1078
10. Bray RJ, Hinton W, Seviour JA (1986) Plasma morphine levels produces by continuous infusion in children. Anaesthesia 41:753–755
11. Brown RE, Broadman LM (1987) Patient-controlled analgesia (PCA) for postoperative pain control on adolescents. Anesth Analg 66:S 22
12. Büttner W, Finke W, Schwanitz M, Pfisterer M (1990) Nalbuphin und Piritramid in der postoperativen Phase beim Kleinkind. Anaesthesist 39:211–216
13. Campbell WI, Kendrick R (1990) Intravenous diclofenac sodium. Does its administration before operation supress postoperative pain. Anaesthesia 45:763–766
14. Catley DM, Thornton C, Jordan C, Tech B, Lehane JR, Royston D, Jones G (1985) Pronounced, episodic oxygen desaturation in the postoperative period: its association with ventilatory pattern and analgesic regimen. Anesthesiology 63:20–28

15. Glenski JA, Friesen RH, Lane GA, Young S, Glascock J (1988) Low-dose sufentanil as a supplement to halothane/N2O anaesthesia in infants and children. Can J Anaesth 35:379–384
16. Hatch DJ, Summer E (1986) Neonatal anaesthesia and preoperative care. In: Feldmann SA, Scurr CF (eds) Current topics in anaesthesia, 2nd edn. Arnold, London, p 263
17. Henderson JM, Brodsky DA, Fisher DM, Brett CM, Hertzka RE (1988) Pre-induction of anesthesia in pediatric patients with nasally administred sufentanil. Anesthesiology 68:671–675
18. Hughes DG (1988) Nalbuphine for postoperative pain relief in children. Schmerz Pain Douleur 9:52–55
19. Koehentop DE, Rodman, Brundage DM, Hegland MG, Buckley JJ (1986) Phamacokinetics of fentanyl in neonates. Anesth Analg 65:227–232
20. Krishnan A, Tolhurst-Cleaver L, Kay B (1985) Controlled comparison of nalbuphine and morphine for posttonsillectomy pain. Anaesthesia 40:1178–1181
21. Lavigne JV, Schulein MJ, Hahn YS (1986) Psychological aspects of painful medical conditions in children. I. Developmental aspects and assessment. Pain 27:133
22. Lehmann KA (1990) Opiate in der Kinderanästhesie. Anaesthesist 39:195–204
23. Lehmann KA, Henn C (1987) Zur Lage der postoperativen Schmerztherapie in der Bundesrepublik Deutschland. Ergebnisse einer repräsentativen Umfrage. Anaesthesist 36:400
24. Lehmann KA, Gördes B, Hoeckle W (1985) Postoperative On-demand-Analgesie mit Morphin. Anaesthesist 34:494–501
25. Lenard HG (1986) Anästhesie bei Früh- und Neugeborenen. Dtsch Med Wochenschr 111:1747–1749
26. Lynn AM, Slattery JT (1987) Morphine pharmacokinetics in early infancy. Anesthesiology 66:136–139
27. Lynn AM, Opheim KE, Tyler DC (1984) Morphine infusion after pediatric cardiac surgery. Crit Care Med 12:863–866
28. Mather L, Mackie (1983) The incidence of postoperative pain in children. Pain 15:271–282
29. Maunuksela EL, Olkkola KT, Korpela R (1987) Intravenous indomethacin as a postoperative analgesic in children: acute effects on blood pressure, heart rate, body temperature and bleeding. Ann Clin Res 19:359–363
30. Maunuksela EL, Korpela R, Olkkola KT (1988) Double-blind, multi-dose comparison of buprenorphine and morphine in postoperative pain in children. Br J Anaesth 60:48–55
31. Maunuksela EL, Korpela R, Olkkola KT (1988) Comparison of buprenorphine with morphine in the treatment of postoperative pain in children. Anesth Analg 67:233–239
32. May AE, Wandless J, James RH (1982) Analgesia for circumcision in children. A comparison of caudal bupivacaine and intramuscular buprenorphine. Acta Anaesthesiol Scand 26:331–333
33. McGarry PMF (1970) A double-blind study of diazepam, droperidol and meperidine as premedication in children. Can Anaesth Soc J 17:157–167
34. Moores MA, Wandless JG, Fell D (1990) Pediatric postoperative analgesia. A comparison of rectal diclofenac with caudal bupivacaine after inguinal hernia. Anaesthesia 45:156–158
35. Nelson PS, Streisand JB, Mulder SM, Pace NL, Stanley TH (1989) Comparison of oral transmucosal fentanyl citrat and an oral solution of meperidine, diazepam, and atropine for premedication in children. Anesthesiology 70:616–621
36. Owen H, Glavin RJ, Shaw NA (1986) Ibuprofen in the management of postoperative pain. Br J Anaesth 58:1371–1375
37. Owens ME (1984) Pain in infancy: conceptual and methodological issues. Pain 20:213–230
38. Pasternak GW, Zhang AZ, Tecott L (1980) Developmental differences between high and low affinity opiate binding sites: their relationship to analgesia and respiratory depression. Life Sci 27:1185–1190
39. Purcell-Jones G, Dormon F, Sumner E (1987) The use of opioids in neonates. A retrospective study of 933 cases. Anaesthesia 42:1316–1320

40. Purcell-Jones G, Dormon F, Sumner E (1988) Paediatric anaesthetists perception of neonatal and infant pain. Pain 33:181–187
41. Rana SR (1987) Pain – A subject ignores. Pediatrics 79:309
42. Ridley SA, Matthews NC, Dixon J (1986) Meptazinol versus pethidine for postoperative pain relief in children. Anaesthesia 41:263–267
43. Rowley MB, Brown TCK (1982) Postoperative vomiting in children. Anaesth Intensive Care 10:309–313
44. Schäffer J, Piepenbrock S, Kretz F-J, Schönfeld C (1986) Nalbuphin und Tramadol zur postoperativen Schmerzbekämpfung bei Kindern. Anaesthesist 35:408–413
45. Schäffer J, Hagemann H, Holzapfel S, Panning B, Piepenbrock S (1989) Untersuchung zur postoperativen Schmerztherapie bei Kleinkindern mit Tramadol. Fortschr Anästhesiol Intensivmed 3:42–45
46. Schechter NL, Allen DA, Hanson K (1986) Status of pediatric pain control: a comparison of hospital analgesic usage in children and adults. Pediatrics 77:11–15
47. Sheffer LA, Dean HN, Steffenson JL (1973) Recovery room analgesia: A comparative study of drug effects. Anesth Analg 52:883–860
48. Streisand JB, Stanley TH, Hague V, Vreeswijk van H, Ho GH, Pace NL (1989) Oral transmucosal fentanyl citrate premedication in children. Anesth Analg 69:28–34
49. Striebel HW, Gottschalk B (1990) Lokal- und Regionalanästhesieverfahren zur postoperativen Schmerztherapie im Kindesalter. Anästhesiol Intensivmed 31:298–306
50. Williamson PS, Williamson ML (1983) Physiological stress reduction by local anaesthestic during newborn circumcision. Pediatrics 71:36–40

20 Regionalanästhesie bei Kindern

J. Biscoping

Im Gegensatz zum Erwachsenen fehlt bei Kindern in vielen Fällen das Wissen um einen krankhaften Zustand, welcher zur Operation führt und diese erforderlich macht. Von daher und aufgrund einer vielfach noch fehlenden Fähigkeit zur Einsicht betrachten Kinder Schmerzen im Zusammenhang mit Operationen als völlig überflüssig und ungerecht. Ein Hauptanliegen der Regionalanästhesie bei Kindern ist es daher, diese Verfahren sinnvoll in das perioperative anästhesiologische Gesamtkonzept einzugliedern. Von wenigen Ausnahmen abgesehen kommt daher der Regionalanästhesie bei Kindern immer nur eine additive Aufgabe zu, bei der diese dann jedoch Hervorragendes leisten kann.

Eine v. a. in der letzten Zeit sehr leidenschaftlich geführte Diskussion um das Für und Wider von Periduralanästhesien bei Kindern [4, 9, 12, 13, 18] hat das Augenmerk vieler Anästhesisten auf diese spektakulären Einsatzbereiche gelenkt, obwohl sie sicherlich nur darin sehr erfahrenen Kollegen vorbehalten bleiben sollte. Daneben gibt es jedoch eine Reihe von regionalen Anästhesietechniken im Kindesalter, die nach kurzer Zeit sicher und mit großem Erfolg beherrscht werden können. Berücksichtigt man das operative Spektrum, welches auch außerhalb kinderchirurgischer Zentren vorherrscht, so sind mit den in der Folge zu besprechenden Verfahren der Regionalanästhesie mehr als 3/4 des operativen Aufkommens abzudecken. Es sind dies im einzelnen die folgenden Methoden:

– Kaudalanästhesie,
– axilläre Plexusanästhesie,
– Interkostalblockaden,
– Blockade des N. iliohypogastricus und des N. ilioinguinalis,
– Peniswurzelblock,
– Wundrandinfiltrationen.

Sie alle haben in den seltensten Fällen (axilläre Plexusanästhesie) oder nie die Aufgabe einer alleinigen intraoperativen Analgesie, sondern dienen entweder dazu, die intraoperative Analgesie durch Allgemeinanästhesie zu unterstützen oder aber die intraoperative Schmerzfreiheit nahtlos in eine postoperative Analgesie zu überführen.

> Ziele der Regionalanästhesie bei Kindern:
> – postoperative Analgesie,
> – ruhiges, friedliches Aufwachen aus der Narkose (Katheter, Drainagen usw.),
> – stabiler Narkoseverlauf bei minimalen Mengen von Anästhetika (z. B. ehemalige Frühgeborene),
> (– Anästhesie beim nicht nüchternen Notfall.)

Das Hauptanliegen der Regionalanästhesie bei Kindern ist deshalb ohne Frage eine suffiziente postoperative Analgesie ohne die möglichen Nebenwirkungen einer vergleichbar potenten systemischen Medikation. Eine so gesicherte lokale Schmerzfreiheit ermöglicht in den meisten Fällen ein ruhiges und friedliches Aufwachen des Kindes aus der Narkose und seltenere Komplikationen, wie sie für eine heftig verlaufende Exzitationsphase typisch sind. Ein nicht agitiertes und friedlich aufwachendes Kind ist zudem die beste Gewähr für die Sicherheit von eingelegten Wunddrainagen, Kathetern, Infusionszugängen und ähnlichem.

Bei den heute gut steuerbaren, sicheren und nebenwirkungsarmen Möglichkeiten der Allgemeinanästhesie in Verbindung mit einer Vielzahl von Überwachungsmöglichkeiten stellt der reduzierte Bedarf von Narkotika bei intraoperativer Kombinationsanästhesie (Allgemeinanästhesie + Regionalanästhesie) v. a. bei langdauernden orthopädischen Operationen und auch bei Operationen an ehemaligen Frühgeborenen trotzdem einen beachtlichen Vorteil dar. Vor allem bei ehemaligen Frühgeborenen ist die postoperative ventilatorische Stabilität infolge verminderter Einwirkung von Anästhetika zu bedenken.

Im Gegensatz zum Erwachsenen stellt bei Kindern die Regionalanästhesie nur in wirklichen Ausnahmefällen eine Methode dar, bei der am nicht nüchternen Patienten die Allgemeinanästhesie umgangen werden kann und der kleine Patient ausschließlich in Regionalanästhesie operiert wird. Bei Kindern jenseits des 10. Lebensjahres kann bei gegebener Indikation und geeignetem Umfeld (kein Zeitdruck, vertrauensvoller Kontakt zum Kind, Bereitschaft des Kindes, keine großen präoperativen Schmerzen) eine alleinige Regionalanästhesie erwogen werden. Die Qualität einer solchen Anästhesie muß jedoch unbedingt sehr gut sein, da bei Kindern – im Gegensatz zu Erwachsenen – mit einem Erdulden von Mißempfindungen oder gar Schmerzen während der Operation gerechnet werden kann. Außerordentlich gute Erfahrungen in diesem Zusammenhang konnten wir bei Neuanlagen von arteriovenösen Shunts bei dialyse-

Tabelle 1. Empfohlene Höchstdosierungen für Amidlokalanästhetika bei Kindern

Lokalanästhetikum	Ohne Adrenalin [mg/kg KG]	Mit Adrenalin [mg/kg KG]
Bupivacain	2	2
Lidocain	5	7
Mepivacain	5	7
Prilocain	5–7	7–9

pflichtigen Kindern sammeln. Die chronische Erkrankung bewirkt in vielen Fällen eine Einsichtsfähigkeit in die Notwendigkeit einer medizinischen – auch operativen – Behandlung, so daß wir diese Eingriffe häufig in ausschließlicher axillärer Plexusanästhesie durchführen.

Eine gewisse Unsicherheit herrscht beim weniger Erfahrenen in bezug auf pharmakodynamische und pharmakokinetische Aspekte bei Anwendung von Amidlokalanästhetika bei Kindern.

Diese Aspekte sind:
- kürzere Anschlagzeit,
- (meist) kürzere Wirkdauer,
→ Wählen niedrigerer Konzentrationen, trotzdem guter Effekt,
- reduzierte Proteinbindung,
- größeres Verteilungsvolumen,
- längere Eliminationszeiten.

Diese Unsicherheit ist unbegründet, da mittlerweile eine Vielzahl fundierter Untersuchungen vorliegen, aus denen sich klare Dosierungsempfehlungen und Grenzen ableiten lassen. Zur Dosierung gelten prinzipiell gleiche Empfehlungen, wie sie auch für den Erwachsenen Gültigkeit haben (Tabelle 1). Auch wenn für Bupivacain Dosierungsgrenzen bis 3 mg/kg KG noch als sicher empfohlen werden [8], so ist es doch bei den im Folgenden vorgestellten Techniken nicht notwendig, den in der Tabelle 1 dargestellten Dosierungsbereich zu überschreiten. Eine pharmakodynamische Besonderheit im Gegensatz zur Regionalanästhesie des Erwachsenen ist die erfreuliche Tatsache einer kürzeren Anschlagzeit nach Setzen der Blockade. Die absolut betrachtet wesentlich dünner kalibrierten Nerven als beim Erwachsenen sind dafür die Hauptursache, aber auch eine noch nicht vollständige Myelinisierung innerhalb der ersten 2 Lebensjahre begünstigt den raschen Wirkungseintritt. Die Wirkdauer ist verglichen mit Erwachsenen meist etwas kürzer und erklärt sich durch einen schnelleren Abtransport vom Wirkort als Folge einer höheren Gewebsdurchblutung. Als logische Konsequenz für die klinische Praxis sind daher niedrigere Konzentrationen v. a. für die postoperative Analgesie ausreichend, und das langwirkende Lokalanästhetikum Bupivacain ist daher in 0,25%iger oder gar 0,125%iger Lösung ein Medikament der ersten Wahl.

Obwohl vor allem im frühen Lebensalter die Konzentration des spezifischen Bindungsproteins für Lokalanästhetika, des sauren α_1-Glykoproteins, erniedrigt ist [7] mit der Konsequenz eines höheren und somit pharmakologisch und toxikologisch wirksamen freien Anteils, wird dieser nachteilige Umstand mehr als ausgeglichen, da Kinder ein wesentlich größeres Verteilungsvolumen für diese Medikamentengruppe aufweisen.

Auch wenn die Enzymsysteme zur Metabolisierung von Lokalanästhetika bereits bei der Geburt vorhanden sind, zeigen eine Reihe von pharmakokinetischen Studien eine deutlich verlängerte Eliminationshalbwertszeit für Amidlokalanästhetika an [14].

Kaudalanästhesie

Die Kaudalanästhesie stellt die wichtigste rückenmarksnahe Leitungsanästhesie im Kindesalter dar und besitzt in etwa den Stellenwert der lumbalen Periduralanästhesie beim Erwachsenen. Ihre Hauptindikationen sind große orthopädische Korrekturosteotomien im Beckenbereich und an den Beinen sowie urologische Korrektureingriffe der ableitenden Harnwege (Hypospadiekorrekturen, Refluxplastiken und ähnliches). Aber auch bei Orchidopexien, Herniotomien und Zirkumzisionen liefert die Kaudalanästhesie eine ausgezeichnete Schmerzdämpfung. Die Orientierungs- und Markierungspunkte zum Aufsuchen des Hiatus sacralis als Punktionsstelle unterscheiden sich nicht von denen des Erwachsenen; eine zusätzliche Hilfe zum Auffinden des Hiatus sacralis stellt die Achse des in der Hüfte um 90° flektierten Oberschenkels dar, wenn das Kind in Seitenlage liegt. Die dorsale Verlängerung der Oberschenkellängsachse zielt auf den Punkt, an dem die beiden Cornua sacralia zu tasten sind. Die im Kindesalter noch etwas gedrungenere Beckenform bildet im Gegensatz zum Erwachsenen ein gleichschenkliges Dreieck, gebildet durch die Spinae iliacae posteriores und den Punktionsort am Hiatus sacralis (Abb. 1). Legt man die Sakralanästhesie nach Einleitung der Allgemeinnarkose schon vor Beginn des operativen Eingriffs an, so bietet sich natürlich auch die Möglichkeit an, diese im Sinne einer Kombinationsanästhesie intraoperativ zu nutzen. Die Phase der postoperativen Analgesie wäre dann entsprechend verkürzt. Bei einer Reihe orthopädischer Operationen ist es ohnehin dringend

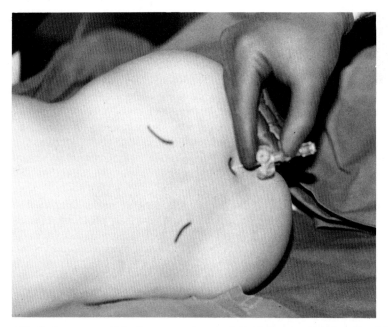

Abb. 1. Lagerung, Orientierungspunkte und Punktionsort bei der Kaudalanästhesie im Kindesalter

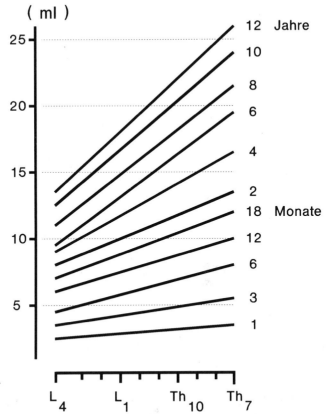

Abb. 2. Dosierungsempfehlung für Mepivacain 1 % bei Kaudalanästhesien im Säuglings- und Kindesalter (Nach Busoni [4]).

ratsam, die Punktion bereits präoperativ vorzunehmen, gleichgültig ob die Analgesie intra- oder erst postoperativ genutzt werden soll. Ein unnötiges Umlagern am Operationsende mit möglicher Gefährdung des Operationserfolges ist so zu vermeiden. In diesen Fällen verwenden wir dünnkalibrige Plastikvenenverweilkanülen, die wir intraoperativ gut gepolstert steril abdecken, und dadurch ist am Operationsende ohne größere Manipulationen die Möglichkeit zur Injektion oder Nachinjektion gegeben.

Eine Vielzahl von Dosierungsschemata für die Kaudalanästhesie bei Kindern hat sich bewährt und orientiert sich sowohl am Körpergewicht, am Lebensalter als auch an der Anzahl zu blockierender Segmente.

Die Dosierungsempfehlungen für Bupivacain 0,25 % lauten:

- 0,1 ml · Lebensjahr · spinales Segment [3], oder
- 0,5 ml/kg KG (sakrale Nerven),
- 1,0 ml/kg KG (untere thorakale Nerven),
- 1,25 ml/kg KG (mittlere thorakale Nerven) [1].

Tabelle 2. Dosierungsempfehlungen für Bupivacain 0,25 % bei axillären Plexusanästhesien im Säuglings- und Kleinkindesalter. (Nach Lanz [11])

Alter (Jahre)	Bupivacain 0,25 % (ml)
0– 4	$\dfrac{\text{Größe (cm)}}{12}$
5– 8	$\dfrac{\text{Größe (cm)}}{10}$
9–16	$\dfrac{\text{Größe (cm)}}{7}$

Abbildung 2 zeigt die Dosierungsempfehlung für Mepivacain 1 % [4]. Nach Mitteilungen von Jöhr [10] hat sich dieses Dosierungsregime auch für Bupivacain 0,25 % bewährt. Diese auch von Armitage [1] empfohlene Dosierung (für Bupivacain 0,25 %) hat sich bei uns wegen ihrer besonderen Praxisnähe durchgesetzt.

Axilläre Plexusanästhesie

Die axilläre Plexusanästhesie stellt für chronisch nierenkranke Kinder, die zur Shuntanlage oder -revision vorgesehen sind, ein Verfahren dar, welches sowohl zur Operation selbst als auch zur postoperativen Analgesie genutzt werden kann. Die besondere Einsichtsfähigkeit dieser meist schon längere Zeit kranken und „krankenhauserfahrenen" Kinder macht es möglich, diese Methode als alleiniges Anästhesieverfahren einzusetzen. Bestehen jedoch auch nur geringe Zweifel daran, daß das Kind über eine ausreichende psychische Stabilität für dieses Vorgehen verfügt, so sollte man sich nicht scheuen, auch hier die Kombinationsanästhesie zu wählen. Ein falsch verstandener Ehrgeiz des durchführenden Anästhesisten kann dem Anliegen der Regionalanästhesie dann mehr schaden als nützen.

Zur Auswahl des geeigneten Volumens für die axilläre Plexusanästhesie empfiehlt sich ein nach Lanz [11] modifiziertes Schema, bei dem je nach Lebensalter die Körpergröße des Kindes durch den Faktor 12, 10 oder 7 geteilt wird (Tabelle 2). Der Quotient ist das Volumen in ml, welches vom axillären Zugang aus appliziert werden kann. Mit Bupivacain 0,25 % wird eine vielstündige und ausgezeichnete postoperative Analgesie gewährleistet, ein schnell einsetzender profunder Block wird z. B. mit Mepivacain 1 % auf der gleichermaßen berechneten Volumenbasis erzielt. Auch wenn diese Dosierungsangaben nicht das Gewicht des Kindes zur Grundlage haben, so stehen sie doch im Einklang mit den in Tabelle 1 gegebenen Dosierungsempfehlungen. Weichen Kinder in ihrem Körpergewicht auffällig von der altersentsprechenden Norm ab, so sollte immer die gewählte Dosis durch eine rechnerische Gegenprobe auf der Basis des Körpergewichtes gemacht werden.

Die Durchführung der axillären Plexusanästhesie im Kindesalter unterscheidet sich nicht von der beim Erwachsenen. Am ausgelagerten und im Ellenbo-

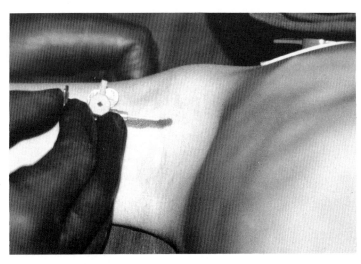

Abb. 3. Axilläre Plexusanästhesie mit einer 0,8 mm dicken Venenverweilkanüle bei einem 9jährigen Kind zur Radiusreposition

gen um 90° gebeugten Arm wird möglichst proximal in der Achsel oberhalb der A. axillaris punktiert. Auch wenn die anatomischen Verhältnisse miniaturisiert sind, so ist die Orientierung einfacher als beim Erwachsenen, da die Gefäß-Nerven-Scheide sehr oberflächlich liegt und die pulsierende A. axillaris leichter zu tasten ist. Bei Verwendung von kurzen Venenverweilkanülen (Abb. 3) kann die Injektion langsam, fraktioniert und somit sicher ausgeführt werden. Kälteparästhesien, wie beim Erwachsenen üblich, sollten bei Kindern vermieden werden, da sie einen unangenehmen und somit ängstigenden Schmerzreiz darstellen. Die Nervenstimulation hat den gleichen Stellenwert wie bei der Plexusanästhesie des Erwachsenen. Charakteristisch nach korrekter Plazierung der Kanüle ist die ovale Vorwölbung unter der Haut in der Längsrichtung zur Arterie bei Injektion des Lokalanästhetikums. Auch beim Kind ist die distale, manuelle Kompression der Gefäß-Nerven-Scheide zur Steuerung einer möglichst proximalen Verteilung des Lokalanästhetikums sinnvoll.

N. iliohypogastricus- und N. ilioinguinalis-Blockade

Nach Herniotomien und Orchidopexien sind prä-, intra- oder postoperativ Blockaden der obengenannten Nerven sinnvoll, um ein schmerzarmes Erwachen aus der Narkose und eine 6- bis 8stündige Analgesie (Bupivacain 0,25 %) zu erreichen. Beide Nerven entstammen der Wurzel L_1 und versorgen sensibel die Haut der Leistengegend und der kranialen Skrotalhälfte sowie den Leistenkanal. Der gemeinsame Punktionsort bei der Blockade dieser Nerven liegt 1 cm medial der Spina iliaca anterior superior. Injiziert wird jeweils die Hälfte der gewählten Dosis fächerförmig nach distal und medial unter die Aponeurose des Musculus obliquus externus bzw. nach lateral auf die Spina iliaca zu (Abb. 4).

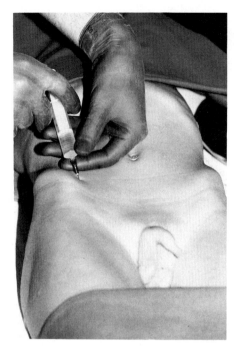 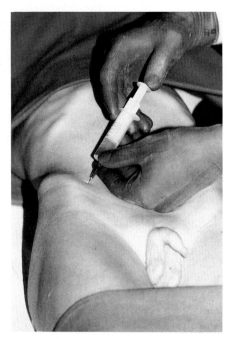

Abb. 4 a, b. Typische Injektionsstelle und Stichrichtungen bei Blockade des N. ilioinguinalis und des N. iliohypogastricus in Narkose vor einer Leistenbruchoperation

> Die Dosierungsempfehlungen für Bupivacain 0,25 % bei Wundrandinfiltrationen und Einzelnervenblockaden lauten:
> - Wundrandinfiltration: 0,5 ml Bupivacain 0,25 %/kg KG,
> - Blockade des N. iliohypogastricus und des N. ilioinguinalis: 0,5 ml Bupivacain 0,25 %/kg KG.

Das Durchstechen der Aponeurose ist vielfach deutlich zu spüren. Eine besonders hohe Trefferquote bei niedrigster Dosis ist dann zu erzielen, wenn der Operateur bei der Präparation zur Herniotomie diese ohnehin zu schonenden Nerven freigelegt hat und sie unter Sicht umspritzt. Im Gegensatz zur alternativ anwendbaren Kaudalanästhesie bei den genannten Indikationen resultieren aus diesen Einzelnervenblockaden keine postoperativen Einschränkungen der Bewegungsfähigkeit des Kindes durch partielle Motorblockaden. Bei Anwendung von Bupivacain 0,25 % ist mit einer mittleren Analgesiedauer von 4–6 h zu rechnen.

Wundinfiltrationen

Wundrandinfiltrationen mit Bupivacain 0,25 % (zur Dosierung s. S. 171) stellen eine einfache und komplikationsarme Möglichkeit für eine 3- bis 4stündige

Analgesie dar und sind besonders dann sehr effektiv, wenn sie unmittelbar präoperativ als Infiltrationsanästhesie im Bereich der geplanten Inzision durchgeführt werden. Bei entsprechend vertrauensvoller Zusammenarbeit von Kinderchirurgen und Anästhesisten sollte dieses Vorgehen nach Absprache nahezu immer möglich sein, und erste klinische Studien an Erwachsenen [17] haben gezeigt, daß dieser Weg der lokalen Schmerzverhinderung wirksamer als die sonst übliche Schmerzbehandlung ist.

Interkostalblockaden

Werden Kleinkinder und Säuglinge thorakotomiert, so sollte man intraoperativ vor Verschluß der Thoraxhöhle immer die Möglichkeit einer gezielten Einzelnervenblockade der relevanten Nn. intercostales erwägen. Aus einer in Dosis und Volumen vorberechneten und vorbereiteten Spritze kann der Operateur unter Sicht die Blockade von 4 bis 5 Interkostalnerven vornehmen, was dann innerhalb weniger Minuten bei Anwendung von 0,25%igem Bupivacain zu einer 6- bis 8stündigen Analgesie führt.

Die Phase der notwendigen Nachbeatmung ist dann unkomplizierter – weil schmerzärmer – und ebenso ist wie beim Erwachsenen die Gefahr einer schmerzbedingten Hypoventilation verringert. Im Gegensatz zum Erwachsenen sollten Interkostalblockaden bei Säuglingen und Kleinkindern nur durchgeführt werden, wenn ohnehin die Thoraxhöhle eröffnet war und entsprechende Drainagen eingelegt wurden. Selbst ein nur geringgradig ausgeprägter Pneumothorax führt bei Kindern und v. a. bei Säuglingen zu einer beträchtlichen Störung des Gasaustausches. Die Dosierungsempfehlungen entsprechen denen anderer Einzelnervenblockaden (s. S. 171). Bei Infiltration mit Bupivacain 0,5% kann eine mehr als 10stündige Schmerzfreiheit erzielt werden. Bricker et al. [2] bestimmten die bei Neugeborenen und Säuglingen bis zum 6. Lebensmonat entstehenden Plasmakonzentrationen unter Verwendung von 1,5 mg Bupivacain 0,5%/kg KG und fanden hierbei maximale Plasmakonzentrationen, die noch unterhalb von 2 µg/ml lagen [2].

Peniswurzelblock

Eine denkbar einfache und trotzdem sehr effektive periphere Nervenblockade ist die der beiden Nn. dorsales penis, die allgemein als Peniswurzelblock bezeichnet wird. Ihre Hauptindikation hat diese Blockadetechnik bei Zirkumzisionen. Hauptsächlich werden 2 methodische Varianten beschrieben, die entweder vom Anästhesisten nach Einleitung der Allgemeinanästhesie vor der sterilen Abdeckung oder vom Operateur vor Beginn der Operation unter sterilen Bedingungen ausgeführt werden können. Bei der dorsalen Punktion (Abb. 5) wird die Buck-Faszie unmittelbar unterhalb der Symphyse durchstochen, und das Lokalanästhetikum breitet sich von dort beidseits lateral aus. Typische Komplikationen können versehentliche Punktionen der oberflächlichen und tiefen Venen sein, die paarig angelegte A. dorsalis profunda verläuft

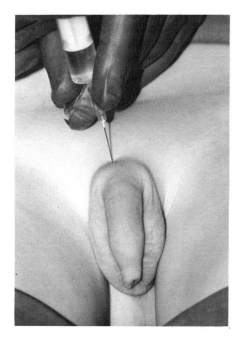

Abb. 5. Peniswurzelblock mit dorsalem Zugang

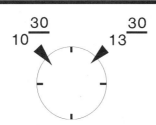

Neugeborene	—	0.5 ml / Seite
1 Jahr	—	1 ml / Seite
6 Jahre	—	2 ml / Seite
12 Jahre	—	3 ml / Seite

Abb. 6. Schematische Darstellung der „Uhrzeitregel" für den bilateralen Peniswurzelblock und Dosisempfehlungen für Bupivacain 0,5 %

medial der Nerven und ebenfalls unterhalb der Buck-Faszie. Ihre akzidentelle Punktion – zumal mit einer dickeren Nadel – hat in Einzelfällen zu erheblich komprimierenden Hämatomen geführt. Eine gute Alternative zur Vermeidung derartiger Komplikationen ist die sogenannte *10.30 Uhr/13.30 Uhr-Version,* bei der ähnlich der Zeigerstellung im Zifferblatt an diesen Orten des Penisschaftes unmittelbar an seinem Ursprung mit einer Insulinnadel (26 G) unter die Buck-Faszie injiziert wird (Dosierung s. Abb. 6). Da für diese Technik insgesamt nur sehr geringe Mengen an Lokalanästhetikum erforderlich sind, wird selbst bei Einsatz von Bupivacain 0,5% der gewichtsbezogene Dosisbereich nicht ausgeschöpft. Die postoperative Analgesie bei dieser Konzentration erreicht im Mittel 10–12 h; ein beachtlicher Anteil von Kindern benötigt sogar keine zusätzliche Analgesie [6]. Ebenso wie die Wundrandinfiltrationen und andere Einzelnervenblockaden ist auch diese Technik besonders für Operationen im ambulanten Bereich geeignet.

Schlußfolgerung

Grundsätzlich sind auch im Säuglings- und Kindesalter die anatomischen, pharmakologischen und technischen Möglichkeiten gegeben, nahezu alle Verfahren der Regionalanästhesie durchzuführen, die aus der Regionalanästhesie bei Erwachsenen bekannt sind [14, 15, 16]. Die meisten dieser Verfahren und hier besonders die Spinalanästhesie und die Periduralanästhesie in verschiedenen Höhen werden auch in Zukunft einem begrenzten Kreis von sehr gut unterwiesenen und darin erfahrenen Kollegen vorbehalten bleiben. Die hier vorgestellten Techniken der Regionalanästhesie im Kindesalter zeichnen sich dagegen dadurch aus, daß sie bei einem breiten Spektrum kinderchirurgischer Operationen v. a. in der postoperativen Schmerztherapie außerordentlich hilfreich sind und sehr leicht und sicher erlernt werden können.

Auch bei weitgehendem Verzicht auf die Verfahren der rückenmarksnahen Leitungsanästhesie im Kindesalter bieten sich bei Anwendung der vorgestellten Verfahren vielfältige Möglichkeiten zur Anwendung von Lokal- und Regionalanästhesien. Diese haben dann v. a. das Ziel einer effektiven, nebenwirkungsarmen Form der postoperativen Analgesie. Bei weiterer Verbreitung der Techniken ist dem Anliegen der Regionalanästhesie im Kindesalter mehr gedient als mit einer leidenschaftlichen Diskussion um Verfahren, die zwar erfolgreich, aber nur von wenigen beherrscht und eingesetzt werden.

Literatur

1. Armitage EW (1978) Caudal block in children. Anaesthesia 34:396
2. Bricker SRW, Telford RJ, Booker PD (1989) Pharmacokinetics of bupivacaine following intraoperative intercostal nerve block in neonates and in infants aged less than 6 months. Anesthesiology 70:942
3. Bromage PR (1969) Ageing and epidural dose requirements. Br J Anaesth 41:1016
4. Busoni P (1989) Bemerkungen zur Arbeit von P. Hoffmann und A. Franz. Reg Anaesth 12:134

5. Busoni P, Andreuccetti T (1986) The spread of caudal analgesia in children: a mathematical model. Anaesth Intensive Care 14:140
6. Carlsson P, Svensson J (1984) The duration of pain relief after penile block to boys undergoing circumcision. Acta Anaesthesiol Scand 28:432
7. Dez KM le, Swarth J, Strong A, Burrows FA, Lerman J (1986) The effect of age on the serum concentration of alpha-1 acid glycoprotein in newborns, infants and children. Anesthesiology 65:A421
8. Eyres RL, Bishop W, Oppenheim RC, Brown TCK (1983) Plasma bupivacaine concentrations in children during caudal epidural analgesia. Anaesth Intensive Care 11:20
9. Hoffmann P, Franz A (1989) Thorakale Periduralanaesthesie im Kindesalter. Reg Anaesth 12:25
10. Jöhr M (1990) Kinderanaesthesie. Fischer, Stuttgart New York
11. Lanz E (1984) Blockaden des Plexus brachialis im Kindesalter. In: Kühn K, Hausdörfer J (Hrsg) Regionalanaesthesie im Kindesalter (Reihe Kinderanästhesie). Springer, Berlin Heidelberg New York Tokyo, S 23–30
12. Murat I (1989) Bemerkungen zur Arbeit von P. Hoffmann und A. Franz. Reg Anaesth 12:133
13. Neumark J, Niesel HC, Nolte H, Schulte-Steinberg O (1989) Erwiderungen der Herausgeber der Regional-Anaesthesie auf die vorstehenden Bemerkungen von K. H. Weis. Reg Anaesth 12:133
14. Saint-Maurice C, Schulte-Steinberg O (1990) Regional anaesthesia in children. Medi Globe, Fribourg
15. Schulte-Steinberg O (1980) Neural-blockade for pediatric surgery. In: Cousins MJ, Bridenbaugh PO (eds) Neural-blockade in clinical anesthesia and management of pain. Lippincott, Philadelphia Toronto
16. Striebel HW, Gottschalk B (1990) Lokal- und Regionalanästhesieverfahren zur postoperativen Schmerztherapie im Kindesalter. Anästh Intensivmed 31:298
17. Tverskoy M, Cozacov C, Ayache M, Bradley EL, Kissin J (1990) Postoperative pain after inguinal herniorraphy with different types of anesthesia. Anesth Analg 70:29
18. Weis KH (1989) Bemerkungen zur Arbeit von P. Hoffmann und A. Franz. Reg Anaesth 12:132

Diskussion zu den Beiträgen 17–20

Auditorium:
Bei Kaudalanästhesien wird empfohlen, Flügelnadeln oder Nadeln ohne Mandrin zu verwenden, um nicht Haut- und Gefäßzylinder in den Periduralraum zu verschleppen. Wir verwenden kurze Spinalnadeln, wie sie auch für Erwachsene verwendet werden.

Biscoping (Gießen):
Selbstverständlich ist auch dies eine gute Möglichkeit. Nur hat es bei einer großen Zahl von Kaudalanästhesien im Zusammenhang mit dieser „Venenverweilkanülentechnik" bisher kein solches Problem gegeben, wie es von Ihnen theoretisch zu Recht angesprochen wurde. Die Gefahr der Spinalnadel besteht darin, daß sie zu lang ist und man sie versehentlich zu weit in den Kaudalraum vorschiebt und dabei den Kaudalsack punktiert. Doch wenn man sich dieser Gefahr bewußt ist, kann man sie vermeiden.

Auditorium:
Noch eine Bemerkung dazu, wenn es erlaubt ist. Bei iliohypogastrischen und ilioinguinalen Blockaden sind vergleichende Untersuchungen gemacht worden über die Plasmaspiegel des Lokalanästhetikums. Und ich glaube, man sollte schon bedenken, wenn man eine Kaudalanästhesie gegen solche Infiltrationsanästhesien abwägt, daß die Plasmaspiegel bei Infiltrationsanästhesien doch wesentlich höher liegen als bei Kaudalanästhesien. Es gibt Untersuchungen von Claude Ecoffey, Paris, die das zeigen.

Biscoping (Gießen):
Die Diskussion um diese Plasmaspiegel hat letztlich nur dazu geführt, daß die Anästhesisten unsicher werden. Die Gesamtkonzentrationen sind nicht höher als beim Erwachsenen auch, und ich habe versucht, Ihnen diese pharmakokinetische Situation darzustellen. Wir führen diese Anästhesien in einer Situation durch, in der der Patient optimal überwacht ist. Die von Ihnen angesprochenen Plasmakonzentrationen sind daher kein Grund, gegen das eine oder für das andere Verfahren zu sprechen.

Auditorium:
Ich möchte mich zunächst vorstellen, denn ich bin keine Kollegin. Mein Name ist Grotenson, ich spreche für das „Aktionskomitee Kind im Krankenhaus" und vertrete damit die Seite der Eltern, denn wenn wir auch die medizinische Fachkompetenz nicht mitbringen, wir bringen doch eigentlich die Fachkompe-

tenz für unsere Kinder mit. Mir macht es der letzte Beitrag und der Schlußsatz von Ihnen, Herr Professor Biscoping, natürlich leichter, anzuknüpfen, denn bei Herrn Dr. Striebel fehlte mir eigentlich der Bereich Eltern als Hinweis für die Analgesie in der postoperativen Phase. Wir haben gestern gehört, und leider konnte der Wortbeitrag dazu nicht mehr gebracht werden, wie wichtig der Anteil der Eltern bei der Narkoseeinleitung ist. Und ich möchte das noch einmal aufgreifen und sagen, auch in der Aufwachphase, auch in der gesamten postoperativen Phase können Eltern, wenn sie gut vorbereitet sind, wenn sie sich auf die Situation haben einstellen können, eine sehr wertvolle Hilfe sein. Und meine Meinung ist, daß deswegen zu diesem Tagungsthema, wenn das Kind im Mittelpunkt dieser Tagung steht, auch seine Vertreter zu Wort kommen sollten.

Daum (Heidelberg):
Vielen Dank, Frau Grotensohn, für diese Bemerkungen. Ich wollte aber zunächst wissen, wann das Kind Schmerzen hat, wann sie auftreten. Dies ist ja außerordentlich wichtig. Und wie sollen wir bzw. wann sollen wir mit der Schmerzbekämpfung beginnen? Zunächst also, wann hat das Kind Schmerzen, wann treten die Schmerzen auf? Vielleicht kann Herr Büttner dazu etwas sagen.

Büttner (Herne):
Die Aussage, daß der weit überwiegende Teil der behandlungsbedürftigen Schmerzintensität im Kleinkindesalter innerhalb der ersten 90 min postoperativ auftritt, hat ganz erhebliche Konsequenzen. Das besagt nichts anderes, als daß der Anästhesist, der für diesen Zeitraum im Aufwachraum absolut verantwortlich ist, auch für die suffiziente postoperative Analgesie zuständig ist. Daran führt kein Weg vorbei. Ich glaube, diese Tatsache ist in den letzten Jahren vernachlässigt worden, und der Anästhesist sollte ihr wirklich mehr Beachtung schenken, dadurch daß er für die Schmerzfreiheit der Kinder sorgt. Bei den Erwachsenen, die sich äußern können, gibt man ohne weiteres ein Schmerzmittel. Die Kinder vernachlässigt man in dieser Situation und schiebt sie so ein bißchen ab.

Auditorium:
An Herrn Lemburg richte ich die Frage: Ab wann haben Feten intrauterin Schmerzen? Sie haben dieses eine Bild gezeigt mit der Myelenisierungsperiode, die ja etwa um die 20. Schwangerschaftswoche beginnt, und das ist ja auch etwa der Zeitpunkt, wo wir anfangen mit den Punktaten und feststellen, ob das nun ein Hydrothorax ist, wie wir es gerade kürzlich hatten, oder ob das die Niere ist, die aufgestaute Niere. Müssen wir da auch analgesieren, die Mutter, das Kind, wie macht man es? Vor allen Dingen frage ich: Haben sie da schon Schmerzen?

Lemburg (Düsseldorf):
Die letzte Aussage, daß sie Schmerzen haben, wird man bejahen können. Man weiß das von Punktionen, wo versehentlich das Kind auch anpunktiert worden ist. Ich selber verfüge über eine Videobeobachtung, bei der man sehen konnte, wie das Kind von der Nadel, die nach intrauterin eingeführt wurde, in die

äußerste Ecke sich zurückzog und zusammenzuckte, als es getroffen wurde; der Puls stieg stark an. Das sind die einzigen Beobachtungen. Es gibt auch schon Untersuchungen über den intrauterinen Plasmaspiegel von Katecholaminen. Wir müssen davon ausgehen, daß es fühlbaren Schmerz gibt, dessen Intensität lediglich indirekt beurteilt werden kann. Ob man bei einer aufgestauten Niere davon ausgehen muß, daß hier erhebliche Schmerzen vorliegen, ist offen. Das würde nämlich bedeuten, daß bei einer Kardiotokographie bei solchen Patienten eine Tachykardie vorliegen müßte, wenn unsere Parameter richtig sind. Das ist aber nicht der Fall. Man kann durchaus Patienten mit aufgestauten Nieren und mit normalen Kardiotokogrammen sehen. Vielleicht jedoch, das muß ich sagen, messen wir einfach das Verkehrte. Vielleicht haben wir noch nicht das Richtige herausgefunden. Nur, lassen Sie mich jetzt appellieren, setzen Sie voraus, daß es schmerzt, z. B. wenn Sie punktieren. Ich glaube, das reicht. Man schadet in den allerseltensten Fällen mit dem Analgetikum, auch intrauterin nicht, wenn schon intrauterin operiert werden muß.

Auditorium:
Ist es sinnvoll, dem Kind z. B. alle 4 h ein Opioid zu verordnen?

Striebel (Berlin):
Man sollte beachten, daß es nach einer Reihe kleiner operativer Eingriffe häufig ausreicht, wenn man einmal ein langwirkendes Opioid wie z. B. Piritramid verabreicht, das 6 h lang wirkt. Danach kommt man oft mit einem antipyretischen Analgetikum aus. Wenn es sich aber um große Eingriffe – wie z. B. ausgedehnte knochenchirurgische Eingriffe – handelt, dann wird es allerdings oft nötig sein, wiederholt ein Opioid zu geben.

Tolksdorf (Aachen):
Herr Striebel, ich möchte dazu auch gern eine Bemerkung machen. Es klingt so, als seien Schmerzen geringer Intensität mit antipyretischen Analgetika zu bekämpfen, und Schmerzen höherer Intensität sollten mit Opioiden bekämpft werden. Ich halte diesen Schluß zunächst für nicht richtig. Denn wir wissen sehr genau, daß Schmerzen unterschiedlicher Genese sein können, und Sie werden z. B. Zahnschmerzen beim vereiterten Zahn besser mit antipyretischen Analgetika als mit Morphin bekämpfen können. Wenn ich die kumulativen Dosen vom Herrn Lehmann sehe, dann muß ich fragen, ob das überhaupt das richtige Analgetikum ist, das der Patient bekommen hat. Vielleicht ist das nur ein Zeichen dafür, daß das Analgetikaregime schlichtweg falsch ist. Ich möchte das so streng nicht sehen, starke Schmerzen: Opioide, schwache Schmerzen: antipyretische Analgetika. Ich glaube auch, Sie meinen es nicht so.

Striebel (Berlin):
Richtig. Es gibt bestimmte Schmerzarten, z. B. Kopfschmerzen oder Schmerzen im Bereich des Gesichtes, die erfahrungsgemäß auf Opioide relativ schlecht ansprechen. In diesen Fällen sind antipyretische Analgetika die Mittel der Wahl. Das ist bekannt. Die meisten postoperativen Schmerzen sprechen aber gut auf Opioide an. Oft scheint postoperativ aber auch die Kombination eines antipyretischen Analgetikums mit einem Opioid sinnvoll zu sein.

Auditorium:
Das ist, glaube ich, ein wichtiger Hinweis. Wenn man sieht, daß man mit einer gut verantwortbaren Dosis eines Opioids nicht hinkommt, sollte man überlegen, ob man nicht vielleicht mit der zusätzlichen Gabe eines antipyretischen Analgetikums bessere Erfolge erzielt als durch eine Fortführung der Monotherapie.

Auditorium:
Ich habe eine Frage an Herrn Striebel. Wo führen Sie die Opioidtitration durch, und wie beurteilen Sie bei Kindern die Schmerzintensität? Beurteilen Sie die vegetativen Reaktionen?

Striebel (Berlin):
Wir führen die intravenöse Opioidtitration nur im Aufwachraum durch. Wenn man dieses Vorgehen auch auf einer peripheren Station durchführen will, muß man vor allem bei Kleinkindern eine gewisse Erfahrung voraussetzen. Es ist eine Summe von Faktoren, die bei der hier notwendigen Fremdbeurteilung der Schmerzintensität berücksichtigt werden muß. Dies hat Herr Büttner aufgezeigt. Wenn das Kind jedoch über 4–5 Jahre alt ist, kann man sich schon relativ gut auf die verbalen Äußerungen des Kindes verlassen; Schulkinder sind oft auch schon in der Lage, mit verbalen Schätzskalen oder visuellen Analogskalen umzugehen. Man kann das Kind also einfach fragen, wie stark seine Schmerzen sind. Wenn es unter 4–5 Jahren alt ist, muß man sich an den nonverbalen Schmerzäußerungen orientieren. Die Schmerzintensität muß man z. B. beim Säugling am Gesichtsausdruck, am motorischen Verhalten des Kindes, am Beugetonus der Extremitäten, an der Art des Weinens und z. B. an der Herzfrequenz versuchen zu beurteilen. Ich glaube aber, eine erfahrene Krankenschwester ist immer in der Lage, z. B. das Schmerzempfinden des Kindes grob zu beurteilen. Um aber sicher zu sein, würde ich immer dafür plädieren, daß man nicht einen großen Opioidbolus 1mal, sondern einen kleinen Opioidbolus mehrmals verabreicht, daß man also den individuellen Opioidbedarf austitriert.

Auditorium:
Ich meine, daß man Opioide auch intraoperativ geben sollte. Wenn man Kinder erlebt, die aus Inhalationsanästhesien zu Zirkumzisionen wach werden und sich die Verbände abreißen, dann, glaube ich, ist es sinnvoll, daß man Opioide zu Beginn des Eingriffs gibt. Ich glaube, man sollte es nicht dem medizinischen Hilfspersonal überlassen, die Analgesie durchzuführen.

Tolksdorf (Aachen):
Ich halte diesen Hinweis für ganz wichtig. Das gilt sowohl für Opioide als auch für regionale Anästhesieverfahren. Ich glaube auch, daß wir im Kindesalter den Weg zur balancierten Anästhesie finden sollten. Ist es das, was Sie ausdrücken wollen?

Auditorium:
Ja, das wollte ich. Zum anderen: Wenn man dann postoperativ noch gleichzeitig Paracetamol gibt, hat man eine kombinierte Schmerztherapie in der postoperativen Phase und damit eine ganz gute Analgesie.

Daum (Heidelberg):
Meine Damen und Herren, wir müssen schließen. Die Zeit drängt. Ich darf vielleicht noch einige Schlußbemerkungen machen. Ich glaube, wir haben heute morgen mitbekommen, daß es sehr wichtig ist, den Kindern postoperativ, ja intraoperativ bereits Analgetika zu geben, um ihnen die Schmerzen zu nehmen. Wir haben aber auch gehört, wie schwierig es ist, etwas über die Schmerzintensität zu sagen.

Tolksdorf (Aachen):
Noch eine Bemerkung: Wir haben gestern und in vielen Symposien vorher lange darüber diskutiert, welchen Beitrag Eltern in der unmittelbaren präoperativen Phase leisten können. Es werden sogar wissenschaftliche Untersuchungen dazu durchgeführt. So umstritten der Beitrag der Eltern in der präoperativen Phase ist, so unbestritten ist er in der postoperativen Phase. Das möchte ich ausdrücklich betonen. Der Hinweis, daß ja vielleicht doch die Mutter den Zustand des Kindes gut beurteilen kann, ist doch sicher unbestritten. Und ich glaube, daß auf einer Station, wo ein Kind postoperativ liegt, die Mutter, die daneben sitzt, wahrscheinlich der beste Analgesiemonitor ist, den wir uns denken können. Ich bin der Überzeugung, daß wir dieses Thema sowohl klinisch als auch wissenschaftlich in der Zukunft behandeln werden.

21 Postoperative Überwachung von Frühgeborenen

M. Abel

Einleitung und Problemstellung

Die postoperative Betreuung von Frühgeborenen stellt durch die Koinzidenz von
- Organunreifen,
- altersbedingten Anpassungsvorgängen,
- operationsbedürftigen Erkrankungen und
- anästhesiologisch-operativen Belastungen und Interventionen

eine medizinisch besonders anspruchsvolle Aufgabe dar [1–3, 5–8]. Sie ist nur mit solidem pathophysiologischem Wissen, einer großen interdisziplinären Erfahrung und einem hohen apparativen und personellen Aufwand zu bewältigen. Der vorgegebene Rahmen ermöglicht lediglich eine Einführung in diese sehr komplexe Thematik.

Organfunktionen des Frühgeborenen nach Anästhesie und Operation

Auch nach der Eröffnung des Lungenkreislaufes, der Reduktion von intrakardialen Shuntverbindungen und dann hämodynamisch seriell geschalteten Ventrikeln bleibt der pulmonale Gefäßwiderstand sehr instabil. Er kann durch intra- und postoperative Stressoren, z. B. bei ungünstigen Veränderungen der pCO_2-, pH- und pO_2-Konzentrationen, rasch ansteigen. Unter diesen Gegebenheiten kann sich ein sog. PFC-Syndrom (persistent fetal circulation-Syndrom) entwickeln. Es ist charakterisiert durch die Symptomtrias [2]:
- hoher systemischer Blutdruck,
- schwere Hypoxämie,
- persistierender Rechts-Links-Shunt.

Das PFC-Syndrom ist also eine typische Zweiterkrankung. In Ermangelung erfolgreicher Therapiekonzepte (neue Pharmaka sind in der klinischen Erprobung) kommt beim Vorliegen der prädisponierenden Faktoren der perioperativen Vermeidung von PFC-Triggermechanismen die entscheidende Bedeutung zu.

Bei Frühgeborenen werden für größere Eingriffe (z. B. neonatale Fehlbildungschirurgie und Eingriffe bei nekrotisierender Enterokolitis) bevorzugt Verfahren der Neuroleptanästhesie mit postoperativ zunächst kontrollierter

Beatmung eingesetzt [1]. Insbesondere während den Verlegungs-, Transport- und Aufnahmephasen drohen diesen Kindern die Komplikationen: alveoläre Hypoventilation, Gasaustauschstörungen durch Ventilations-Perfusions-Mißverhältnisse, Shuntveränderungen, Lungenüberdehnungen und die verschiedenen Formen der extraalveolären Luftanhäufungen. Sowohl die postoperativen Beatmungsstrategien als auch die zugehörigen Überwachungsverfahren sind daher auf die Vermeidung dieser Komplikationen gerichtet.

Wesentliche Grundsätze für die postoperative Beatmung von Frühgeborenen sind daher [1, 4, 6, 7]:

- Minimierung der inspiratorischen Spitzendrucke,
- Wählen einer ausreichend langen Exspirationsdauer,
- Optimierung des endexspiratorischen positiven Drucks,
- Vermeidung und Korrektur von PFC- und ROP-Risikofaktoren (Retinopathy of prematurity-Risikofaktoren).

Für operierte Frühgeborene typische Imbalancen sind [2, 3, 8]:

- Dehydratationen (Drainagenverluste, interstitielle Sequestrationen),
- Anämien,
- Immundefizite,
- Hyperhydratation und Übertransfusion,
- Blutzucker- und Elektrolytentgleisungen,
- Hyperviskositätssyndrome,
- onkotische Überladungen,
- Gerinnungsstörungen.

Postoperative Komplikationen, die nicht selten zu bleibenden Funktions- und Strukturschäden (z. B. ZNS-Blutungen) führen können, sind [2, 3, 8]:

- protrahierte Hypothermien,
- schwere Gasaustauschstörungen,
- bei Herz- und Kreislaufinsuffizienzen Schockzustände,
- adrenerge Überstimulationen (z. B. Schmerzen, Fehlmedikation),
- Infektion und Sepsis.

Bezüglich der Gefährdung durch eine Retinopathia praematurorum sind folgende Faktoren zu beachten:

- ROP-Risikosituation: retinale Hyperoxämie bei Früh- und auch bei Reifgeborenen (bis zur 44. Gestationswoche).
- Schädigungen traten auf bei einem pO_2 über 3 h über 80 mmHg oder über 2 h über 150 mmHg.
- Kofaktoren: Azidose, Hyperkapnie, veränderte O_2-Unloadingsituation nach Hb-A-Transfusion.
- Prophylaxe: intraoperative pO_2-Messung und Pulsoxymetrie (SO_2 bei Risikokindern nicht anhaltend über 96% oder unter 90%).

Von zentraler Bedeutung für das operierte Frühgeborene ist somit die Sicherstellung einer adäquaten postoperativen Analgesie, die Rückgewinnung und Sicherung der Homöostase im Wärme-, Flüssigkeits- und Elektrolythaushalt sowie im Hämoglobin-, Gerinnungs- und Immunglobulinstatus. Erst nach diesen Therapiezielen ist in der Regel die vollständige Respiratorentwöhnung und eine wirklich hochkalorische parenterale Ernährung möglich. Eine konsequente Antibiotikatherapie ist von vitaler Bedeutung, wobei die Gabe von Immunglobulinpräparaten insbesondere bei Patienten mit septischen Krankheitsverläufen indiziert ist [5, 7].

Schlußfolgerung

Für die postoperative Betreuung von Frühgeborenen ist ein umfangreiches Fachwissen und eine langjährige Erfahrung in den Fachbereichen Neonatologie, Kinderanästhesie und operative Kinderintensivmedizin erforderlich. Die apparativen und personellen Anforderungen an die entsprechenden Intensivtherapieplätze sind hoch. Von entscheidender Bedeutung für die postoperative Erholung und das weitere Gedeihen sind Prophylaxe oder gegebenenfalls rasche Therapie der geschilderten alterstypischen perioperativen Imbalanzen und Komplikationen. Auf die besondere Bedeutung der intra- und postoperativen Pulsoxymetrie zur Prophylaxe der Retinopathia praematurorum wird hingewiesen.

Literatur

1. Ahnefeld FW, Altemeyer KH, Fösel T, Kraus GB, Rügheimer E (Hrsg) (1989) Anästhesie bei Früh- und Neugeborenen. Springer, Berlin Heidelberg New York
2. Cook DR, Marcy JH (1988) Neonatal anesthesia. Appleton Davies, Pasadena
3. Filston HC, RJ Izant Jr (1985) The surgical neonate. Appleton-Century-Crofts, Norwalk/CT
4. Heller K (1986) Zur Optimierung der Beatmungsbehandlung bei Früh- und Neugeborenen. Springer, Berlin Heidelberg New York Tokyo
5. Huch A, Huch R, Duc G, Rooth G (1982) Klinisches Management des „kleinen" Frühgeborenen (unter 1500g). Thieme, Stuttgart New York
6. Jöhr M (1990) Kinderanästhesie. Fischer, Stuttgart New York
7. Menzel K (1988) Neonatologische Intensivbetreuung. Thieme, Stuttgart New York
8. Winters RW (1982) Principles of pediatric fluid therapy. Little, Brown, Boston

22 Indikationen zur postoperativen Beatmung nach großen kinderchirurgischen Eingriffen

K. Bunke

Das intra- und postoperative Risiko eines Eingriffes und damit seines Ergebnisses, d.h. die Prognose für das Kind, hängt sehr wesentlich ab von der Leistungsfähigkeit und Funktion des respiratorischen Systems.

Während bei intraoperativen Komplikationen Störungen des Herz-Kreislauf-Systems häufiger im Vordergrund stehen, beeinflussen in der postoperativen Phase respiratorische Komplikationen mit entsprechenden Lungenfunktionsstörungen erheblich das Behandlungsergebnis. Jedoch werden die Ursachen einer postoperativen Ateminsuffizienz sehr wohl schon in der präoperativen oder intraoperativen Phase zu suchen sein.

Um die Beeinträchtigung vitaler Funktionen so gering wie möglich zu halten, sind Operateur und Anästhesist gleichermaßen gefordert.

So kann durchaus im neonatologischen Bereich eine primäre Lungenfunktionsstörung vorliegen. Angefangen vom Atemnotsyndrom des Neugeborenen über die respiratorische Insuffizienz einer Zwerchfellücke oder der Aspirationspneumonie bei einer Ösophagusatresie werden diese Störungen über die intra- in die postoperative Phase hinein weiterwirken und eine entsprechende Therapie erfordern.

Volumenmangel und ausgeprägte Schockzustände führen ebenso zu pulmonalen Veränderungen und zu einer möglichen respiratorischen Insuffizienz wie die entzündlichen Vorerkrankungen bei Sepsis und Peritonitis. Hierbei ist zu beachten, daß besonders die Peritonitis des kleinen Säuglings so gut wie nie örtlich begrenzt bleibt, sondern immer eine systemische Krankheit ist [6].

Die dabei entstehende Mikrozirkulationsstörung und die mögliche Verbrauchskoagulopathie, die Beeinträchtigung der Leberfunktion mit verminderter Syntheseleistung (Gerinnungsfaktoren, AT III), die Flüssigkeitsverluste in dritte Räume und die Nierenfunktionsstörung bei Hypovolämie und Hypotonie bilden ein komplexes Geschehen, welches in die postoperative Phase hinein reicht. Eine substituierende kontrollierte Beatmung ergibt sich dann sowohl durch die Beeinträchtigung der Ventilation und Oxygenisierung, durch die Behinderung der O_2-Diffusion bei interstitiellem Ödem und durch die verschlechterte O_2-Extraktion auf zellulärer Ebene als auch durch den erhöhten O_2-Bedarf des Organismus in dieser Situation.

Daß ein instabiler Thorax nach Trauma und eine gestörte Lungenfunktion nach einer Kontusion bei entsprechendem Ausmaß einer respiratorischen Therapie bedürfen, ist wohl keine Frage.

Des weiteren können natürlich intraoperative Ursachen weit in die postoperative Phase hineinreichen und eine substituierende Therapie erforderlich machen. Neben Kreislaufproblemen, anästhesiologischen Komplikationen und möglichen Belüftungsstörungen werden als wesentliche Ursache postoperativer Lungenfunktionsstörungen und damit eines postoperativen Abfalles der arteriellen O_2-Spannung die intraoperativ beginnenden und postoperativ persistierenden Veränderungen der Lungenvolumina besonders bei Thorax- und Oberbaucheingriffen angesehen [1, 2, 5, 7, 9, 10]. Die Reduzierung der funktionellen Residualkapazität, die Störungen des Ventilations-Perfusions-Verhältnisses, die Sekretretentionen und Atelektasen können noch Tage bis Wochen postoperativ zu Gasaustauschstörungen führen.

Von besonderer Bedeutung für die postoperative Prognose des Kindes erscheint uns die intraoperativ verursachte Beeinträchtigung des Allgemeinzustandes durch zunehmende Auskühlung bis in extreme Grade durch zu lange Operationszeit, durch rapide Blutdruckabfälle bzw. Volumenmangel, z. B. bei ausgedehnten Dünndarmschienungen als Eventrationssyndrom, kurz also durch ein Mißverhältnis zwischen Belastung durch den Eingriff und Belastungsfähigkeit für den Patienten bei schlechtem Allgemeinzustand. Wir meinen, daß das ein wichtiger Punkt ist, an dem Chirurg und Anästhesist gemeinsam gefordert sind, das gestellte Therapieziel mit möglichst geringer Belastung für das Kind und möglichst rascher Stabilisierung des Allgemeinzustandes zu erreichen.

So ergeben sich aus dem chirurgischen und anästhesiologischen Procedere eine Reihe von Risikofaktoren in der postoperativen Phase, die eine kontrollierte Beatmung des Patienten als sinnvoll erscheinen lassen. Die Nachwirkung verwendeter Narkosemittel und Adjuvanzien kann eine erhebliche Beeinträchtigung ventilatorischer Parameter zur Folge haben. Im Gegensatz zur definitiven Beendigung eines operativen Eingriffes stellt das Narkoseende einen protrahierten Vorgang dar, dessen Auswirkungen noch nach Stunden oder Tagen in der postoperativen Phase nachweisbar sind, und zwar um so mehr,
– je größer, d. h. belastender der chirurgische Eingriff war (Hypothermie, Kreislaufsituation),
– je länger Operations- und Narkosezeit waren,
– je kleiner und unreifer das Kind ist und
– je ungünstiger die präoperative Ausgangslage war.

Eine postoperative Hypoxämie basiert sowohl auf der Störung der Lungenfunktion durch die Operation als auch auf der Interaktion anästhesiologischer Faktoren, wie Gasaustauschveränderungen infolge verwendeter Inhalationsnarkotika, Veränderungen des Atemantriebs mit obstruktiven Komponenten sowie Frequenzabfall oder als Folge verwendeter Opiate bzw. Opioide als Ursache verschiedener Grade einer Hypoxämie bei Reboundphänomenen. Es erscheint somit sicherer, durch adäquaten Einsatz eines Beatmungsrepertoires den Gasaustausch der Patienten im Gefolge großer Eingriffe auch bei primär normalen Ventilationsparametern so zu stabilisieren, bis die verwendeten Pharmaka keine Wirkung mehr zeigen [2]. Die in die postoperative Phase hinreichende Wirkung von Anästhetika und Relaxanzien sollte auch im Kindesalter sicher kompensiert werden.

Medikamente wie Opiatantagonisten, Cholinesterasenhemmer oder unspezifische Analeptika garantieren jedoch keine vollständige Antagonisierung und können ihrerseits problematisch werden.

Der neonatologische Patient erfordert im gesamten perioperativen Umfeld unsere besondere Aufmerksamkeit. Neugeborene sollten heute nicht mehr notfallmäßig in unvorbereitetem Zustand zur Operation gelangen, da so postoperative Komplikationen programmiert werden. Von besonderer Bedeutung ist hier die präoperative Optimierung und die Vermeidung zusätzlicher Faktoren im perioperativen Bereich.

Adäquate Anästhesiemittel erhöhen in der Regel die Gefahr einer Hirnblutung nicht, bringen jedoch eine Gefährdung in der postoperativen Phase mit sich. Andererseits wird die Wichtigkeit einer ausreichenden intra- und postoperativen Analgesie auch für diese neonatologische Patientengruppe für die Morbidität und Mortalität zunehmend hervorgehoben.

Bei unseren Patientenzahlen der letzten 5 Jahre betragen die kinderchirurgischen Patienten etwa die Hälfte unseres gemischten Krankengutes. Von diesen wiederum wurde ein großer Anteil (50–60%) beatmet.

Wir glauben, daß eine aktive Einstellung zur kontrollierten postoperativen Beatmung innerhalb der komplexen Intensivtherapie wesentliche Vorteile in der Stabilisierung unserer Patienten bringt und damit zu einer verbesserten Prognose führt. Die Gesamtsterblichkeit kinderchirurgischer Patienten aus unserem Krankengut konnte immerhin in den letzten Jahren kontinuierlich gesenkt werden.

Zusammenfassend lassen sich folgende Indikationen zur postoperativen Beatmung zusammenstellen:
– Der adäquate Einsatz eines geeigneten Beatmungsrepertoires bietet bei gefährdeten Patienten die Sicherheit, den Gasaustausch der Patienten zu stabilisieren, bis die verwendeten Pharmaka keine Wirkung mehr zeigen.
– Eine aktive Einstellung zur kontrollierten postoperativen Beatmung schafft die Zeit zur Stabilisierung pulmonaler Risikofaktoren und zur Sicherung einer adäquaten O_2-Versorgung.
– Sie bietet die Voraussetzung einer ausreichenden Analgesie, Sedierung und Anxiolyse nach dem operativen Eingriff, ohne die Gefahr einer atemdepressorischen Nebenwirkung der verwendeten Medikamente im Sinne einer prolongierten Anästhesie und damit
– vermeidet sie organbelastende Streßreaktionen infolge sympathikoadrenaler Stimulierung.

Eine solche aktive Beeinflussung der postoperativen Phase erlaubt unter diesen Kautelen auch die Fortführung einer ausreichenden Anästhesie bis zum Operationsende mit Fortsetzung der kontrollierten Beatmung im postoperativen Bereich bis zur Stabilisierung des Gasaustausches bei der Spontanatmung. Von wesentlicher Bedeutung für Risikopatienten beispielsweise mit Sepsis, Peritonitis, Zweit- und Dritteingriffen erscheint die Reduzierung der Atemarbeit in der postoperativen Phase und damit ein verminderter O_2-Verbrauch [2, 12, 14]. Bei schlechtem Allgemeinzustand, intraoperativen Blutverlusten und Hypothermie hat die Sicherung einer adäquaten O_2-Versorgung besonders in der unmittelbaren postoperativen Phase eine gravierende Bedeutung. Für neonatologische Patienten ergibt sich eine postoperative Beatmung schon allein aus der längeren Wirkung von Muskelrelaxanzien, z. B. bei Frühgeborenen in Kombination mit Analgetika, jedoch auch zur Vermeidung zusätzlicher Schädigungen im Rahmen einer zerebralen Morbidität. Besonders hier gewinnt natürlich die Fortführung einer präoperativ begonnenen Intensivtherapie, z. B. beim sehr untergewichtigen Neugeborenen oder bei der Behandlung des angeborenen Zwerchfelldefektes, eine wesentliche Bedeutung.

Wir meinen, daß in der Zusammenarbeit mit unseren kinderchirurgischen Kollegen durch ein solches Konzept zur aktiven Führung in der postoperativen Phase die Komplikationsdichte im Gefolge kinderchirurgischer Eingriffe vermindert werden kann und somit zur Verbesserung des Operationsergebnisses und der Prognose des Patienten beiträgt.

Literatur

1. Bach A, Arzberger M, Morar R, Krier C (1989) Postoperative arterielle Sauerstoffsättigung bei Kindern. Anästh Intensivther Notfallmed 24:37–42
2. Borchert K, Freitag B (1985) Konzept der komplexen Therapie pathophysiologischer Veränderungen in der postoperativen Periode – Prolongierte Anästhesie. Anaesthesiol Reanim 10:279–287
3. Hinkle AJ (1982) Neonatalsepsis presenting as delayed emergence from general anesthesia. Anesthesiology 57:412–414
4. Hofmann U, Mantel K (1987) Die postoperative Beatmung nach großen kinderchirurgischen Eingriffen. Intensivbehandlung 12:139–141
5. Jones JG, Sapsford DJ, Wheatley RG (1990) Postoperative hypoxaemia: mechanisms and time course. Anaesthesia 45:566–573
6. Knitzsch W, Schulz A, Schultz B, Heiringhoff K-H, Pichlmayr L (1990) Postoperative Nachbeatmung in der „Eisernen Lunge". Anästh Intensivther Notfallmed 25:212–215
7. Kuss B (1989) Anästhesie bei Kindern mit Sepsis. In: Kretz FJ, Eyrich K (Hrsg) Kinderanästhesie-Symposium 1987. Springer, Berlin Heidelberg New York Tokyo (Kinderanaesthesie, S 239–245)
8. Mertzluft FO, Brandt L, Nick D (1989) Der Einsatz der Pulsoxymetrie zur Erkennung von Störungen des arteriellen Sauerstoff-Status in der unmittelbaren postoperativen Phase am Beispiel von Kombinationsnarkosen mit Isofluran. Anästh Intensivther Notfallmed 24:27–36
9. Mushin WW, Faux N (1944) Use of Both-respirator to reduce postoperative morbidity. Lancet II:685–686
10. Sakic P (1985) Der Einfluß von normaler Spontanatmung (ZPB) und CPAP-Atmung auf das Verhalten der arteriellen Blutgase und des intrapulmonalen Rechts-links-Shunts bei geriatrischen Patienten nach Oberbaucheingriffen. Anaesthesiol Reanim 10:261–270
11. Schwieger I, Gammlin Z, Suter PM (1989) Lung function during anesthesia and respiratory insufficience in the postoperative period: physiological and clinical implications. Acta Anaesthesiol Scand 33:527–534
12. Singbartl G, Cumitz G, Hamroni H (1983) Die qualitative Wirkung der Beatmungstherapie/kontrollierte Hyperventilation beim cerebralen Trauma. Anästhesist 32:382–391
13. Wallner B, Reszt A (1990) Differentialdiagnostik und Verlaufskontrolle pulmonaler Störungen in der Thoraxbettaufnahme bei Intensivpatienten. Anästh Intensivther Notfallmed 25:228–234

14. Wawersik J (1967) Ventilation und Atemmechanik bei Säuglingen und Kleinkindern unter Narkosebedingungen. Springer, Berlin Heidelberg New York
15. Yakaitis RW, Thomas JD, Mahaffey JE (1975) Effects of intraoperative PEEP on postoperative arterial oxygenation. Anesth Analg 54:427–432
16. Zimmermann H, Bernsau U, Peltner U (1983) Analyse postoperativer respiratorischer Probleme und methodischer Verbesserungsvorschläge bei Neugeborenen mit posterolateraler Zwerchfellhernie. Thieme, Stuttgart New York

Diskussion zu den Beiträgen 21 und 22

Tolksdorf (Aachen):
Herrn Abel, Sie hatten ja hervorgehoben, daß die postoperative Überwachung von Frühgeborenen zum einen natürlich der Regulation gestörter Funktionen gilt, zum anderen aber auch der Prophylaxe von zu erwartenden Spätschäden. Das machen ja, bei uns jedenfalls, die Neonatologen, und der Anästhesist ist ja im wesentlichen intraoperativ mit diesem Problem beschäftigt, aber auch vielfach beim Transport dieses frühgeborenen Kindes im instabilen Zustand auf die Intensivstation. Hier sehe ich eine Lücke in der Versorgung. Sehen Sie das auch so, und welche Anforderungen müssen wir heute an dieses Transportsystem stellen?

Abel (Köln):
Ich würde das insofern noch ergänzen wollen, als daß Anästhesisten nicht selten auch bei der Erstversorgung von schwer asphyktischen Neugeborenen im Bereich der Kindernotfallmedizin oder aber bei Transportbegleitungen von sehr kleinen operierten Kindern eingesetzt werden. Da es sich nicht selten dabei auch um frühgeborene Patienten handelt, kann ich nur anregen, daß die Kollegen sich durch Gastarztaufenthalte in geeigneten Zentren praktisch weiterbilden. Hierbei fachlich-organisatorische Hilfen aufzuzeigen, sollte das Anliegen dieses interdisziplinären Kreises sein. Ich habe aus Zeitgründen verzichtet, auf die Sonderstellung von ehemaligen Frühgeborenen hinzuweisen. Das sind Kinder im Säuglingsalter, die als ehemals Frühgeborene noch monatelang durch ihre Unreife oder aber durch therapiebedingte Auffälligkeiten ein ganz besonderes Risikokollektiv darstellen. Der ehemals frühgeborene Säugling sollte aus diesen Gründen nicht ambulant operiert werden. Ich denke, das ist heute eine gut begründbare Vorgabe, über die man im interdisziplinären Gespräch weiterdiskutieren kann.

Bunke (Berlin):
Wir haben diese gleiche Problematik auch bei uns erkannt, und diese Säuglinge werden auch nicht ambulant operiert. Im Gegenteil, wir versuchen, sie auf der kinderchirurgischen Wachstation bzw. auf der Intensivstation, wenn Platz ist, zumindest für die unmittelbare postoperative Phase zur Überwachung unterzubringen.

Daum (Heidelberg):
Was die Transportwege angeht, so wurde zumindest in Heidelberg eine Teillösung geschaffen, dergestalt, daß in der Gynäkologischen Klinik eine

Sprechstunde für Risikoschwangerschaften eingerichtet wurde. Das bedeutet, daß nahezu alle schwangeren Frauen aus der Umgebung mit einem Kind, das Anomalien hat, oder mit einer Frühgeburt in Heidelberg entbunden werden. In der Gynäkologischen Klinik befindet sich eine neonatologische Intensiveinheit, so daß diese Kinder sofort einige Meter weiter in diese Einheit verlegt werden können. Sollten allerdings Operationen anstehen, müssen die Kinder dann in meine Abteilung verlegt werden. Hin und wieder haben wir zwar in der Frauenklinik operiert, aber da sind einfach die räumlichen Verhältnisse nicht gegeben. Ich würde vorschlagen, für die Zukunft, wenn Neubauten geplant sind, die 3 Kliniken, Kinderchirurgie, Pädiatrie und Gynäkologie, zusammenzulegen. Das wäre eine ganz ideale Lösung.

Auditorium:
Ich habe noch an Herrn Abel eine Frage. Ich würde ganz gerne nach Hause gehen mit einer verbindlichen Empfehlung zum Monitoring der ehemaligen Frühgeborenen, und zwar nicht nur, daß sie nicht ambulant behandelt werden bis zum Abschluß des ersten Lebensjahres, sondern auch mit einer Antwort auf die Frage: Wie lange monitoren Sie ein ehemaliges Frühgeborenes, bis zu welchem Alter, über wieviele Stunden?

Abel (Köln):
Wir können das Kollektiv der ehemals frühgeborenen Säuglinge in dieser Thematik noch weiter differenzieren. Bei 130 ehemals frühgeborenen Säuglingen, die überwiegend Herniotomieoperationen hatten, waren bis zur 60. postkonzeptionellen Woche unterschiedlich häufig und unterschiedlich schwere Atemregulationsstörungen zu beobachten. Kinder unter dieser Altersgrenze gehen bei uns, zumindest für 24h, auf die postoperative Intensivstation. Zur besseren Planung sollte man sich unbedingt anamnestisch vergewissern, ob das Kind in letzter Zeit Apnoeprobleme gehabt hat und ob es evtl. zusätzlicher Atemanalgetika bedarf. Nicht selten werden diese Kinder daher bei uns in der Pädiatrie aufgenommen und nach einer präoperativen Atemfunktionsdiagnostik mit z. B. Theophyllin aufgesättigt und erst dann operiert. Das Monitoring der älteren, also jenseits der 60. Gestationswoche alten Säuglinge besteht, wenn unmittelbar postanästhesiologisch keine Probleme auftraten, in einer 4h langen Beaufsichtigung im Aufwachraum unter fachschwesterlicher Aufsicht. Es schließt sich die Empfehlung zu einem 24-Stunden-Monitoring auf der kinderchirurgischen Tagesstation an. Das Monitoring sollte aus EKG- und Atemüberwachung oder aber in der Pulsoxymetrie bestehen. Handelt es sich um Säuglinge, die nahe am Erreichen des 1. Lebensjahres sind und die keinerlei Auffälligkeiten haben, so ist nach 2h Aufwachraum die Verlegung zur weiteren 12stündigen Überwachung auf die kinderchirurgische Tagesstation vertretbar. Diese Patienten können am darauffolgenden Tage dann auch meist nach kinderchirurgischer Wundkontrolle entlassen werden.

Fösel (Homburg):
Wie sehen Sie die Indikation zur Spinalanästhesie bei dieser Risikogruppe der ehemaligen Frühgeborenen, die dann zur Leistenhernie anstehen? Den zweiten

Teil meiner Frage haben Sie ja zum Teil gerade beantwortet: Geben Sie Theophyllin nur dann, wenn Sie eine gesicherte Indikation haben, und nicht zur generellen Prophylaxe bei diesen Kindern?

Abel (Köln):
Ja. Es muß für die Theophyllinmedikation eine Indikation bestehen, da wir ja die Nebenwirkungen dieser Atemanaleptika kennen. Wir brauchen auch eine gewisse Zeit zur Aufsättigung mit Theophyllin, und wir müssen Spiegelkontrollen durchführen. Ich denke, daß die Zahl der ehemals frühgeborenen Säuglinge in Zukunft eher zunehmen wird. Es werden damit auch die Erfahrungen mit einer differenzierteren Behandlung dieses Risikokollektivs größer werden. Wir haben bereits heute einen ganz exzellenten Vortrag gehört, der einen interessanten neuen Weg in die Zukunft skizziert hat: Vermehrter Einsatz kombinierter Anästhesieverfahren in dieser Altersgruppe!

Tolksdorf (Aachen):
Ich wollte ganz gern Herrn Bunke noch zu einem Problem Stellung nehmen lassen. Wir sagen, zumindest in der Intensivmedizin bei erwachsenen Patienten, daß die Intensivmedizin dazu dient, die vitalen normalen Funktionen wieder herzustellen und daß sie grundsätzlich zunächst einmal nicht eine Fortführung der Narkose in den postoperativen Bereich darstellen sollte. Sie sagen, die Atemstörungen können durch zentral wirkende Pharmaka hervorgerufen werden, andererseits muß man die Kinder postoperativ analgesieren und sedieren. Nun die Frage: Wie lange muß man das tun, können Sie Richtwerte geben hinsichtlich der Blutgasanalysen, oder würden Sie das auch eher patientbezogen machen und im Rahmen größerer Richtwerte arbeiten?

Bunke (Berlin):
Das ist eine sehr schwere Frage. Ich würde mich dem letzten anschließen wollen, also patientenbezogen vorgehen. Wir haben die Erfahrung gemacht, daß gerade bei den sehr beeinträchtigten Kindern, und das ist dann eigentlich ganz gleich, ob das die Frühgeborenengruppe oder ältere Kinder sind, daß diese wesentlich besser und schneller wieder einen Normalzustand erreichen, kreislaufmäßig, auch im Sinne einer Spontanatmung oder im Sinne ihrer Laborparameter. Wir wollten sie in dieser unmittelbaren postoperativen Phase aktiver führen und Komplikationen des respiratorischen und der Nachfolgesysteme eher vorbeugen, als auf das Überschreiten oder Unterschreiten bestimmter Grenzwerte zu warten. Es wird natürlich sehr unterschiedlich sein, wie lange ich in dieser Form ein Kind betreuen muß. Das hängt sicher ab vom Alter, von der Gewichtsgruppe und natürlich auch im wesentlichen von dem Vorbefund bzw. von dem Zustand, in den das Kind während der Operation gekommen ist. Es sind uns Kinder bekannt, die einen normalen, ausreichenden präoperativen Allgemeinzustand hatten, die dann aber durch das operative Verfahren in einen derartig schlechten Zustand geraten sind, daß sie wenigstens für Stunden danach einer intensivtherapeutischen Betreuung bedurften. Wir glauben, das läßt sich nicht immer vermeiden, z. B. bei Ausweitung des operativen Vorgehens bei der Tumorchirurgie oder bei ähnlichen Dingen. Wir glauben aber, daß wir dadurch in der postoperativen Phase dann doch dem Patienten mehr nutzen können, als wenn wir auf die Komplikationen warten.

Auditorium:
Ich möchte auf das gerade besprochene Thema zurückkommen, und zwar auf die Theophyllintherapie bei den ehemals Frühgeborenen. Sie haben gerade gesagt, Herr Abel, daß Sie Impedanzmessungen machen, um vorher Apnoephasen festzustellen. Bei uns stellt sich das Problem ganz einfach organisatorisch, nämlich daß ich die Kinder häufig erst am Vorabend vorgestellt bekomme und daß diese Kinder auf der Allgemeinchirurgie oder unter Umständen in der Augenklinik liegen, wo diese Möglichkeiten nicht vorhanden sind. Sollte man diese Kinder präoperativ in die Pädiatrie verlegen, um dort dann festzustellen, ob sie Apnoephasen oder keine Apnoephasen haben? Wäre das die Konsequenz daraus?

Abel (Köln):
Klinische Medizin definiert sich manchmal leider auch durch regional sehr unterschiedliche Gegebenheiten. Was ich hier ausführte, resultiert aus der und bezieht sich auf die privilegierte Situation eines großen Kinderkrankenhauses. Da die Anzahl der Kinder, die eine solche perioperative Therapie benötigen, nicht sehr groß ist, müßte es möglich sein, in jeder Kinderklinik sich die notwendige Diagnostik zu erarbeiten. Ich möchte noch die Ausführungen meines Vorredners zur Dauer der postoperativen Nachbeatmung kurz ergänzen. Auch wir haben natürlich keine genauen Zeitvorgaben betreffs der postoperativen Nachbeatmungsdauer. Aber vielleicht nutzen Ihnen die Schlagworte: Weiterführung der postoperativen Beatmung, solange stark atemdepressive Analgetikagaben notwendig sind und bis die Wärme-, Flüssigkeits- und Stoffwechselhomöostase wieder erreicht sind. Der postoperative Blutzuckerwert und das Messen der Körpertemperatur sind einfache Parameter für diese Verlaufsbeurteilung, die natürlich in einer Zeit zwischen 36 und 72 h schwanken können. Ziel ist es, die Homöostasesituation wieder zu erreichen.

Tolksdorf (Aachen):
Herr Abel, ich würde aber dazu gern noch etwas kommentieren. Ich bin mir nicht sicher, ob die Menge der Opioide, die gegeben wurden, oder Analgetika allgemein eine geeignete Richtlinie für das Entwöhnen vom Respirator sein kann.

Abel (Köln):
Nein, es ist ja nur ein Teilaspekt.

Tolksdorf (Aachen):
Ich muß aber doch darauf hinweisen, daß nach Oberbaucheingriffen oder intrathorakalen Eingriffen eine adäquate Analgesie die Atmung verbessert und nicht verschlechtert.

Abel (Köln):
Damit wir uns nicht mißverstehen, bringe ich noch eine kurze Erläuterung zu dieser Thematik. Diese Kinder kommen nach einer Neuroleptanästhesie mit Medikamentenüberhang aus dem OP. Wir brauchen ganz einfach Zeit, um die vitalen Grundfunktionen nach der Verlegung aus dem Operationsbereich zu sichern und für die Wiederherstellung der Homöostase zu erreichen. Diese beiden Komponenten kennzeichnen die Länge einer vernünftigen Nachbeatmungsdauer.

Waldschmidt (Berlin):
Herr Abel, Sie haben mit Recht und Bedacht auf die drohende Komplikation des PFC-Syndroms hingewiesen. Das ist ja für uns tatsächlich einer dieser grauen Punkte und so schwer zu behandeln. Sie haben gesagt, wir müssen das verhüten. Nun, das ist ja gar nicht einfach immer zu verhüten, weil die Genese multifaktoriell ist, es gibt viele Dinge, die da einwirken, und die lassen sich nicht immer ausschließen. Und deswegen hätte ich gern gefragt: Wie kann man so ein drohendes, also noch nicht eingetretenes, aber drohendes PFC-Syndrom erkennen? Wie kann man da das Monitoring gestalten? Auskultation? Sonographische Methoden?

Abel (Köln):
Ich bestätige, daß das PFC-Syndrom auch postoperativ noch ein ganz großes Problem darstellt. Wenn man genau hinschaut, dann stellt man bei diesen, Gott sei Dank, seltenen Verläufen fest, daß die allerersten Zeichen neben den Auffälligkeiten, die ich schon gezeigt habe, eben die Zeichen einer beginnenden Rechtsherzdekompensation sind. Und diese erklärt sich wiederum durch die Veränderungen des pulmonalen Widerstands. Das neonatale Herz ist ja, wie ich ausgeführt habe, durch eine links- und rechtsventrikulär etwa gleich große Muskelmasse gekennzeichnet. Es steigert sein HZV hauptsächlich durch Frequenzanstiege und ist in dieser intermediären Kreislaufsituation ja schon sehr an seinen Grenzen angelangt. Erhöht sich der pulmonale Widerstand dauerhaft, so werden Sie rasch Zeichen der beginnenden Rechtsherzinsuffizienz finden. Aber hier diagnostische Details zu erörtern, bedürfte eines ganzen weiteren Vortrages.

Tolksdorf (Aachen):
Darf ich noch eine Frage stellen zu den Komplikationen der Intensivtherapie beim Frühgeborenen? Es ist ja wohl heute so, daß der neonatologische Standard ausgesprochen hoch ist und Komplikationen wie die Retinopathia praematurorum unbedingt vermieden werden müssen. Meines Wissens sind hier auch bereits forensische Aspekte zu bedenken. Gibt es Richtlinien, die möglicherweise auch gutachterlich oder forensisch eine Rolle spielen?

Abel (Köln):
Das ist eine Frage, die 2 weitere Fachbereiche, nämlich die Augenheilkunde und die Neonatologie, direkt betrifft. Wenn Sie es mir erlauben, sollte sich der Kinderanästhesist hier mangels detaillierter Erfahrungen zurückhalten.

Tolksdorf (Aachen):
Ich glaube auch, daß wir dieses Thema hier nicht ausdiskutieren können. Vielleicht sollten wir beim nächsten Mal, Herr Eyrich, noch die Neonatologen zuziehen. Ich bedanke mich bei den beiden Rednern. Und wenn ich die Inhalte vielleicht kurz zusammenfassen darf, so habe ich im wesentlichen gelernt, daß die postoperative Betreuung von Frühgeborenen natürlich ein außerordentlich schwieriges Gebiet ist, daß man keine korrekten Grenzwerte angeben kann, daß man individuell vorgehen soll und daß der Schwerpunkt eigentlich darin besteht, daß man eine Prophylaxe von schweren Komplikationen betreiben sollte, bevor man sie therapieren muß. Und dasselbe gilt eigentlich auch für

den zweiten Vortrag, der sich mit der Indikation zur postoperativen Beatmung nach großen kinderchirurgischen Eingriffen befaßt hat. Zunächst einmal glaube ich, daß es notwendig ist, daß wir die Risikokinder bereits präoperativ optimieren. Da hat sich in den letzten Jahren einiges getan, also nicht „Krankheit erkannt und sofort auf den Tisch", sondern wir können uns heute durchaus Stunden Zeit lassen, um den Zustand des Patienten zu optimieren. Und auch hier ist die Prophylaxe natürlich die beste Therapie, bei Risikokindern beispielsweise die präoperative Atemtherapie, Vermeidung von Aspiration und Vermeidung von Atelektasen durch geeignete Beatmungstechnik.

D. Neugeborenenreanimation und Grenzen der Behandlungspflicht

23 Grundzüge der Neugeborenenreanimation

F. Frei

Die Reanimation des Neugeborenen im Kreissaal wird notwendig, wenn intrauterin vor oder während der Geburt ein hypoxisch-ischämischer Zustand vorliegt. Es ist evident, daß die Ursache einer solchen Entgleisung sich unterscheidet von der Ursache, die eine Reanimation während oder nach einer größeren Operation im Neugeborenenalter notwendig macht. Dementsprechend sind auch die einzelnen Schritte der Reanimation unterschiedlich. Im folgenden wird deshalb auf diesen Unterschied jeweils hingewiesen.

Um eine optimale Reanimation gewährleisten zu können, müssen wir uns mit folgenden Fragen auseinandersetzen:
1. Wann/unter welchen Umständen ist eine Reanimation zu erwarten?
2. Welches Material muß unmittelbar verfügbar sein?
3. Welche Medikamente sind notwendig?
4. Welche Anforderungen (Fertigkeiten) sollten vorausgesetzt werden können?
5. Wie sind die Prioritäten der zu treffenden Maßnahmen zu setzen (zeitlicher Ablauf, Indikationen)?

1. Wann/unter welchen Umständen ist eine Reanimation zu erwarten?

Im Kreissaal muß grundsätzlich zu jeder Zeit eine Notfallequipe bereitstehen, um ein Neugeborenes betreuen zu können. Über die Häufigkeit einer notwendigen Reanimation liegen verschiedene Zahlen vor. Das liegt daran, daß es schwierig ist, diese Notwendigkeit einheitlich zu definieren. 1,2 % aller Neugeborenen müssen länger als 1 min beatmet werden, bevor sie selber spontan atmen [13].

Wird die Definition großzügiger gefaßt, so werden Zahlen bis zu 5 % angegeben [22]. Ungefähr 2/3 dieser reanimationspflichtigen Kinder können bereits vor der Geburt identifiziert werden.

Als Ursache einer kardiopulmonalen Dekompensation können prinzipiell präpartale und peripartale Probleme unterschieden werden (Tabelle 1). Pathophysiologisch führen alle Ursachen zu einer Kombination von Hypoxie und Ischämie, wobei im Einzelfall kaum differenziert werden kann, welcher Zustand vorherrschend ist. Zudem beeinflussen sich diese beiden Zustände gegenseitig. Diese Hypoxie/Ischämie führt beim betroffenen Neugeborenen zu den bekannten Symptomen, die im Apgar-Score enthalten sind (Tabelle 2). Es

Tabelle 1. Risikofaktoren für eine erhöhte Inzidenz der Neugeborenenreanimation

Präpartale Faktoren	Peripartale Faktoren
Mütterlicher Diabetes	Notfallsectio
Schwangerschaftshochdruck	Fehllage
Rhesusfaktorinkompatibilität	Vorzeitige Wehen
Vorangegangene Totgeburt	Unzeitiger Blasensprung >24 h vor der Geburt
Blutung im 1. und 2. Trimenon	Geburtsdauer >24 h
Mütterliche Infektion	Allgemeinnarkose
Hydramnion	Morphinderivate <4 h vor der Geburt
Oligohydramnion	Mekoniumabgang
Übertragung	Nabelschnurvorfall
Mehrlinge	Blutung
Medikamenteneinnahme	Frühgeburt

Tabelle 2. Apgar-Schema zur Beurteilung von Neugeborenen (Bestimmung nach 1 min, 5 min, 10 min)

Symptom	Apgarzahl 0	1	2
Hautfarbe	Blau oder weiß	Akrozyanose	Rosig
Atmung	Keine	Langsam, unregelmäßig	Gut
Herzaktion	Keine	$<100\ \text{min}^{-1}$	$>100\ \text{min}^{-1}$
Muskeltonus	Schlaff	Träge Flexion	Aktive Bewegung
Reflexe beim Absaugen	Keine	Grimassieren	Schreien

ist außerordentlich schwierig, wenn nicht sogar unmöglich, aufgrund des Apgar-Scores oder der Blutgase aus der Nabelschnur festzustellen, inwieweit eine Hypoxie/Ischämie wichtige Organe (v. a. das Hirn) irreversibel geschädigt hat [23]. Somit lassen sich auch prognostisch während den ersten 5 min der Reanimation kaum zuverlässige Aussagen machen. Als Beispiel sollen folgende Zahlen dienen:

99% aller Kinder mit einem Apgar-Score von 3 nach 5 min entwickeln sich neurologisch völlig normal [17]. Ein pH von 7,1 im Nabelvenenblut ist nicht mit einer erhöhten Inzidenz von zerebralen Entwicklungsstörungen assoziiert [7]. Nur bei 5–10% aller Kinder mit neurologischen Entwicklungsstörungen ist die perinatale Asphyxie ursächlich beteiligt [11].

Die meisten Neugeborenen, die operiert werden müssen, sind schwer krank; das Risiko eines reanimationspflichtigen Zustandes ist deshalb größer als bei älteren Kindern. Am meisten sind diejenigen Kinder gefährdet, die sich kardiopulmonal in einem unstabilen Zustand befinden. Es ist deshalb wesentlich, bereits präoperativ die notwendigen Maßnahmen zu ergreifen, um den Zustand zu stabilisieren. Die meisten reanimationspflichtigen Zustände sind das Resultat einer Reihe von Faktoren: Hypovolämie, Hypoxie, Hyperkarbie und Hypothermie sind die häufigsten Ursachen. Entsprechende Parameter sind deshalb mit den dafür adäquaten Meßinstrumenten kontinuierlich zu monitorieren, um einer Entgleisung vorzubeugen.

2. Welches Material muß unmittelbar verfügbar sein?

Für die Einrichtungen im Kreissaal sind im allgemeinen Neonatologen oder Kinderärzte zuständig: Reanimationsplatz mit Wärmelampe plus vorgewärmten Tüchern, Absauganlage, O_2-Anschluß, Stethoskop, Beatmungsbeutel und Masken, Tuben zur endotrachealen Intubation, Laryngoskope, Katheter für einen intravenösen Zugang (peripher oder Nabelvene). Obwohl natürlich an verschiedenen Kliniken unterschiedliches Material zur Verfügung steht, gibt es doch einige Tatsachen zu erwähnen, die das Durchführen einer Reanimation vereinfachen oder die Qualität verbessern können.

Bei der Absaugeinrichtung sollte darauf geachtet werden, daß nicht ein übermäßiger Sog ausgeübt werden kann, da dadurch Schleimhautschäden auftreten können. Gewöhnliche Vakuumsysteme erzeugen einen negativen Druck von über 400 mm Hg. Obwohl nicht bekannt ist, wie hoch der optimale Sog sein soll [1], wird i. allg. mit Werten von weniger als -100 mm Hg gearbeitet.

Es konnte gezeigt werden, daß die Beatmung mit einer runden Maske aus Silikon Vorteile bringt gegenüber der Rendell-Baker-Maske [19]. Die Beatmung kann sowohl mit einem selbstaufblasbaren Beutel (Ambu, Laerdal) als auch mit einem halboffenen System (Mapleson D) durchgeführt werden. Allerdings gilt es zu beachten, daß beim erstgenannten System ein O_2-Reservoirschlauch vorhanden sein muß.

Zur Intubation werden verschiedene endotracheale Tuben empfohlen. Diese unterscheiden sich in der Steifheit des Materials und in der Form der Spitze. Generell kann man sagen, daß steife Tuben einfacher zum Einführen sind, auf der anderen Seite aber eher zu Intubationsschäden führen [21]. Cole-Tuben zeichnen sich dadurch aus, daß die Spitze (distale 2–3 cm) einen kleineren Durchmesser hat als der proximale Teil des Tubus. Dies soll das zu tiefe Einführen des Tubus verhindern. Der Nachteil dieser Tuben ist offensichtlich, daß durch den relativ großlumigen proximalen Teil des Tubus Druckstellen am Larynx entstehen können. Es gilt deshalb die Regel, daß diese Tuben, wenn sie gebraucht werden, sobald wie möglich gewechselt werden [16].

Wegen der speziellen Anatomie des Neugeborenenatemweges werden fast immer Laryngoskope mit geraden Spateln verwendet.

Neben der klinischen Beurteilung des Kindes lohnt es sich, gewisse Parameter zu messen: Das Pulsoxymeter und ein nicht-invasives Blutdruckmeßgerät haben sich hierzu als geeignet erwiesen. Allerdings müßten bei Verwendung dieser Monitoren die entsprechenden Normwerte bei Neugeborenen bekannt sein [12, 24, 26]. Ein Elektrokardiogramm dient zur Diagnostik von Rhythmusstörungen (AV-Blockierung).

3. Welche Medikamente sind notwendig?

Neben O_2 müssen verschiedene Medikamente sofort verfügbar sein. Natriumbikarbonat (Nabic), Adrenalin, Glukose und Naloxon sind die wichtigsten 4 intravenös zu verabreichenden Medikamenten. Zudem sollte eine Flüssigkeit für den Volumenersatz in Form einer pasteurisierten Plasmaproteinlösung

Tabelle 3. Indikationen zur Verabreichung von Medikamenten

Medikamente	Indikation	Dosierung
Natriumbikarbonat 8,4% (1 ml = 1 mmol)	Schwere metabolische Azidose	2 mmol/kg KG i. v., gemischt mit Glukose 5% im Verhältnis 1:1
Adrenalin 1:10000 (1 ml = 10 μg)	Bradykardie unter 80 min^{-1} trotz adäquater Ventilation mit 100% O_2 während mindestens 30 s oder Herzstillstand	0,1–0,3 ml/kg KG i. v. oder intratracheal
Naloxon 0,4 mg/ml	Schwere Atemdepression *und* Opiatverabreichung der Mutter in den letzten 4 h vor Geburt	0,001 mg/kg KG i. v.
Plasmaprotein	Zeichen der Hypovolämie (Blässe nach guter Oxygenation, schwacher Puls trotz guter Herzfrequenz, schlechtes Ansprechen auf Reanimation, tiefer Blutdruck)	10 ml/kg KG i. v.

ebenfalls zur Verfügung stehen. Die entsprechenden Dosierungen sind aus Tabelle 3 ersichtlich. Weitere Medikamente, die im engeren Sinn nicht zur Reanimation gebraucht werden, die aber auch in einen Kreissaal gehören, sind: Diazepam, Phenobarbital, Morphin, Atropin, Kalzium, Furosemid, Isoproterenol und Lidocain.

4. Welche Anforderungen (Fertigkeiten) sollten vorausgesetzt werden können?

Im Jahre 1989 wurde in der Schweiz eine repräsentative Umfrage unter allen Spitälern mit geburtshilflichen Abteilungen durchgeführt (Frei, eigene Daten). Alle Chefärzte bzw. leitenden Ärzte der Anästhesie in diesen Spitälern wurden befragt, inwieweit sie an der Reanimation des Neugeborenen an ihrem Spital beteiligt sind. 93% aller Fragebogen wurden zurückgeschickt. 79% aller befragten Ärzte sind mehr oder weniger häufig bei der Reanimation des Neugeborenen involviert, allerdings haben nur 22% einen offiziellen Auftrag dazu. Diese Umfrage zeigte klar, daß sehr viele Anästhesisten relativ selten und dann meist unvorbereitet Neugeborene reanimieren müssen. Ebenfalls klar wurde der Mangel an Ausbildung und Erfahrung. Es ist anzunehmen, daß in Deutschland die Situation vergleichbar ist (Holzki, persönliche Mitteilung). In der Schweiz werden Weiterbildungskurse, die v. a. die praktischen Aspekte beleuchten, speziell für Anästhesisten durchgeführt. Dabei wird bei der Diagnostik in erster Linie auf die Beurteilung der Herzfrequenz und Atmung und erst in zweiter Linie auf das Errechnen des Apgar-Scores Wert gelegt. Bei der Therapie steht die Beatmung mit der Maske im Vordergrund. Die Entfaltung der Lunge soll mit einem Beatmungsdruck von 20–30 cm H_2O während 3–5 s erfolgen [25]. Nach der

Verabreichung einiger solcher Atemstöße wird anschließend mit einer Frequenz von 40–50 Atemzügen/min weiterbeatmet. Obwohl die Maskenbeatmung im Vergleich mit der Beatmung über einen endotrachealen Tubus weniger effizient ist [15], wird das Neugeborene durch die initialen Atemzüge soweit stimuliert, daß es selbst zu atmen beginnt und diese Spontanatmung häufig ausreicht, um eine adäquate funktionelle Residualkapazität auszubilden. Erfahrungsgemäß ist es v. a. diese Maskenbeatmung, die dem Ungeübten am meisten Probleme bereitet. Erst von sekundärer Wichtigkeit ist die Intubationstechnik, die Herzmassage und das Einlegen eines intravenösen Katheters.

Um korrekt und möglichst atraumatisch intubieren zu können, muß die betreffende Person in erster Linie mit dem Material vertraut sein. Dann sollten die anatomischen Unterschiede zwischen einem Erwachsenen- und einem Neugeborenenlarynx bekannt sein. Der Larynx beim Neugeborenen liegt höher, die Achse des Luftweges zwischen Larynxeingang und Trachea ist beim Neugeborenen nach dorsal konvex gebogen, im Gegensatz zum Erwachsenen, wo diese Achse gerade ist. Die Epiglottis ist beim Neugeborenen mehr nach dorsal gekippt, länger und omegaförmig ausgebildet. Diese anatomischen Unterschiede bedingen die Anwendung eines geraden Spatels, mit dem die Epiglottis aufgeladen wird.

Anekdotische Berichte weisen darauf hin, daß die Herzmassage mittels beiden Händen (beide Daumen auf dem Sternum, die restlichen 8 Finger um den Thorax auf den Rücken) effektiver ist als das Drücken auf das Sternum mit 2 Fingern [6, 20]. Die Daumen sollen dabei über dem unteren Drittel des Sternums liegen [9], die Eindrücktiefe soll ca. 1 cm betragen. Die Herzmassage soll mit einer Frequenz von ca. 120 min^{-1} durchgeführt werden.

Das Legen eines intravenösen Zugangs kann auf verschiedene Weisen erfolgen. Gewisse Neonatologen bevorzugen einen peripheren Zugang. Besteht jedoch wenig Praxis mit dieser Methode, ist sicherlich das Einführen eines Nabelvenenkatheters einfacher und führt schneller zum Ziel.

5. Wie sind die Prioritäten der zu treffenden Maßnahmen zu setzen (zeitlicher Ablauf, Indikationen)?

Abbildung 1 gibt einen Überblick über den zeitlichen Ablauf einer Neugeborenenreanimation. Nach Durchführen der initialen Maßnahmen (links oben) erfolgt die Diagnostik, wobei klar die Beurteilung der Atmung und der Herzfrequenz im Vordergrund steht [8]. Im Zentrum der therapeutischen Bemühungen steht die O_2-Zufuhr über Beutel und Maske. Wenn indiziert, soll Narcanti frühzeitig verabreicht werden. Die Indikation zur Herzmassage ist gegeben, wenn das Kind initial keine Herzaktion hat oder wenn die Herzfrequenz nach adäquater O_2-Zufuhr unter 80 min^{-1} bleibt. Intubiert wird, wenn die Maskenbeatmung nicht möglich ist, wenn das Neugeborene längerdauernde positive Druckbeatmung benötigt oder wenn ein starker Verdacht auf das Vorliegen einer diaphragmatischen Hernie besteht. Die Indikationen zur Verabreichung von Medikamenten sind in Tabelle 3 angegeben.

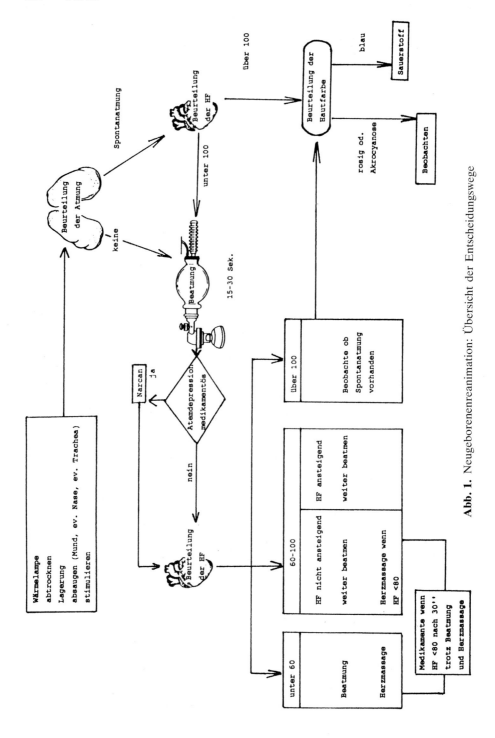

Abb. 1. Neugeborenenreanimation: Übersicht der Entscheidungswege

Da es sich beim Natriumbikarbonat 8,4% um eine stark hyperosmolare Lösung handelt, soll sie immer mit Glukose oder mit Aqua dest. verdünnt werden. Die Azidose soll, wenn immer möglich, dokumentiert werden. Über den Begriff „schwere metabolische Azidose" herrscht keine Einigkeit. Ein pH unter 7,0 ist sicherlich als „schwer" zu bezeichnen, auf der anderen Seite wird ein gut atmendes Kind mit einem pH im Nabelarterienblut bei Geburt von 7,09 kein Natriumbikarbonat benötigen. Eine weitere Indikation zur Verabreichung von Natriumbikarbonat ist die Notwendigkeit einer längerdauernden Reanimation (Herzfrequenz immer noch unter 100 min^{-1} nach einigen Minuten, was mit einer gewissen Wahrscheinlichkeit die weiterdauernde Produktion von Laktat bedeutet).

Schlußbemerkungen: Diese Übersicht erhebt keinen Anspruch auf Vollständigkeit. Insbesondere werden aus Platzgründen spezielle Krankheiten nicht im Detail diskutiert. So wird auf die Diskussion der unmittelbaren Behandlung der Mekoniumaspiration [5] und den speziellen Problemen der kleinen Frühgeburten verzichtet. Es wird auf spezielle Arbeiten verwiesen [2, 3, 4, 10, 14, 18].

Literatur

1. Ballard JL, Farley AJ, Atherton H, Musial MJ, Khoury JC (1988) Negative pressures used for delivery room neonatal resuscitation. J Pediatr 112:478–481
2. Bloom RS, Cropley C, Drew CR (1987) Textbook of neonatal resuscitation. American Heart Association, Los Angeles/CA (SBN 0-87493-605-5)
3. British Paediatric Assoc, College of Anaesthetists, Royal College of Midwives, Royal College of Obstetricians and Gynaecologists: Resuscitation of the newborn, part 1: Basic resuscitation. Chameleon Press, London (ISBN 0-902331-47-7)
4. British Paediatric Assoc, College of Anaesthetists, Royal College ov Midwives, Royal College of Obstetricians and Gynaecologists: Resuscitation of the newborn, part 2: Advanced resuscitation. Chameleon Press, London (ISBN 0-902331-48-5)
5. Cunningham AS, Lawson EE, Martin RJ, Pildes RS (1990) Tracheal suction and meconium: A proposed standard of care. J Pediatr 116:153–154
6. David R (1988) Closed chest cardiac massage in the newborn infant. Pediatrics 81:552–554
7. Dennis J, Johnson A, Mutch L, Yudkin P, Johnson P (1989) Acid-base status at birth and neurodevelopmental outcome at four and one-half years. Am J Obstet Gynecol 161:213–220
8. Editorial (1984) Is the apgar score outmoded? Lancet II:591–592
9. Finholt DA, Kettrick RG, Wagner HR, Swedlow DB (1986) The heart is under the lower third of the sternum. Am J Dis Child 140:646–649
10. Fisher DE, Paton JB (1986) Resuscitation of the newborn infant, care of the high-risk neonate. Saunders, Philadelphia, pp 31–50
11. Hall DMB (1989) Birth asphyxia and cerebral palsy. Br Med J 299:279–299
12. harris AP, Sendak MJ, Donham RT (1986) Changes in arterial oxygen saturation immediately after birth in the human neonate. J Pediatr 109:117–119
13. MacDonald HM, Mulligan JC, Allen AC, Taylor PM (1980) Neonatal asphyxia. I. Relationship of obstetric and neonatal complications to neonatal mortality in 38,405 consecutive deliveries, J Pediatr 96:898–902
14. Milner AD (1986) Resuscitation at birth. Br Med J 292:1657–1659
15. Milner AD, Vyas H, Hopkin IE (1984) Efficacy of facemask resuscitation at birth. Br Med J 289:1563–1565
16. Mitchell MD, Bailey CM (1990) Dangers of neonatal intubation with the Cole tube. Br Med J 301:602–603

17. Nelson KB, Ellenberg JH (1981) Apgar scores as predictors of chronic neurologic disability. Pediatrics 68:36–45
18. Obladen M (Hrsg) (1989) Gestörte postnatale Adaptation, Neugeborenen Intensivpflege. Springer, Berlin Heidelberg New York Tokyo, S 23–43
19. Palme C, Nyström B, Tunell R (1985) An evaluation of the efficiency of face masks in the resuscitation of newborn infants. Lancet I:207–210
20. Todres ID, Rogers MC (1975) Methods of external cardiac massage in the newborn infant. J Pediatr 86:781–782
21. Topsis J, Kinas HY, Kandall SR (1989) Esophageal perforation – A complication of neonatal resuscitation. Anest Analg 69:532–534
22. Valman HB (1979) The first year of life: Resuscitation of the newborn. Br Med J II:1343–1345
23. Vanucci RC (1990) Experimental biology of cerebral hypoxia-ischemia: Relation to perinatal brain damage. Pediatr Res 27:317–326
24. Versmold HT, Kitterman JA, Phibbs RH, Gregory GA, Tooley WH (1981) Aortic blodd pressure during the first 12 hours of life in infants with birth weight 610 to 4,220 grams. Pediatrics 67:607–613
25. Vyas H, Milner AD, Hopkin IE, Boon AW (1981) Physiologic responses to prolonges and slow-rise inflation in the resuscitation of the asphyxiated newborn infant. J Pediatr 99:635–639
26. Weindling AM (1989) Blood pressure monitoring in the newborn. Arch Dis Child 64:444–447

Diskussion zu Beitrag 23

Kattner (Berlin):
Ich habe eigentlich keine Anfragen, sondern nur zwei Kleinigkeiten vorzubringen, die ich ergänzen möchte. Zuerst komme ich zu dem verbreiteten Verdünnen der Natriumbikarbonatlösung mit Glukoselösung. Es empfiehlt sich doch, Aqua dest. zu nehmen, wenn man die Osmolarität maximal senken will. 5%ige Glukoselösung ist ja bereits isoton. Dies ist praktisch, gerade auch, wenn man Sorge hat, wo der Nabelvenenkatheter liegt. Und dann kann ich mich als Neonatologin nicht so ganz damit anfreunden mit der Behauptung, man könne im Kreißsaal keinen Blutdruck messen. Ich denke, es gehört in jede Klinik ein Blutdruckmeßgerät an den Reanimationsplatz. Ich werde auch nicht gewillt sein, von dieser Forderung abzuweichen und statt dessen die Rekapillarisierungszeit zu akzeptieren.

Frei (Basel):
Ich bin natürlich durchaus einverstanden, wenn man die Möglichkeit hat, den Blutdruck mit einem entsprechenden Gerät zu messen. Vielleicht auch ein Wort zu einem weiteren Monitoringgerät, das meiner Meinung nach immer mehr im Kreißsaal verwendet wird: das Pulsoxymeter. Mit dem Pulsoxymeter ist es möglich, die Effizienz der Beatmung objektiver zu beurteilen.

Auditorium:
Wenn Sie ein bradykardes Kind vor sich haben, das Sie mit Maske beatmen, geben Sie zusätzlich sublingual Atropin oder warten Sie ab, ob die Frequenz mit der Beatmung steigt?

Frei (Basel):
Für mich hat Atropin keinen Platz in der Neugeborenenreanimation, außer wir haben einen dokumentierten AV-Block. Wenn nach 15 s adäquater Beatmung unter O_2-Zufuhr weiterhin eine Bradykardie besteht, würde ich primär Adrenalin geben.

Auditorium:
Eine letzte Frage: Wie würden Sie die initialen Beatmungszüge mit der Maske machen, mit steigendem Druck oder mit anhaltendem, gleichmäßigem Druck? Was sehen Sie als vorteilhafter an?

Frei (Basel):
Das Problem dieser Frage ist, daß mit dem Ambubeutel diese Forderung von den Neonatologen, die auch dokumentiert ist, nämlich ein verlängertes inspira-

torisches Druckniveau zu halten, sehr schwierig durchzuführen ist. Wenn man eines der erwähnten pädiatrischen Systeme hat (Mapleson-D-System), ist es möglich, über längere Zeit – sprich 3–5 s – einen erhöhten Druck beizubehalten und damit die FRC auszubilden. Ob dieses Druckniveau nun langsam ansteigend oder gerade unmittelbar ein hoher Druck erzeugt werden soll, weiß ich nicht. Ich kenne keine Arbeiten, die einen Vorteil der einen gegenüber der anderen Methode belegen könnten. Aber ich bin überzeugt, daß eine langdauernde Inspiration mit erhöhtem Druck für die Ausbildung der FRC und damit auch der Oxygenation eine sehr wesentliche Maßnahme ist.

Auditorium:
Sie haben den Stellenwert der Herzmassage nicht erwähnt. Gibt es keine Indikationen für Herzmassage?

Frei (Basel):
Es tut mir leid, daß ich aus Zeitgründen nicht auf diese Frage eingegangen bin. Die Herzmassage wird durchgeführt, wenn nach 15–30 s adäquater Ventilation die Herzfrequenz unter 80/min ist. Es sollen beide Hände um den Thorax gehalten werden und das Sternum im unteren Drittel mit beiden Daumen ca. 1–2 cm tief komprimiert werden. Adrenalin wird verabreicht, wenn trotz Oxygenation und Herzmassage nach 30 s keine Verbesserung der Herzfrequenz eintritt.

24 Das schwergradig fehlgebildete Neugeborene: Die Grenzen der Behandlungspflicht aus kinderchirurgischer Sicht

B. Thomasson

Ethik ist nicht eine unveränderliche, exakte Wissenschaft. Ethik und Moral sind Zusammenfassungen von generell akzeptierten menschlichen Verhaltensweisen und Auffassungen davon, was recht und was unrecht ist. Geographie, Kultur, Religion, Ökonomie, Erziehung, Ausbildung, Lebenserfahrungen usw. können tiefgreifende Einflüsse auf die ethische Beurteilung haben, sowohl individuell als auch kollektiv in der Gesellschaft.

Daraus folgt erstens, daß, was in einer Umgebung ethisch scheint, anderswo als unethisch betrachtet wird. Oft haben nicht einmal alle Mitglieder derselben Gesellschaft – Familie, Kirche, Nation – eine gemeinsame ethische Auffassung.

Zweitens folgt, daß die jeweiligen ethischen Normen unter allen diesen Einflüssen nicht statisch bleiben, sondern von Zeit zu Zeit sich verändern. Dies betrifft sowohl die Bewertungen der Gesellschaft als diejenige eines einzelnen Individuums.

Drittens ergibt sich, daß ein nach unserem eigenen Maßstab ethisches Verhalten *einem* Patienten gegenüber zugleich für *einen anderen* Menschen ein Unrecht sein kann.

Wir erleben eine manchmal unlösliche Konfliktsituation, die uns lehrt, daß Ethik nicht etwas Absolutes und Unabhängiges ist, sondern daß Relationen und Konsequenzen öfters erwogen werden müssen.

Die Psychologen haben mir gesagt, daß ein Gefühl eines Menschen nie von einem anderen als falsch beurteilt werden kann. Ethik und Moral sind stark gefühlsmäßig. Somit könne niemand seine eigenen ethischen Erwägungen einem anderen als die einzig richtigen aufzwingen. Ich möchte auch auf keine Weise vorschreiben, was richtig ist, sondern nur meine Gedanken und Erfahrungen von ernsthaft fehlgebildeten Neugeborenen mitteilen.

Wenn auch niemand uns ethische *Gedanken* verbieten kann, liegt es jedoch im Interesse einer geordneten Gesellschaft, daß keiner *in der Tat* zu weit vom Majoritätskonsensus abweicht – besonders wenn es zu Fragen über Leben und Tod kommt. Für diesen Zweck haben wir Gesetze, die sich in verwandten Kulturen und Ländern mehr oder weniger ähnlen.

Begreiflicherweise kommen die Juristen aber leider einen Schritt nach der nicht immer voraussehbaren Entwicklung zum Zug – denken wir nur an künstliche Befruchtung, Reagenzglaskinder, Ersatzmütter, Abtreibung, Euthanasie und ähnliche äußerst leidenschaftlich und nicht immer rational diskutierte Problemstellungen.

Wenn wir dann das Verhalten zu schwergradig fehlgebildeten, beziehungsweise hirngeschädigten Neugeborenen diskutieren wollen, so sehen wir, daß dieses Verhalten in verschiedenen Ländern und Kulturen sehr variiert.

Man kann, etwas vereinfacht, einerseits von Pflichtethik und anderseits von Konsequenzethik reden.

Die Pflichtethik wird auch Sanctity-of-life-Konzept oder Krankheitsorientierung genannt, während die Konsequenzethik auch Quality-of-life-Konzept oder personenorientierte Ethik genannt worden ist.

Die erstgenannte Anschauung behauptet, daß Überleben an sich ein erstrebenswertes Ziel ist, für welches alles in jeder Situation eingesetzt werden soll, ohne irgendwelche Rücksichten auf Kosten und Konsequenzen für Patient, Familie oder Gesellschaft.

Die pflichtethische Stellungnahme wird von manchen Glaubenslehren als die einzig richtige empfohlen. Sie ist erhaben idealistisch und zugleich einfach. Man braucht überhaupt in keine schmerzhaften und schwierigen Erwägungen einbezogen zu werden. Diese Einstellung ist auch in guter Konformität mit jungen, idealistischen und optimistischen Gemütern, die noch nicht allzusehr von den unwiderruflichen Realitäten des Daseins betroffen wurden.

Der Einsatz aller Anstrengungen und sogar heroischen Methoden in jedem Fall – sei er auch völlig hoffnungslos – bietet Gelegenheit, zu lernen und technische Fortschritte zu machen. Wenn auch das aktuelle Neugeborene nicht zu retten wäre, könnten die Erfahrungen jedenfalls zukünftigen Patienten helfen. Wir haben gewiß heute in der Medizin Routinemethoden, die anfangs als unzulässige Humanexperimente abgelehnt worden sind, z. B. die Narkose, die Appendektomie, die Herzkatheterisierung, die Transplantationschirurgie und die künstliche Beatmung.

Ich finde aber, daß der Arzt, wenn er unkritisch die pflichtethische Einstellung einnimmt, es sich zu einfach macht und sich feige benimmt. Die Konsequenzen dieser Einstellung sind für den Patienten sowie für die Umgebung m. E. einfach nicht immer annehmbar.

Ich bin persönlich nach einem naiven, idealistischen, fiktiv allmächtigen, pflichtethischen Anfang zu einer eher konsequenzethischen Philosophie gekommen. Das ist allmählich geschehen, und zwar nach Beobachtung einer kumulativen Reihe von grausamen Folgen von heroischen chirurgischen Eingriffen. Ich habe während dieser Metamorphose etliche wache nächtliche Stunden verbracht, bedauernd, daß wir uns für eine Operation entschieden haben und ich geschickt genug operieren konnte, um das Leben des Kindes zu retten, obschon die Operation nicht eine genügende Lebensqualität gewährleisten konnte.

In ganz Skandinavien herrscht heute eine vorwiegend konsequenzethische Einstellung. Ab und zu kommen zwar fanatische pflichtethische Verhaltensweisen vor – fast ohne Ausnahme von Leuten, die die Konsequenzen eines unerbittlichen pflichtethischen Vorgehens später nicht tragen müssen.

Außer dem meistens vergeblichen Leiden und der gewöhnlicherweise protrahierten Entwürdigung des betroffenen Kindes sind die Folgen einer rigiden Pflichtethik für die Familie oft katastrophal. Man hat viele Ehen scheitern sehen und schwer vernachlässigte Geschwister beobachtet. Es scheint mir nicht logisch, daß das Prinzip des Überlebens um jeden Preis irgendwelche Belästigungen anderer Individuen rechtfertigen kann.

In Ländern mit dichtem sozialem Schutznetz, wie z. B. in Schweden, wird viel von der erheblichen ökonomischen Belastung – neonatal sowie durch das ganze Leben des Patienten – von der Gesellschaft übernommen. Es ist gesagt worden, daß der kulturelle Stand eines Landes danach beurteilt werden kann, wie man in diesem Lande die Kranken, Invalidisierten, Armen und andere auf „der Rückseite der Gesellschaft" behandelt. Es ist auch in manchen industrialisierten Ländern als schändlich angesehen worden, von Geld und Rentabilität in Zusammenhang mit Leben und Gesundheit zu sprechen.

Unabhängig davon, ob es uns gefällt oder nicht, sind wir aber auch in reichen Ländern jetzt so weit, daß auch in der Krankenpflege täglich schmerzliche Prioritätsentscheidungen gemacht werden müssen.

Schweden, das Land mit den höchsten Steuern in der Welt und nach den USA das Land, das den größten Anteil des Bruttosozialprodukts für Krankenpflege ausgibt, erlebt zur Zeit krampfhafte Versuche, die immer mehr steigenden Kosten in Ordnung zu bringen. Es gibt einfach nicht Steuergelder genug für die immer teureren technischen Methoden, die immer höheren finanziellen Erwartungen des Pflegepersonals, die immer zahlreicheren hilflosen Alten und die sogar überkompensierenden und mißbrauchten Krankenspesen. Die zu spät ergriffenen politischen Maßnahmen sind jetzt panikartig und wild. Wir haben als Resultat Massenflucht der Narkoseschwestern, wachsende Operationswartelisten, Mangel an Hüftprothesen, in ihren Exkrementen liegende ungepflegte Greise usw. erleben müssen.

Die geschilderten ökonomischen Begrenzungen haben, wenigstens in Schweden, eine emotionale Diskussion unter den Laien geweckt, wen es sich zu behandeln lohnt und wen nicht. Wie unangenehm und widerlich es uns auch scheint, an dieser Diskussion teilzunehmen, wir müssen es jedoch als Fachleute tun. Sonst lauert die grauenhafte Alternative, daß die Selektion für Behandlung bzw. Nichtbehandlung aus nichtmedizinischen Gründen getroffen wird.

Die schwedische Not ist natürlich sehr relativ. Global gesehen ist Schweden – und sicher noch mehr Deutschland – unheimlich reich. Nur müssen wir jetzt auch in reichen Ländern Prioritäten setzen. Letzten Sommer hatte ich Gelegenheit, während 2 kinderchirurgischen Wochen in Manchester mit erfahrenen Kinderchirurgen aus aller Welt zu sprechen. Ein immer wieder erörtertes Diskussionsthema waren die begrenzten Ressourcen. In vielen Gegenden in Afrika und Asien kommt eine operative Behandlung eines fehlgebildeten Neugeborenen nur in Frage, wenn man mit einer einzigen Operation ein völlig gesundes Kind erhalten kann. Kontrollbesuche und Sekundäroperationen sind überhaupt nicht möglich, und ein lebenslänglich „defektes" Kind ist einfach eine zu große Belastung für die Familie.

Wenn die Rede jetzt von globalen Verhältnissen ist, muß man vielleicht auch bedenken, daß eines der gewaltigsten Problemen der Erde die Überbevölkerung ist. In diesem Licht scheinen heroische Einsätze, um schwer fehlgebildete Neugeborene für ein subqualitatives Leben zu retten, nicht ganz logisch, besonders falls damit auch defekte Erbanlagen weitergeleitet werden könnten. Ich bin mir darüber ganz im Klaren, daß derartige Überlegungen in unseren

Kulturkreisen überhaupt nicht in die Diskussion eingeführt werden können, wenn man Auge in Auge mit einem betroffenen Kind und seiner Familie sitzt. Das Thema ist nicht einmal in theoretischen Diskussionen zwischen Fachleuten „stubenrein". Kalt logisch macht es sich aber aufdrängend bemerkbar.

Auch die Frage der Abtreibung stellt Ethik und Logik vor schwierige Probleme. In Schweden werden jährlich fast 40000 gesunde Leibesfrüchte abgetrieben – d. h. jede 4. Schwangerschaft wird abgebrochen – nur weil ein Kind zur betreffenden Zeit der Mutter nicht paßt. In den größeren Städten wie Stockholm wird sogar jeder 3. Fetus abgetrieben.

Das Motiv kann die Karriere sein oder auch nur eine Reise, die falsche Jahreszeit oder die erneute Überlegung ökonomischer Aspekte. Vor dem Ende der 12. SSW muß die Frau überhaupt kein Motiv für ihre Entscheidung bekanntgeben.

Es ist für mich nicht verständlich, daß man sich einerseits für ein sehr kleines Früh- oder für ein schwer mißgebildetes Neugeborenes unter Drohung von rechtlichen Folgen maximal einsetzen muß, während hinter der Wand in derselben Klinik fast gleichreife, gesunde Leibesfrüchte absichtlich abgetötet werden. Die progressive Annäherung der oberen legalen Abortgrenze und der unteren Lebensgrenze der Feten hat die Diskussion zu diesem Thema in Schweden sehr peinlich gestaltet.

Was ich jetzt zugunsten einer konsequenzethischen Verhaltensweise gesagt habe, scheint sicherlich sehr düster und negativ. Glücklicherweise steht der Kinderchirurg, auch einer von konsequenzethischer Auffassung, nur selten vor der Entscheidung, zu operieren oder nicht zu operieren, wenn er mit einem schwergradig fehlgebildeten Neugeborenen konfrontiert wird, weil diese Situation nicht allzu häufig ist.

Wie in den folgenden Beispielen gezeigt wird, sind weiterhin mehrere der schweren Fehlbildungen, die ich erlebt habe, Schließungsdefekte des Neuralohres, die derzeitig mit Ultraschall pränatal entdeckt werden können. Somit ist die Entscheidung über Leben oder Tod in manchen von diesen Fällen nunmehr eher eine obstetrische als eine kinderchirurgische Angelegenheit. Das wird in der Zukunft die Anzahl unangenehmer postnataler Entscheidungen noch verringern.

Ich möchte jetzt kurz über eigene Erfahrungen in den kinderchirurgischen Kliniken in Turku, Finnland, und Stockholm, Schweden, berichten. Während 15 Jahren, bei einem Krankengut von etwa 100000 kinderchirurgischen Aufnahmen, ist die Fragestellung „operieren oder nicht operieren" nur 29mal von überweisenden Kollegen oder den Kinderchirurgen selbst aktualisiert worden.

Von unseren 29 Fällen wurden 25 nicht operiert, während 4 Operationen unterzogen wurden; 27 von den Patienten sind innerhalb 7 Wochen gestorben.

Ein Patient mit einer nichtoperierten großen okzipitalen Enzephalozele „lebt" in einer Institution und hat offenbar nie einen sinnvollen Kontakt mit der Umgebung gehabt (Abb. 1).

Der zweite überlebende Patient lebt zu Hause nach Operation einer Meningoenzephalozele, ist aber auch sehr schwergradig retardiert und kaum kontaktfähig.

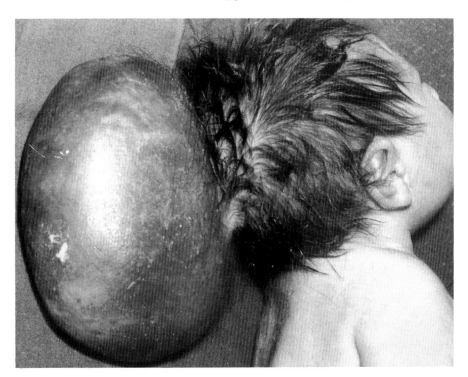

Abb. 1. Nichtoperierte Enzephalozele

Die Neugeborenen, bei welchen diskutiert wurde, ob man operieren sollte oder nicht, können in 4 Gruppen unterteilt werden.

In der 1. Gruppe hatten wir 10 moribunde Neugeborene mit Defekten, die nicht korrigierbar waren, sowie mit Anenzephalus, Monstrositäten, Trisomie 13 oder 18 (Abb. 2 und 3).

Da diese Kinder nicht gerettet werden können, ist die ethische Frage eigentlich nicht, ob der Patient selbst operiert oder nicht operiert wird. Eher besteht die Frage, ob andere todeskranke Kinder das Recht haben sollen, von dem Unglück der fehlgebildeten Neugeborenen zu profitieren, indem man sie als Organspender benutzt, oder aber ob Chirurgen, Anästhesisten usw. sie ohne Erfolgsaussichten behandeln sollen, um den nächsten Patienten mit größerer Erfahrung helfen zu können.

In der 2. Gruppe hatten wir 9 Kinder mit potentiel letalen, aber wenigstens teilweise chirurgisch korrigierbaren Mißbildungen. Nur waren andere assoziierte Mißbildungen derartig ernsthaft, daß ein erträgliches Leben nicht erwartet werden konnte.

Ein Kind hatte außer Extremitätsdefekten auch gastrointestinale Atresien (Abb. 4).

Ein Kind hatte auch eine Ösophagusatresie und Analatresie (Abb. 5).

Bei diesem Kind waren alle Extremitäten schwergradig fehlgebildet.

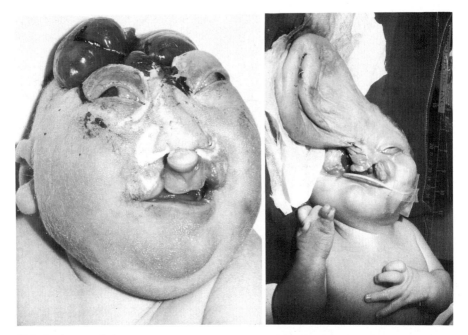

Abb. 2. Anenzephalus **Abb. 3.** Rupturierte Enzephalozele

Ein Kind hatte ebenfalls eine Ösophagusatresie und Analatresie, außerdem keine Nieren (Abb. 6).

Ein Kind hatte keine Lumbalwirbeln und war völlig paraplegisch. Dazu hatte es eine Ösophagusatresie (Abb. 7). In allen diesen Fällen wurden die Atresien nicht operiert.

In der 3. Gruppe hatten wir 7 Neugeborene mit schweren, oft progressiven Defekten, z. B. mit großer thorakaler Meningomyelozele.

Die Mißbildung hatte eine Analinkontinenz, eine Harninkontinenz, Harninfekte, eine schwere Rückenverkrümmung und dislozierte Hüftgelenke sowie auch einen Hydrozephalus, der einer Liquorableitung bedurfte, zur Folge.

Ein Kind hatte eine vesikointestinale Fissur ohne Aussichten, Kontinenz zu erreichen, und dazu noch ein defektes Herz (Abb. 8). Ein chirurgischer Eingriff wurde abgelehnt.

Wir haben in dieser Gruppe noch Kinder mit sehr großen Enzephalozelen und Mikrozephalie.

Die Mißbildungen in dieser Gruppe waren nicht unmittelbar und unbedingt letal, sogar wenn sie nicht sofort operiert worden wären. Die gesamte Behinderung und die stetige Progression der Begleitkrankheiten waren aber sowohl für die quantitative als auch für die qualitative Lebensprognose derart ungünstig, daß retrospektiv ein aufwendiges und für den Patienten sehr belastendes Operationsprogramm nicht berechtigt erschien.

Ein extrem seltenes Vorkommnis (Gruppe 4) sind siamesische Zwillinge (Abb. 9). Die Zwillinge hatten ein gemeinsames Herz, und eine Entscheidung

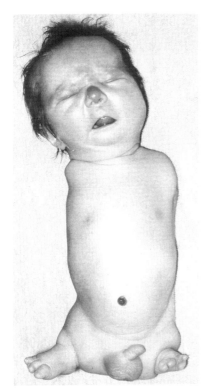 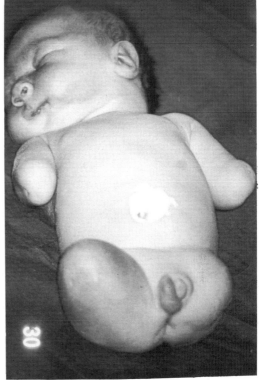

Abb. 4. Kind mit Extremitätendefekten und gastrointestinalen Atresien

Abb. 5. Kind mit Ösophagusatresie und Analatresie

zum Operieren hätte ein bewußtes Opfern des einen Zwillinges bedeutet, um dem anderen eine Chance zu geben, es sei denn, daß ein kompatibles, anenzephalisch Neugeborenes eben zur aktuellen Zeit als Herzspender zur Verfügung gestanden hätte und die technischen Schwierigkeiten hätten überwunden werden können. Uns standen die Möglichkeiten einer – und noch weniger zweier – Herztransplantationen nicht zur Verfügung und eine Separation der Zwillinge mit bewußtem Aufgeben des Lebens des einen wurde deshalb in Betracht gezogen.

Die schmerzvolle Entscheidung, welchen Zwilling zu opfern, und die diesbezügliche Diskussion mit den Eltern wurde uns in unserem Falle erspart, dadurch daß die Zwillinge plötzlich an Herzinsuffizienz starben. Wir sahen dann die Einzelkammer, die 4 Herzohren und die 2 Aorten.

Was ich jetzt von den morphologischen kongenitalen Mißbildungen gesagt habe, kann auch gewissermaßen für postnatal eingetretene Defekte gelten. Ein heißes Diskussionsthema ist z. B. unser Verhalten gegenüber sehr kleinen Frühgeburten und gegenüber der Gefahr der Hirnschädigung.

Nur sind die individuellen zukünftigen Defekte und sogar die Prognose quoad vitam nicht zur Zeit der Behandlungsentscheidung übersehbar. Man muß sich dann, wenn man selektiv vorgehen will, auf die Statistik stützen.

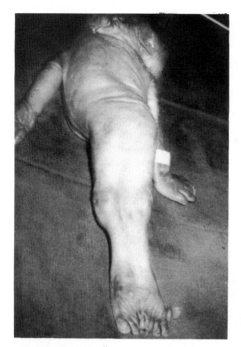 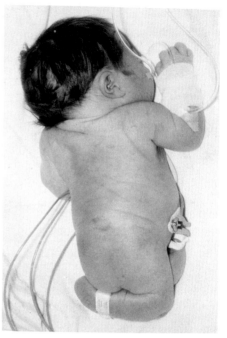

Abb. 6. Kind mit Ösophagusatresie und Analatresie, dazu noch ohne Nieren

Abb. 7. Kind ohne Lumbalwirbel und mit vollständiger Paraplegie, dazu noch mit Ösophagusatresie

Es gibt Autoren, die meinen, daß extreme Therapieeinsätze nur bei Patientengruppen mit über 50% Chance zu defektfreiem Überlegen angezeigt sind. Falls man solche statistische Kriterien für die Auswahl zur Behandlung anwenden will, heißt dies, daß Frühgeburten vor der 25. SSW nicht zur Intensivtherapie selektiert werden sollten. Würde man das Problem rein statistisch angehen, müßte man selbstverständlich einige in der Tat lebensfähige Neugeborene sterben lassen. Man würde auf das Sammeln von Erfahrungen verzichten und die technischen Fortschritte in der Behandlung nicht in optimaler Weise fördern.

Andererseits wird man, wenn man anfangs alle Frühgeburten optimal behandelt, eine unbekannte Anzahl schwer behinderter Kinder für ein miserables Leben retten. Auch würde man im Falle einer in Richtung vegetative Existenz und Ventilatorabhängigkeit gehenden Entwicklung vor dem unangenehmen Beschluß einer Therapieunterbrechung stehen. Es ist oft noch belastender für alle Beteiligten, eine schon eingeleitete Behandlung als nutzlos zu beenden, als dieselbe überhaupt nicht anzufangen.

Damit ein nicht allzu negatives Bild von dem Verhalten eines Kinderchirurgen bleibt, möchte ich inzwischen auf die vielen häßlichen Mißbildungen hinweisen, die vor 15 Jahren ganz letal, heute aber mit großem Erfolg chirurgisch angegangen werden können, so daß die betroffenen Kinder ein langes Leben mit voller Qualität genießen können.

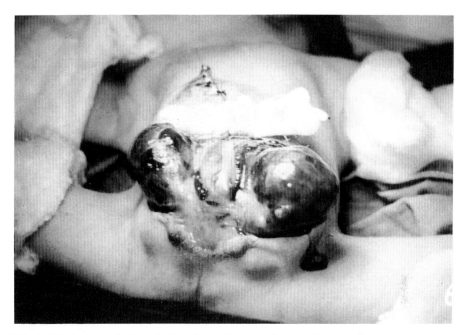

Abb. 8. Kind mit vesikointestinaler Fissur ohne Aussichten, eine Kontinenz zu erreichen, dazu noch mit defektem Herz

Wer sollte dann – wenn angezeigt – die Entscheidung zum Nichtoperieren treffen? Es wird mancherorts angeführt, daß es nicht dem Arzt zukommt, Gott zu spielen. Jemand muß aber die Verantwortung tragen, und es wäre grausam, sie total auf die unglücklichen Eltern, insbesondere auf die soeben das Geburtstrauma erduldende Mutter zu schieben.

Es gibt kaum Kinderchirurgen, die dem Kind eine Operation verweigern, falls die Eltern eine solche trotz der schlechten Prognose verlangen. Manchmal sehen sich die Eltern aber nach eingehender Diskussion nicht imstande, ein schwer mißgebildetes Kind mit sehr beeinträchtigten Lebensqualitäten zu versorgen. Sie finden es vielleicht auch am barmherzigsten, das Kind sterben zu lassen, können sich aber nicht dazu entscheiden, die Verantwortung dafür allein zu tragen. Dann hat der Arzt eine wichtige Aufgabe, die Bürde der Selbstvorwürfe zu erleichtern, indem er mit seiner professionellen Beratung im möglichen Maße einen Teil der Verantwortung übernimmt.

Bevor der Arzt einen Verzicht auf eine operative Behandlung vorschlägt, sollte er einen erfahrenen, mitfühlenden und urteilsfähigen Kollegen zu Rate ziehen.

Dagegen halte ich es nicht für angezeigt, die Entscheidung einem Komitee aus mehreren Mitgliedern – Pfarrer, Sozialarbeiter, Jurist usw. – zu übertragen. Alle die genannten Experten sollten zwar auf Wunsch der Eltern zur Verfügung stehen, sollten aber nicht obligatorisch in jedem Fall das entscheidende Gremium sein. Meines Erachtens würde eine mehr umfassende

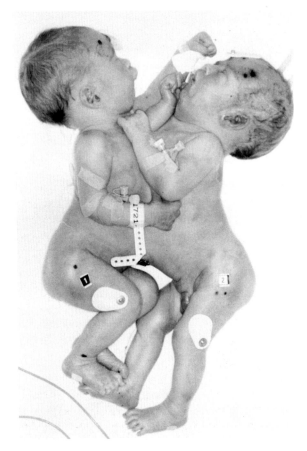

Abb. 9. Siamesische Zwillinge

Diskussion in einem größeren Komitee eine Extrabelastung für die Eltern sein. Weiterhin ist ein größeres Gremium sicherlich nicht zu allen Zeiten einsatzbereit.

Ich fürchte, ich habe in meinem Beitrag mehr Fragen gestellt als beantwortet. Die Situation ist immer noch so verwirrt, wie sie hier geschildert worden ist. Ich hoffe nur, daß es mir gelungen ist, Argumente dafür zu präsentieren, daß ein kompromißloses pflichtethisches Verhalten manchmal mehr dem wankelmütigen Arzt als Schutzschild dient, als daß es für den kleinen Patienten und seine Umgebung das beste Behandlungskonzept darstellt.

25 Grenzen der Behandlungspflicht aus kinderanästhesiologischer Sicht

J. Holzki

Neben dem ausgezeichneten Beitrag von Thomasson fällt es schwer, überhaupt noch etwas zu diesen Problemen zu sagen. Wäre ich Pflichtethiker, könnte ich mir ohnehin jeden weiteren Gedanken über die Behandlung von Patienten, die z. T. klinisch tot in unsere Behandlung kommen, ersparen.

Damit habe ich von Herrn Thomasson, mit dem ich dieses Thema bereits vor einem Jahr in Basel erörtern konnte, die persönliche Interpretation des Pflichtethikers als des Therapeuten übernommen, der nach einer ehernen Pflicht handelt, ohne seine Tätigkeit zu überdenken und zu hinterfragen, während der Konsequenzethiker sich ständig Rechenschaft über sein Tun zu geben versucht. Im klinischen Alltag ist jeder Therapeut bis zu einem gewissen Grade Pflichtethiker und Konsequenzethiker in einem, denn die Grenzen der Behandlungspflicht bei schwerstgeschädigten Kindern zu erkennen und dann so zu handeln, daß man dem Kind gerecht wird und Eltern und Pflegepersonal von der Richtigkeit des gewählten Behandlungsweges überzeugt, gehört zu den schwierigsten ärztlichen Aufgaben überhaupt. Kein Arzt möchte Herr über Leben und Tod des Patienten sein, aber trotzdem greift jeder, der ein Kind reanimiert

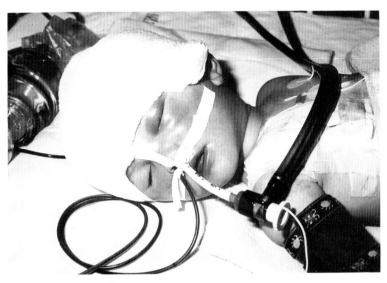

Abb. 1. Kind in der Intensivbehandlung

oder beatmet, zwangsläufig in die Entscheidung über Leben und Tod des Kindes ein. Von der Intention her ist es immer eine Entscheidung für das Leben, nur stellt sich hinterher nicht selten heraus, daß die Reanimation oder die Intensivbehandlung doch nur der Verlängerung eines Leidensweges diente (Abb. 1).

Mit diesen tragischen Fällen, die notwendigerweise im Bereich der Anästhesie und Intensivmedizin auftreten, kann man nur leben, wenn die Entscheidungen, die die vitalen Funktionen des Patienten betreffen, mit größer Sorgfalt und mit Engagement gefällt werden. In den Empfehlungen der Deutschen Gesellschaft für Medizinrecht von 1986, der sog. Einbecker Empfehlung über Behandlungsgrenzen beim schwerstgeschädigten Neugeborenen, findet der Arzt, der vor solchen Entscheidungen steht, hilfreiche Formulierungen, das eigene Verhalten, das ja vorwiegend durch Tradition und persönliche Erfahrung bestimmt ist, vor Angehörigen und Mitarbeitern zu artikulieren [1].

Dort wird wie folgt empfohlen:

Die ärztliche Behandlungspflicht wird nicht allein durch die Möglichkeiten der Medizin bestimmt, sondern ist auch an humanethischen Beurteilungskriterien auszurichten. Es müssen also nicht immer alle operativen und intensivmedizinischen Interventionsmöglichkeiten ausgeschöpft werden. Eine Behandlung kann unterlassen werden bei schwersten, allgemeinen Fehlbildungen, inoperablen Herzfehlern, schwersten Hirnschäden mit der Unmöglichkeit späterer Kommunikationsfähigkeit, Krankheitszustände, die der lebenslangen Intensivmedizin bedürfen, und anderen mehr. Ausgenommen sind bei diesen Krankheitszuständen alle Eingriffe, die der Leidensverminderung dienen; insbesondere ist immer eine Schmerztherapie indiziert (gekürzte Wiedergabe).

Die Aufzählunzg der Grundrechte des Menschen, des Selbstverständnisses der humanitären Pflichten des Arztes, der Würde des leidenden Menschen erübrigt sich hier auf diesem Symposium. Pragmatische individuelle Lösungen sind gefragt, denn der schwerkranke Patient kann letztendlich durch keine noch so ausgefeilte Regel beurteilt werden, sondern nur durch die behandelnden Ärzte. Hinweisen und Betonung legen möchte ich auf die Definition von Victor von Weizsäcker, der 1925 sagte, daß der Mensch als Subjekt in der Medizin zu gelten habe. Er wiederholte damit nur, was in vielen Kulturkreisen gelehrt und praktiziert wurde, machte aber für unsere Zeit deutlich, daß auch der todkranke Mensch um seiner selbst willen da ist, daß er also nicht zum Objekt gemacht werden darf, über das verfügt wird, zum Objekt der Statistik, der ärztlichen Leistung, der Beeinflussung der Öffentlichkeit, der Politik und der belegten Betten.

Die Gefahr, daß aus vordergründigem, gefühlsmäßigem Handeln eine lebenswichtige Therapie bei einem Kind unterbleiben könnte, halte ich bei der Organisation unserer Intensivstationen und dem engen Kontakt zu den Eltern praktisch für unmöglich. Die Gefahr dagegen, daß der Patient zum Objekt wird, ist ständig gegenwärtig. Als krasses Beispiel kann der Ausspruch eines recht bekannten Chirurgen zu seinem Intensivteam gelten: „Kinder, arbeitet an dem Patienten, tut alles für ihn, noch 2 Wochen, dann können wir den Fall veröffentlichen." Hier ist der Patient Objekt eines fragwürdigen wissenschaftlichen Ehrgeizes geworden. Zum Objekt der Statistik wird er, wie aus eigener leidvoller Erfahrung bekannt wurde, wenn sterbende Patienten von zentralen Intensivstationen in periphere Krankenhäuser verlegt werden, damit sie in der eigenen Statistik noch als Erfolg geführt werden können, ohne daß Angehörige und Ärzte des Zielkrankenhauses über den terminalen Zustand informiert wurden. Geschieht das Verlegen dagegen in gegenseitigem Einverständnis und bringt eine solche Verlegung den Patienten in die Nähe seiner Familienangehörigen, kann es dagegen eine ausgesprochen menschliche Entscheidung sein.

Eine weitere große Gefahr, daß der Patient zum Objekt wird, besteht darin, daß bei einer schwerwiegenden Mehrfachmißbildung die Entscheidungen über den Behandlungsfortgang im klinischen Alltag so getroffen werden, daß der 1. Spezialist dafür plädiert, das ihn betreffende Organsystem zunächst zu behandeln und dann weiter zu sehen, der 2. Organspezialist fordert für seinen Bereich das gleiche, der Intensivmediziner möchte schließlich den Patienten nicht an der Ateminsuffizienz sterben lassen, so daß schließlich ein Patient überlebt, den keiner der behandelnden Ärzte für seine Familie akzeptieren würde. Natürlich kann die Akzeptanz eines schwerkranken Patienten für die Familie des Arztes kein Behandlungskriterium sein, aber ein wichtiges Kriterium darüber nachzudenken, ob die Behandlung dem Subjekt Patient dient.

Nimmt man an einer Diskussion mit Fachkollegen über Sinn oder Unsinn einer Behandlung teil, ist es von höchst zweifelhaftem Wert, die entscheidenden Fragen vor ein Komitee zu bringen. Die Situation des Patienten wird theoretisiert, im Endeffekt wird nach dem Weg verfahren: Ich will diese schwere Entscheidung nicht persönlich auf mich nehmen, möge es doch der nächste tun.

Bei allen Diskussionen zu diesem Thema, das gilt auch für die bereits aufgeführten Argumente, sind Fehlinterpretationen und Spekulationen Tür und Tor geöffnet. Daher ist es nötig, an Beispielen mit exemplarischer Deutlichkeit zu zeigen, was gemeint ist.

Abbildung 2 zeigt ein Neugeborenes, das beatmet wurde und durch einen übergroßen Kopf und fehlende Extremitäten, schweren Wirbelsäulenfehlbildungen und eine nicht vorhandene knöcherne Struktur des Nasen-Rachen-Raumes auffiel. Das Gehirn bestand aus mehreren Hohlräumen, der Neurologe bezeichnete das Kind als nicht kommunikationsfähig. Nicht kommunikationsfähig bedeutet in diesem Zusammenhang dezerebriert. Daß Kommunikationsfähigkeit nicht der Sprache oder der Schrift bedarf, braucht im pädiatrischen Umfeld nicht weiter erläutert zu werden.

Unter Sedierung verstarb das Kind unter Spontanatmung nach 2 Tagen.

Abbildung 3 zeigt ein Kind mit einem schweren Hydrozephalus mit wenig Gehirnsubstanz. Neurologisch konnte eine spätere Kommunikationsfähigkeit nicht ganz ausgeschlossen werden. Es erfolgte eine Ventrikeldrainage u. a. aus pflegerischen Gründen. Das Kind entwickelte Wochen später einen Pyozephalus und kam nach externer Drainage des Eiters wegen Apnoen auf die Intensivstation. Es war zu diesem Zeitpunkt ein Hirnstammwesen. Nach ausführlicher Diskussion mit den Eltern über den Sinn der Therapie wurde die Behandlung einer sich entwickelnden Sepsis nicht durchgeführt. Das Kind lebte auf einer

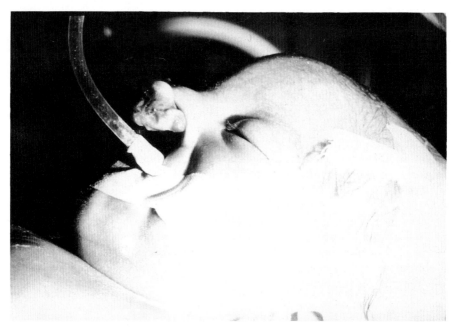

Abb. 2. Neugeborenes mit übergroßem Kopf, fehlenden Extremitäten, schwerer Wirbelsäulenfehlbildung und nicht vorhandener knöcherner Struktur des Nasen-Rachen-Raumes. Das Gehirn besteht aus mehreren Hohlräumen

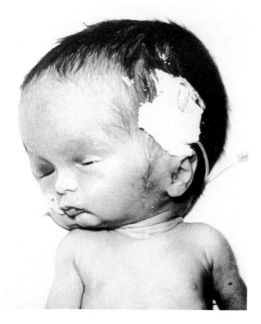

Abb. 3. Kind mit schwerem Hydrozephalus mit wenig Gehirnsubstanz

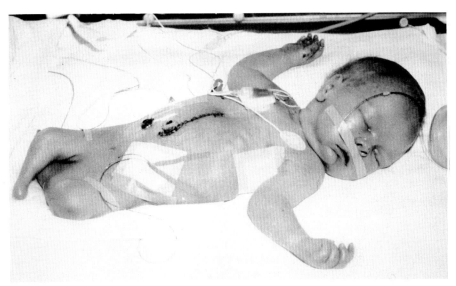

Abb. 4. Neugeborenes mit Ösophagusatresie, Duodenalatresie und Kloakenfehlbildung

peripheren Station mit fortschreitender Anämie weiter. Von einem Kollegen wurde bei dem Kind eine Transfusion durchgesetzt unter Androhung der Entmündigung der Eltern. Das Kind wurde 5 Jahre später als deformiertes Lebewesen mit guter Hirnstammfunktion einer beidseitigen Bauchhodenoperation unterzogen aus Sorge vor einer malignen Entartung der Hoden.

Abbildung 4 zeigt ein Neugeborenes, das mit einer Ösophagusatresie, einer Duodenalatresie und einer Kloakenfehlbildung zur Welt kam. Ein Fuß fehlte, der zweite war in den Analring im Becken eingewachsen. Die Hirnfunktion war in Ordnung. Hier ergab sich eine Behandlungspflicht trotz erheblicher Einwände der Eltern und einiger Ärzte. Eine beidseitige Hydronephrose mit baldiger Anurie enthob die Therapeuten weiterer Diskussionen, die meiner Meinung nach die konsequente Weiterbehandlung des Patienten hätten ergeben müssen.

Chromosomenaberrationen sind per se kein Grund, eine Behandlung zu beenden oder nicht aufzunehmen. Die Trisomie 18 (Edwards-Syndrom) ist oft als Gegenindikation zu einer Intensivtherapie anzusehen, da das Kind sich innerhalb von Monaten bis wenigen Jahren zu Tode krampft (Abb. 5). Der Kinderanästhesist wird häufig mit ihm konfrontiert, da wegen einer Pierre-Robin-Assoziation Intubationsschwierigkeiten auftreten. Der Henkelfinger am 5. Strahl (Abb. 6) ist pathognomonisch und erleichtert beispielsweise nach Reanimationsversuchen mit bereits eingetretener Hirnanoxie die Entscheidung zum Einstellen der Therapie. In der Regel sollte aber die Chromosomenanalyse abgewartet werden.

Die Mikrozephalie (Abb. 7), bei der noch eine große Myelozele am Hinterkopf abgetragen wurde, hat eine schlechte Prognose. Oft leben die Kinder aber jahrelang. Tritt nun eine Ateminsuffizienz in einem Finalstadium hinzu, ist eine Beatmung nicht immer indiziert.

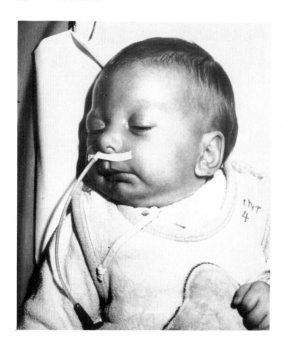

Abb. 5. Kind mit Trisomie 18 (Edwards-Syndrom)

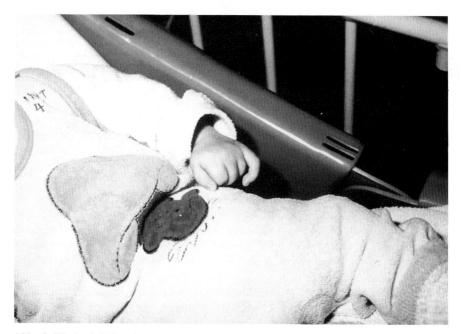

Abb. 6. Kind mit Trisomie 18: Henkelfinger am 5. Strahl

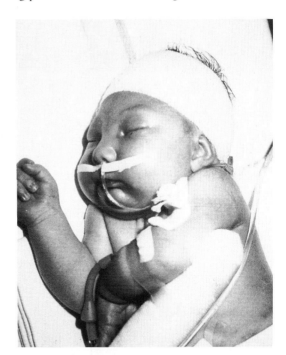

Abb. 7. Kind mit Mikrozephalie und großer Myelozele am Hinterkopf

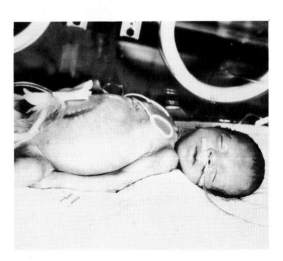

Abb. 8. Kind mit totaler Darmnekrose

Besonders schwerwiegend ist die Entscheidung für eine evtl. Einstellung der Intensivmedizin bei der totalen Darmnekrose. Das Kind kann mit künstlicher Ernährung jahrelang überleben. Ob dies ein sinnvolles Leben sein kann, kann wahrscheinlich niemand entscheiden (Abb. 8). Einmal war ich an einer Entscheidung zum Therapieabbruch beteiligt. Es handelte sich um ein Kind mit totaler Darmnekrose, Duodenostoma und Sigmoid-Stoma nach außen; an eine Anastomose war nicht zu denken. Nach schwerwiegenden Sepsiszuständen und

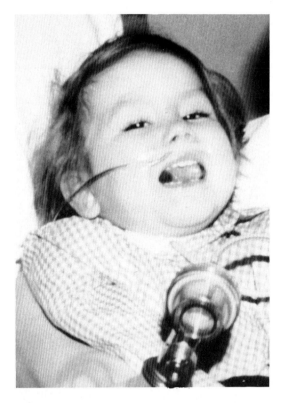

Abb. 9. Kind mit hoher Querschnittslähmung, die der Dauerbeatmung bedarf

Mazeration der Bauchhaut nach Anastmosenversuch wurde die weitere operative Behandlung eingestellt.

Kommt es bei einigen dieser extrem kranken Kinder zu Akutsituationen, die der Operation bedürfen, tragen die Eltern nicht selten die Bitte an den Anästhesisten heran, das Kind nicht aus der Narkose aufwachen zu lassen. Was vordergründig sehr menschlich erscheint, würde hier aber den Arzt zum Töten bestimmen. Nach meist kurzen Gesprächen ließen sich bisher alle Eltern überzeugen, daß dies außerhalb einer ärztlichen Tätigkeit liegt. Im Einzelfalle müssen die Einbecker Empfehlungen durchbrochen werden, und natürlich muß jeder Patient der aufgezeigten Schweregrade von Erkrankungen als Einzelfall gesehen werden.

Abbildung 9 zeigt ein Kind mit hoher Querschnittslähmung, das der Dauerbeatmung bedarf. Wir betreuen 2 Patienten, die in ihrer Familie zu Hause beatmet werden. Während beim Neugeborenen mit hoher Querschnittslähmung und zusätzlicher schwerer intrakranieller Blutung eine Beendigung der Therapie denkbar wäre, ist dies beim geistig normalen Kind aber nicht der Fall.

Die Schwierigkeit besteht darin, alle verantwortlichen Stellen davon zu überzeugen, daß die Patienten den Rest des Lebens in der Familie, nicht auf der Intensivstation verbringen sollten. Beim geistig normalen Kind ist wiederum eine Ablehnung einer Therapie als human zu bezeichnen, wenn eine groteske,

Abb. 10 a

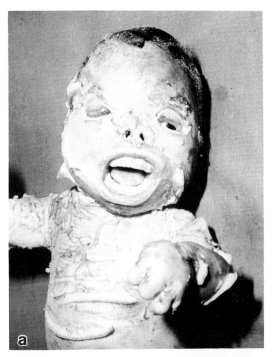

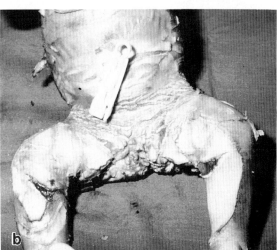

Abb. 10 a, b. Kind mit einer schweren Ichthyosis

nicht therapierbare Bindegewebsstörung vorliegt (Abb. 10). Diese schwere Form der Ichthyosis führte bei jeder Bewegung des Kindes zu tiefen Einrissen der Haut, die erhebliche Schmerzen und Blutungen hervorriefen. Bei diesem Kind wurde eine Schmerztherapie und Sedierung durchgeführt. Eltern und Therapeuten sahen darin den bestmöglichen Ausweg.

Entscheidungen bei solchen schwerwiegenden Erkrankungen, wie oben aufgezeigt wurde, sind in einer Intensivabteilung mit viel Neugeborenenchirurgie etwa 2- bis 3mal pro Jahr nötig. Sie sollten nur von den behandelnden Ärzten, unter Einbeziehung der Eltern und Schwestern, natürlich unter der argumentativen Hilfe aller verfügbaren Fachabteilungen durchgeführt werden und keineswegs Selektionskriterien überlassen oder einem anonymen Gremium übertragen werden.

Leider gibt es aus der Gewichtsklasse der extrem kleinen Frühgeborenen und mehrfach mißgebildeten Kindern Behandlungsergebnisse, die keinen befriedigen können. Entscheidend ist die Sorgfalt und Mühe, mit der Entscheidung zur Beendigung oder Weiterführung einer Intensivtherapie aufgewendet werden, nicht der ausgefeilte Selektionskatalog. Diese Mühe und Sorgfalt zu solchen Entscheidungen sind praktisch in allen Intensivstationen beispielhaft. Würde mit solcher Sorgfalt und Intensität bei der Urteilsfindung zur Indikation einer Interruptio gerungen, wären wahrscheinlich die meisten Probleme des Schwangerschaftsabbruchs gelöst. Unsere Probleme werden dagegen nur in seltenen Fällen befriedigend gelöst.

Literatur

1. Zander J (Hrsg) (1986) Grenzen der ärztlichen Behandlungspflicht bei schwerstgeschädigten Neugeborenen. Geburtsh Frauenheilkd 46:665–666
2. Holschneider A (1976) Myelomeningocele – Eine Herausforderung. Kinderarzt 9:1068–1080
3. Weizsäcker V von (1925) Dtsch Z Nervenheilkd 88:264

Diskussion zu den Beiträgen 24 und 25

Tolksdorf (Aachen):
Vielen Dank, Herr Thomasson und Herr Holzki für Ihre beeindruckenden Vorträge. Ich glaube, es ist uns allen klar geworden, daß Entscheidungen dieser Art jeden Tag auf uns, sei es als Ärzte oder vielleicht sogar als Angehörige, zukommen können. Ich halte das Thema auch für so schwerwiegend, daß ich es eigentlich für richtig halte, daß die Diskussion vom Präsidenten der Deutschen Gesellschaft für Kinderchirurgie und vom künftigen Präsidenten der Deutschen Gesellschaft für Anästhesiologie und Intensivmedizin weitergeführt wird, weshalb ich Herrn Eyrich jetzt bitten möchte, zu uns zu kommen und die Diskussion mit zu leiten.

Daum (Heidelberg):
Ich möchte vorwegnehmen, daß ich mit dem, was Herr Thomasson gesagt hatte, voll inhaltlich einverstanden bin. Ich habe öfters Diskussionen erlebt, bei denen immer wieder gesprochen wurde: operieren, operieren, operieren – mit der Vorstellung, die Lebensqualität eines Menschen nehme mit zunehmendem Alter zu. Ich möchte jetzt nicht über die Lebensqualität oder über die Frage der Lebensqualität, die ohnehin nicht zu definieren ist, diskutieren, sondern ich kann nicht verstehen (werde das auch niemals tun), nur zu operieren, operieren, operieren ..., wenn ich sehe, daß die Konsequenzen, die nicht nur auf den Patienten, sondern auch auf die Eltern zukommen, so schwerwiegend sind, wie das bei diesen Kindern gezeigt wurde. Ich darf aber, das waren die ersten Worte, ich darf das an Herrn Eyrich weitergeben, bevor wir die Diskussion eröffnen.

Eyrich (Berlin):
Ich glaube, es fällt schwer, hier eine Diskussion zu führen, die wesentlich neue Gesichtspunkte bringt. Ich bin sehr froh, daß wir dieses Thema mit in dieses Symposium hineingenommen haben. Es ist ein Thema, das uns immer wieder beschäftigt, ob das erwachsene Patienten sind, ob es Kinder sind oder Neugeborene. Und es zeigt sich immer wieder, daß von vielen es als leichter angesehen wird, etwas zu tun, als sich dafür zu entscheiden, nichts zu tun. Das ist viel schwieriger. Aber ich glaube, daß gerade durch die Demonstration solcher Patienten Wege gezeigt wurden, wie man entscheiden, ich möchte nicht sagen kann, sondern sogar entscheiden muß. Und ich glaube, wir sind uns da wohl einig, auch wenn der eine oder andere andere Ansichten hat. Ich möchte aber ganz klar sagen, daß dies nicht Aufgaben von Gremien oder von Symposien

sein können. Es müssen letzten Endes immer erfahrene, ältere Kollegen sein, die schon ihre Lehren aus solchen Fällen gezogen haben und die diese Erfahrungen miteinbeziehen. Und ich bin absolut der Meinung, daß diese Entscheidungen in ärztliche Hand gehören. Man kann theologische Gedanken miteinbeziehen, man mag sogar auch juristische Überlegungen miteinbeziehen, aber solche Entscheidungen können nie Juristen fällen und auch nicht Theologen. Diese Aufgabe müssen wir übernehmen, und dieser Aufgabe müssen wir uns stellen.

Daum (Heidelberg):
Wenn ich dazu etwas anfügen darf: Auch darauf hat Herr Thomasson hingewiesen, daß wir die Entscheidung selbstverständlich nicht den Eltern überlassen dürfen. Wir können oder müssen die Eltern darauf hinführen, was passieren kann, wie aus unserer Erfahrung heraus sich wohl das Leben eines solchen Menschen gestalten würde, aber es wäre grundfalsch, den Eltern bei dieser Hoffnungslosigkeit die Entscheidung zu überlassen. Es wäre grundfalsch. Der zweite Punkt, auch das ist betont worden, lautet: Wir sollten ein Gremium nicht zu groß halten, sondern klein, und die Juristen nicht einbeziehen. Hier handelt es sich um medizinische Entscheidungen, die aus der Erfahrung heraus resultieren und die von Älteren in der Medizin gestellt werden sollen. Als junger Mensch zerdrückt man hin und wieder eine Blume, die am Wege ist, weil man als Himmelsstürmer hinaus will und unbedingt zeigen will, daß man als Chirurg etwas erreichen kann. Aber es gibt eben Dinge, bei denen der Stolz hintanstehen muß, weil andere Dinge wichtiger sind. Familie ist wichtig, der Mensch ist wichtig. Ich darf daran erinnern, daß man vor vielen Jahren in Amerika die Hemikorporektomie durchgeführt hat. Man ist längst davon abgekommen, weil man gemerkt hat, daß diese Menschen eben kein Leben im eigentlichen Sinne führen, auch wenn immer hin und wieder einmal darauf hingewiesen wurde, daß das ja Menschen sein könnten, die vielleicht noch ein schönes Gedicht schreiben könnten, uns etwas hinterlassen könnten, an dem wir lange zehren. Diese Operationsmethode wurde abgeschafft, obwohl diese betroffenen Menschen geistig eigentlich völlig normal waren. Und das finde ich eigentlich völlig richtig.

Eyrich (Berlin):
Es fällt mir schwer, nun noch weiteres anzufügen, es sei denn, ein Dank an das Publikum, das – wie man gespürt hat – diese beiden Vorträge, die ich ganz hervorragend finde, in einer würdigen Weise entgegengenommen hat.

Mancher mag vielleicht andere Gedanken haben; vielleicht möchte er sie hier auch nicht im großen Kreis äußern. Aber es kann jeder nun nach Hause gehen und weiter darüber nachdenken, um sich dann, wenn die Stunde der Wahrheit für eine solche Entscheidung einmal kommt, doch an gewisse Empfehlungen und Markierungspunkte, an die er sich halten kann, zu erinnern.

E. Inhalationsanästhetika in der Kinderanästhesie

26 Erfahrung mit Isofluran in der Kinderanästhesie

J. Hausdörfer

Die Erfahrungen mit Isofluran in der Kinderanästhesie reichen etwa 3 Jahre zurück. Vorher wurde fast ausschließlich Halothan in entsprechender Konzentration eingesetzt. Es müßte nun eigentlich wichtige Gründe dafür geben, warum wir uns an der Abteilung Anästhesie III, MHH, die hauptsächlich Kinderanästhesie betreibt, vorwiegend für Isofluran als Inhalationsanästhetikum entscheiden. Die Kollegen, die Halothan in der Kinderanästhesie weiterverwenden, werden die Einschränkungen, die in der Erwachsenenanästhesie für dieses Dampfanästhetikum festgelegt wurden, ebensowenig beachten müssen, wie diese evtl. für Isofluran gelten könnten. Ich denke hier besonders an die Mehrfachexposition innerhalb kürzerer oder längerer Zeit.

Die Halothananwender in der Kinderanästhesie weisen auf die sanfte Einleitung mit diesem neutral riechenden und schnellwirkenden Narkosemittel hin. In der Narkoseinduktion scheint bei der Anwendung von Isofluran in der Kinderanästhesie die größte Schwierigkeit zu liegen. Für unsere Abteilung kann ich nur sagen, daß die häufige Verwendung dieses Medikamentes in Zusammenhang mit relativ hohen N_2O-Konzentrationen (75%) und der daraus resultierenden Hyp- bzw. Anosmie das Problem einer möglichen stürmischen Einleitung mit Husten, Würgen usw. nicht mehr aufkommen läßt. Dazu muß allerdings auch gesagt werden, daß unsere Kinder bei einem Körpergewicht bis 20 kg mit Methohexital (25 mg/kg KG) rektal eingeleitet werden, so daß eigentlich nur Kinder bis zum 1. Lebensjahr, die keinerlei Prämedikation oder anderweitige Einleitung erfahren, einer primären Maskennarkose mit Isofluran ausgesetzt sind. Die älteren Kinder werden fast ausschließlich intravenös nach guter Prämedikation mit Midazolam (oral) eingeleitet, so daß hier die primäre Maskennarkose mit ansteigenden Dampfkonzentrationen beim wachen Kind keine Rolle spielt.

Die für den Anästhesisten durchaus relevanten Gas-, Blut- und Gewebeverteilungskoeffizienten mit den daraus resultierenden An- und Abflutungszeiten von Halothan bzw. Isofluran sind klinisch kaum zu unterscheiden. Bei rechtzeitigem Abstellen des Narkosemittels können jeweils wache Kinder erwartet werden, die nach kurzem Aufenthalt im Aufwachraum sicher auf die Station entlassen werden können. Hier ergeben sich also zwischen diesen beiden volatilen Anästhetika keine so gravierenden Unterschiede, durch die man zwangsläufig auf das eine oder andere vermehrt zurückgreifen müßte.

In der Kinderanästhesie ist es sicher notwendig, gerade bei kleinen Eingriffen mit einer Mononarkose auszukommen, d.h. nach Möglichkeit Hypnose,

Analgesie und Relaxation über ein gut steuerbares Medikament zu erreichen. Das ist mit Halothan sowohl als auch mit Isofluran durchaus möglich. Kurze Maskennarkosen ohne Überhang können zur Zufriedenheit aller mit beiden Medikamenten realisiert werden.

Bei indizierter Intubation ist bei Anwendung einer Hyperventilationstechnik der Rückgriff auf weitere Medikamente nicht nötig. Diese Methode setzt allerdings Erfahrung voraus, um wirklich atraumatisch und auch in relativ kurzer Zeit zu intubieren. Während bei Enfluran unter den Hyperventilationsbedingungen neuromuskuläre Entladungen nicht auszuschließen sind, können sowohl mit Halothan als auch mit Isofluran hypokapnische Zustände erreicht werden, ohne daß sich fokale Entladungen im EEG abzeichnen. Da aber die Hyperventilation beim Neugeborenen, Säugling oder Kleinkind vom Anästhesisten wegen der damit verbundenen Elektrolytverschiebung bzw. auch Regurgitationsneigung als ungünstig angesehen wird, sollte doch ein Relaxans zur Intubation hinzugezogen werden. Hier bietet sich seit altersher Succinylcholin an. Besonders unter Vorgabe von Atropin sind meist keinerlei Probleme bei der intravenösen Applikation zu erwarten. Auf der anderen Seite ist die maligne Hyperthermie, ausgelöst durch die verabreichten Triggersubstanzen, doch immerhin als Möglichkeit zu berücksichtigen. Eine wesentlich geringere Inzidenz ist zu erwarten, wenn eine wesentliche Triggersubstanz, in diesem Fall Succinylcholin, wegfällt und die heute üblichen relativ kurz wirksamen, nichtdepolarisierenden Muskelblocker wie Vecuronium oder Atracurium zum Einsatz kommen. Gerade auf diesem Gebiet haben wir mit Isofluran erhebliche Vorteile gegenüber Halothan zu konstatieren, da das Medikament selbst eine sehr gute und, in Kombination mit kurz wirksamen nichtdepolarisierenden Relaxanzien, möglicherweise sogar eine potenzierende Wirkung hat. Die Muskelerschlaffung ist wesentlich ausgeprägter, besonders was die Dauer anbelangt. Isofluran und Vecuronium bzw. Atracurium wurden dabei mit äquivalenten Halothankonzentrationen und entsprechenden Muskelblockern verglichen. Es fällt auf, daß bereits bei kleinsten Vecuroniumdosen sehr langanhaltende Zustände mit guter Relaxation resultieren, die unter Halothan in diesem Maß nicht gesehen werden. Der Vorteil der Vecuronium-Isofluran-Kombination liegt darin, daß mit abflutendem volatilem Anästhetikum die Muskelrelaxation, bedingt durch die minimalen Relaxansdosen, sehr schnell abklingt und daß zum anderen aus diesem Grund eine Antagonisierung nicht nötig ist.

Beim Ausfeilen dieser Technik haben wir versucht, die Dosierung mit Hilfe des „priming principle" noch weiter zu reduzieren, so daß selbst kürzeste Eingriffe unter Anwendung nichtdepolarisierender, kurzwirksamer Muskelrelaxanzien wie Vecuronium oder Atracurium möglich werden, wobei dann aber auch eine atraumatische Intubation und auf der anderen Seite ein nicht bestehender Überhang diese Technik auszeichnen. In einem größeren Kollektiv wurden unter anflutender Isoflurannarkose, und zwar bis endexspiratorisch 2 Vol.-% – dies ist in der Kinderanästhesie eine übliche Erhaltungskonzentration – bei gleichzeitiger Verwendung eines F_IO_2 von 0,75 jeweils 0,01 mg Vecuronium/kg KG bzw. in äquipotenter Dosis 0,05 mg Atracurium/kg KG verabreicht. Dieser „priming dosis" wurden exakt 3 Minuten später weitere 0,04 bzw. 0,2 mg/kg KG des entsprechenden Relaxans zugefügt, wobei in kürzester Zeit Intubationsbedingungen geschaffen werden konnten. Die sog. „Onsetzeiten" lassen nach rund 1 min Intubationen wie unter Succinylcholin zu. Es sollte aber für die *Rapid-sequence-Induktion* das letztgenannte Medikament weiterhin vorgehalten werden, da eine Zwischenbeatmung gerade bei der sog. Ileuseinleitung nach wie vor gefahrenträchtig ist, obwohl andererseits mit entsprechender Präoxygenierung Kinder auch ohne Zwischenbeatmung bei guten O_2-Sättigungswerten nach Vecuronium bzw. Atracurium intubiert werden können.

Die Aussagekraft des Relaxographen unter den Umständen, bei denen Isofluran mit zur Relaxierung beiträgt, ist begrenzt, da mit dem Abfluten des volatilen Anästhetikums die Muskelerschlaffung regelrecht „verfliegt" und der Relaxograph dann plötzlich Normalverhältnisse anzeigt.

Neben der ausgesprochen guten Relaxanswirkung von Isofluran, die soweit bekannt auch vom Enfluran nicht übertroffen wird, kommt als weiterer positiver Aspekt die mangelnde Sensibilisierung gegen Katecholamine hinzu. Bei Verwendung von Isofluran ist es ganz auffallend, wie selten Arrhythmien bei Kindern noch eine Rolle spielen. Man kann natürlich auf dem Standpunkt stehen, daß unter Halothan auftretende Arrhythmien wenig kreislaufschädlich sind. Auf der anderen Seite ist sicher ein Kind ohne Arrhythmien zusätzlichen Kreislaufbelastungen, die aus der Operation resultieren (z. B. Blutverluste), besser gewachsen. In der HNO-Klinik oder überhaupt in der Kopfklinik ist aus diesen Gründen, sollte je noch Adrenalin verwendet werden, Isofluran dem Halothan vorzuziehen.

Eine besondere Eigenart von Isofluran ist die während seiner Anwendung gegenüber Halothan deutlich auftretende Tachykardie. Bei kleinen Kindern mag dieser Frequenzanstieg durchaus kreislaufstabilisierend wirken. Man kann aber, was die Tiefe der Narkose anbelangt, nicht immer vom Pulsverhalten auf die Dampfkonzentration schließen. Mit anderen Worten: eine Tachykardie in Isoflurannarkose weist nicht immer auf eine flache Narkose hin und ist auch nicht immer ein Hinweis auf Volumenmangel. Man kann sogar sagen, daß unter Isoflurannarkose, die mit 2 Vol.-% und einem F_IO_2 von 0,75 ausreichend gegeben ist, abfallende Blutdruckwerte bei gleichbleibender Pulsrate durch Volumengabe und nicht durch eine Narkoseabflachung kompensiert werden sollten. Es fällt auf, daß unter Isofluran bei konstanter Narkosetiefe oberflächliche Schmerzstimulationen eine Tachykardie auslösen. Dies ist u. U. ein Hinweis auf eine geringere nozizeptive Dämpfung bzw. Analgesiewirkung verglichen wiederum mit Halothan. Ist die Ursache des Pulsanstieges in dieser Hinsicht eindeutig, kann durch eine kurzfristige Narkosevertiefung Abhilfe geschaffen werden; bei Langzeitnarkosen ergibt sich in diesem Zusammenhang durchaus die Möglichkeit, mit Opioiden die schlechtere Analgesiequalität von Isofluran auszugleichen. Man sollte sich aber hüten, die „Nullüberhangprämisse", die in der Kinderanästhesie gelten muß, einer großzügigeren intraoperativen Gabe von Opioiden zu opfern. Damit wäre eine Sicherheitsmarge, die gerade mit sehr schnell an- und abflutenden Medikamenten gegeben ist, durch eine Stoffkomponente mit langer Residenzzeit eingeengt und damit die Narkose für den postoperativen Zeitraum weniger zuverlässig.

Alles in allem ist die Verwendung von Isofluran in der Kinderanästhesie durchaus indiziert und zeigt, wenigstens im Hinblick auf die Relaxation und die mangelnde Arrhythmieneigung der so anästhesierten Kinder, definitive Vorteile gegenüber gängigen anderen dampfförmigen Anästhetika. Die evtl. etwas schlechtere Analgesiequalität muß auf jeden Fall durch eine hochdosierte Beimischung von N_2O kompensiert werden, was aber gerade im kindlichen Organismus keine negative Auswirkung, wenigstens was den Durchschnitt des Patientengutes anbetrifft, zeigt. Auch wenn Isofluran bedeutend weniger verstoffwechselt würde als Halothan, so ist doch eine Sensibilisierung des hepatischen Systems beim Patienten grundsätzlich nicht ausgeschlossen, so daß der Vorteil evtl. nur ein gradueller sein kann. Der Anästhesist selbst kann sich gegenüber Inhalationsanästhetika nur durch entsprechende Klimatechnik bzw. Absaugung über Spezialdoppelmasken schützen, will er der vigilanzdämpfenden Wirkung dieser Medikamente entgehen.

27 Differentialindikation von Halothan, Enfluran und Isofluran in der Kinderanästhesie

F. J. Kretz und K. Eyrich

Die Anästhesie hat in den letzten Jahrzehnten eine stürmische Entwicklung durchgemacht. Die intensive Erforschung und Anwendung neuer Substanzen, die Verfeinerung der Überwachungstechniken und die verbesserten postoperativen Behandlungsmöglichkeiten haben zu einem hohen Sicherheitsstandard geführt. Die anästhesiebedingte Letalität ist inzwischen verschwindend gering und nur noch weiter durch Mitarbeitermotiviation, Ausbildung und Überwachung zu senken.

Die Sicherheit der Narkose ist besonders auch Patienten aus den extremen Altersbereichen des Menschen – den Neugeborenen, Säuglingen und Kindern einerseits und den Greisen andererseits – zugute gekommen. Kein Lebensalter stellt heute mehr per se eine Kontraindikation für eine Narkose dar. Mit dem verfügbaren anästhesiologischen Repertoire sind alle Kinder mit und ohne Vorerkrankungen narkotisierbar. Wozu dann neue Medikamente, wozu neue Narkotika, wo doch gerade die tägliche Routine, wo das Vertrautsein des Anästhesisten mit der Methode die Sicherheit der Narkose gewährleistet?

Enfluran und Isofluran sind Inhalationsnarkotika, die bereits 1974 bzw. 1984 in der Bundesrepublik Deutschland zugelassen wurden. Im Bereich der Kinderanästhesie haben sie im Gegensatz zur Erwachsenenanästhesie Halothan noch nicht verdrängen können. Aus ethischen Gründen kann ein Medikament gerade im sensiblen Bereich der Kinderanästhesie nur ein Standardmedikament verdrängen, wenn es
– besser wirksam ist bei einer gleichen oder geringeren Nebenwirkungsrate oder
– gleich gut wirksam ist bei einer geringeren Inzidenz an Nebenwirkungen.

In der vorliegenden Arbeit werden Vor- und Nachteile von Isofluran und Enfluran bei der Anwendung in der Kinderanästhesie kritisch gegenüber Halothan abgewogen.

Wirkungsvergleich

„Bessere" Wirksamkeit kann bei Inhalationsnarkotika im wesentlichen nur kürzere Einleitungs- und kürzere Ausleitungszeit – möglichst bei geringerer inspiratorischer Narkosegaskonzentration – bedeuten. Aufgrund der chemisch-

Tabelle 1. Blut/Gas- sowie Öl/Gas-Verteilungskoeffizienten sowie MAC für Halothan, Enfluran und Isofluran. (Nach Larsen [15])

	Blut/Gas-Verteilungskoeffizient	Öl/Gas-Verteilungskoeffizient	MAC [%]
Halothan	2,3	224,0	0,75
Enfluran	1,88	98,0	1,68
Isofluran	1,41	98,0	1,15

physikalischen Daten müßten sich für Isofluran gegenüber Enfluran und Halothan theoretisch Vorteile ergeben (s. Tabelle 1).

In mehreren Studien bei Kindern konnte dies jedoch nicht verifiziert werden. So verglichen Fisher et al. [7] die 3 Inhalationsnarkotika bei ambulanten unprämedizierten Kindern, bei denen diagnostische Eingriffe wie Lumbalpunktion, Knochenmarkspunktion usw. durchgeführt wurden. Die Einleitungszeit war in der Halothangruppe sogar statistisch signifikant, wenn auch klinisch irrelevant kürzer. Die Einleitungsphase wurde in der Isoflurangruppe durch Laryngospasmen, Husten und Abwehrreaktionen des Kindes verlängert.

Über die gleichen Erfahrungen berichten auch Pandit et al. [23]. Auch in ihrer Studie war die Einleitungszeit in der Isoflurangruppe aus gleichen Gründen verlängert. Selbst wenn die Autoren die Narkose mit Thiamylal intravenös einleiteten, kam es nach Hinzugabe von Isofluran zum Einatmungsgas gehäuft zu Laryngospasmus, Husten und Hypersalivation.

Diese respiratorischen Probleme bei der Narkoseeinleitung von Kindern mit Isofluran schildern auch Cattermole et al. [3]. Deshalb gestaltete sich die Narkoseeinleitung bei der Anwendung von Isofluran auch länger und schwieriger. Die Häufigkeit intraoperativer Arrhythmien war jedoch geringer als bei Halothan.

Demgegenüber betonten Wren et al. [36], daß die respiratorischen Komplikationen in der Einleitungsphase seltener werden, sobald der Anästhesist mit der Anwendung von Isofluran vertrauter geworden ist. Diese Aussage bestätigt auch Hausdörfer [11]; nicht nur die Erfahrung des Anästhesisten, auch die Prämedikation reduziere die respiratorischen Komplikationen der Einleitungsphase. Das Besprühen der Narkosemaske mit einem Fruchtextrakt, das zum Ziel hatte, den stechenden Geruch von Isofluran zu eliminieren und damit die respiratorischen Komplikationen zu reduzieren, blieb jedoch ohne Erfolg [17].

Im direkten Vergleich von Halothan und Enfluran konnten für Enfluran kürzere, klinisch allerdings irrelevante Ein- und Ausleitungszeiten nachgewiesen werden [4, 9]. Keinen Unterschied in der Narkoseeinleitungs- und -ausleitungszeit konnten O'Neill et al. [21] feststellen.

Die muskelrelaxierende Wirkung von Isofluran ist, wie bei Erwachsenen bekannt [5], auch im Kindesalter deutlich besser als jene von Halothan und Enfluran. Aufgrund dieser Eigenschaft ergeben sich Vorteile für Isofluran.

Nebenwirkungsvergleich

Kinderanästhesiologisch relevante Nebenwirkungen von Halothan

Halothan führt zu einer Reihe von unerwünschten Wirkungen, die auch für die Kinderanästhesie relevant sind:
– Katecholaminsensibilisierung des Myokards,
– Erhöhung des zerebralen Blutflusses,
– Hepatotoxizität.

Es stellt sich die Frage, ob Enfluran und Isofluran im Hinblick auf diese unerwünschten Wirkungen Vorteile gegenüber dem Halothan besitzen.

Katecholaminsensibilisierung des Myokards

Die ventrikulären Extrasystolen sind bei Enfluran- und Isoflurananästhesien deutlich seltener als bei Halothananästhesien [3]. Enfluran verursacht dagegen häufiger die weniger spektakulären supraventrikulären Extrasystolen und AV-Überleitungsstörungen [9]. Die verminderte Arrhythmiebereitschaft bei Enfluran- und Isoflurannarkosen hat ihren Grund nicht nur in der geringeren Katecholaminsensibilisierung des Herzens, sondern auch darin, daß bei Halothannarkosen die Katecholaminausschüttung höher ist als bei Enfluranansthesien [30]. Hier ergeben sich theoretisch eindeutige Vorteile von Enfluran und Isofluran gegenüber Halothan, wobei es allerdings fraglich ist, ob diese halothanbedingten Herzrhythmusstörungen einem Kind kurz- oder langfristig schaden können.

Zerebraler Blutfluß

Dieser nimmt bei Anwendung aller Inhalationsnarkotika zu. Bei intrakraniellen Eingriffen besteht deshalb eine Kontraindikation für die Anwendung von Inhalationsnarkotika. Isofluran erhöht den intrakraniellen Druck (ICP) am geringsten [5]. Kinder sind nach dem Verschluß der Fontanelle im Hinblick auf die intrakraniellen Drücke ähnlich wie Erwachsene einzuschätzen; deshalb gelten auch hier die Kontraindikationen für Inhalationsanästhetika bei erhöhtem ICP. Vor dem Verschluß der Fontanelle im Alter von 9 bis 18 Monaten stellt sich die Situation jedoch anders dar. Hier erscheint jede Narkoseform anwendbar. Friesen et al. [8] konnten mit Hilfe der nichtinvasiven Messung des ICP über die vordere Fontanelle („anterior fontanel pressure", AFP) zeigen, daß es im Gegensatz zum Erwachsenen bei Früh- und Neugeborenen zu einem Abfall des AFP kommt, gleichgültig ob Isofluran, Halothan, Fentanyl oder Ketamin (!) angewandt worden waren. Insofern bringt Isofluran unter diesem Gesichtspunkt keine Vorteile.

Hepatotoxizität

Die durch die halogenierten Kohlenwasserstoffe hervorgerufenen Leberschädigungen treten bei Halothanwiederholungsnarkosen in der milden, nur mit Transaminasenanstieg und Krankheitsgefühl einhergehenden Form in einer

Häufigkeit von 20% auf (zit. bei [22, 32]); das autoimmunologisch induzierte Leberversagen hat bei Kindern eine Inzidenz von 1:82000 [33] im Gegensatz zum Erwachsenen, wo es mit 1:6000 bis 1:22000 bedeutend häufiger beschrieben worden ist [19].

Auf die milde Form der Leberfunktionseinschränkung nach Halothannarkosen weist eine Arbeit von Haxholdt et al. [12] hin, die bei Kindern im Alter von 4 bis 9 Jahren 1 Tag vor und 4 Tage nach einer Tonsillektomie die Antipyrinclearance als Leberfunktionstest durchführten. In der Halothangruppe konnten sie eine Enzyminduktion, in der Ketamingruppe dagegen keine Enzyminduktion nachweisen. Dies zeigt, daß bereits eine einmalige Halothanexposition zu einer Beeinflussung des mikrosomalen Enzymsystems der Leber im Sinne einer Enzyminduktion führt.

Über schwere Leberfunktionsstörungen beim Kind nach Halothannarkosen wird nur kasuistisch berichtet. Noch in dem ausführlichen Review von Carney u. van Dyke aus dem Jahre 1972 [2] findet man den Satz: „The consensus has been, that children seem almost immune to halothane hepatitis." Aber bereits diese Autoren diskutierten in ihrem Beitrag bei 9 Kindern, ob nicht die bei diesen Kindern postoperativ aufgetretene Leberfunktionsstörung halothanbedingt war. Nur 5 dieser 9 Fälle ließen sich jedoch letztendlich auf Halothan beziehen.

Die erste Kasuistik zur Halothanhepatitisproblematik beim Kind erschien im Jahre 1982. Lewis u. Blair [16] schilderten ein Kind, das nach insgesamt 3 Halothannarkosen einen Transaminasenanstieg, Fieber und Ikterus zeigte. Bei Whitburn u. Sumner [35] war es nicht anders. Das Kind kam mit einer ösophagotrachealen Fistel auf die Welt. Die Narkose zur Korrektur dieser Fehlbildung wurde mit Halothan durchgeführt. Wegen eines Fistelrezidivs wurde das Kind mehrfach ösophagoskopiert, tracheoskopiert und operiert: Es wurde eine Aortopexie und danach in einer weiteren Sitzung eine Jejunostomie durchgeführt – jeweils war Halothan das Narkosemittel. Nach jeder Halothannarkose hatte das Kind subfebrile Temperaturen bis 38,8°C. Nach der letzten Halothannarkose kam es zu einem Fieberanstieg auf 40°C, zu Ikterus, Transaminasenanstieg und schweren Gerinnungsstörungen. Die Sepsisdiagnostik war negativ. Es konnten bei diesem Kind spezifische Antikörper gegen die Oberfläche halothanexponierter Kaninchenhepatozyten festgestellt werden. Das Kind erholte sich innerhalb von 10 Tagen.

Hals et al. [10] publizierten eine Kasuistik über ein 18 Monate altes Mädchen, das zunächst je 2 Halothan- und Enflurannarkosen im Wechsel zur Korrektur kongenitaler Mißbildungen erhalten hatte. Alle 4 Narkosen waren unauffällig. Auf die im Abstand von 4 Monaten nach der letzten Narkose durchgeführte Halothananästhesie folgten Fieber, Apathie, eine Serumtransaminasenerhöhung und Gerinnungsstörungen. Das Leberversagen wurde durch ein Nierenversagen kompliziert. Die Genese dieses multiplen Organversagens wurde von den Autoren differentialdiagnostisch breit abgeklärt. Als einziger Befund blieb der Nachweis zirkulierender Antikörper gegenüber halothanexponierten Kaninchenhepatozyten.

Die autoimmunologische Genese dieser halothanbedingten schweren Leberfunktionsstörungen scheint außer Zweifel. Vergani et al. [32] wiesen 1980 einen Antikörper gegen die Oberfläche halothanexponierter Kaninchenhepatozyten nach, den sie bei 11 Patienten mit fulminantem Leberversagen, nicht aber bei Kontrollpersonen, Patienten mit multiplen Halothanexpositionen *ohne* Halothanhepatitis, Anästhesisten und Patienten mit anderen Lebererkrankungen fanden. Den detaillierten Mechanismus dieser autoimmunologischen Schädigung konnten diese Autoren jedoch letztendlich auch nicht klären. Inhalationsanästhetika verändern, so die Autoren, die Eigenschaften von Zellmembranen, worauf ihre Wirksamkeit beruht. Die Antikörper könnten dann gegen diese neuen Membranstrukturen gebildet werden. Möglicherweise sind es aber auch die Intermediärprodukte des Halothanabbaus – beispielsweise die freien Radikale oder die Trifluoressigsäure –, die die autoimmunologischen Reaktionen anstoßen könnten, was Kreuzsensibilitäten gegenüber Enfluran und Isofluran erklärbar machen würde. Hinweise auf eine genetische Determinierung geben die Untersuchungen von Otsunka et al. [22], die nachweisen konnten, daß Patienten mit Halothanhepatitis eine bestimmte HLA-Antigenstruktur besitzen.

Zu Recht fragt Walton [33] aber, aus welchem Grund denn nun Kinder seltener solche immunologischen Reaktionen zeigen. Kinder haben bereits jenseits der Neugeborenenperiode eine Immunkompetenz, die sich nicht von der des Erwachsenen unterscheidet. Insofern fällt es schwer zu erklären, warum gerade Kinder besonders vor einer autoimmunologisch bedingten schweren Leberfunktionsstörung durch Halothan geschützt sein sollen.

Auf einen weiteren ungeklärten Punkt wird von Walton [33] hingewiesen: Ab wann werden Halothanwiederholungsnarkosen gefährlich; nach einer Woche, nach einem Monat, nach einem Jahr? Und süffisant fragt er zum Schluß: Wann sind aus Kindern Erwachsene geworden, für die dann die erhöhte Gefährdung gilt?

Weder Lewis u. Blair [16], Whitborn u. Sumner [35], Hals et al. [10] noch Walton [33] kommen zu der Empfehlung, bei Kindern auf Wiederholungsnarkosen mit Halothan zu verzichten. Sie warnen jedoch vor Halothanwiederholungsnarkosen dann, wenn es nach einer Halothannarkose zu unerklärbarem Fieber (meist Fieberanstieg nach 3 Tagen), Eosinophilie und Ikterus gekommen ist.

Ist der Patient nun vor einer so schweren Leberfunktionsstörung geschützt, wenn man statt Halothan Enfluran oder Isofluran zur Wiederholungsnarkose einsetzt? Auch nach Enflurananästhesien ist fulminantes Leberversagen beschrieben worden. Bei einem 67jährigen Patienten wurden 2 Enflurananästhesien im Abstand von 28 Tagen durchgeführt. Es kam 41 h nach der 2. Enflurananästhesie zu einem Leberversagen mit tödlichem Ausgang [24]. Auf die möglicherweise mit der sog. Halothanhepatitis identischen Pathogenese des enfluranbedingten Leberversagens weist der Fall einer 32jährigen Frau hin, die zunächst eine Halothannarkose erhielt und mit einem Leberversagen reagierte. Nach einer 4 Jahre darauf durchgeführten Enflurananästhesie kam es ebenfalls zu einem Leberversagen [31].

Von Isofluran liegen noch keine Berichte über Leberfunktionsstörungen als Folge einer Exposition vor. Die immer als Argument vorgebrachte niedrigere Metabolisierungsrate von Isofluran (0,2 %) kann dies jedoch nicht erklären, da es sich um einen autoimmunologischen Prozeß handelt. Der wahrscheinliche Grund ist die bislang noch kurze Erfahrungszeitspanne mit Isofluran.

Kinderanästhesiologisch relevante Nebenwirkungen von Enfluran und Isofluran

Bei einem Nebenwirkungsvergleich von Halothan mit Enfluran und Isofluran stellt sich die Frage, ob es nicht bei Anwendung von Enfluran und Isofluran unerwünschte Wirkungen gibt, die bei Anwendung von Halothan nicht auftreten.

Bei Enfluran sind es die EEG-Veränderungen bis zu Krampfpotentialen sowie muskuläre Entladungen, die besonders bei Hyperventilation auftreten und die zur Vorsicht mahnen. Diesbezüglich hat es bereits in den 70er Jahren eine kontroverse Diskussion gegeben. Erster tierexperimenteller Hinweis auf diese enfluranbedingten EEG-Veränderungen stammen von Julien et al. [13]. Bei der klinischen Testung von Enfluran fanden Rosen u. Söderberg [27] bei Kindern, daß bei einer inspiratorischen Enflurankonzentration von 4% unter leichter Hyperventilation EEG-Muster im Sinne eines Grand-mal-Anfalls abzuleiten waren, auch wenn Gasaustausch und Kreislauf unauffällig und damit eine ausreichende Oxygenierung des Gehirns gesichert war. Der krampfinduzierte Einfluß scheint metabolisch bedingt zu sein. Die EEG-Kontrollen eine Woche danach waren unauffällig. Diese Befunde konnten auch Neundörfer u. Klose bei Kindern bestätigen [20]. Gerade diese Autoren warnen ausdrücklich vor der Anwendung von Enfluran bei Epileptikern.

Beim Erwachsenen kommt es ebenfalls zu EEG-Veränderungen bei Enflurananästhesien, die auf eine erhöhte Erregbarkeit der Neuronen schließen lassen. Krämpfe wurden jedoch nicht beobachtet [25]. Erwähnt werden muß allerdings, daß in dieser Studie beim Erwachsenen die Narkose mit einem Barbiturat eingeleitet worden war.

Aufgrund der genannten Befunde wird deshalb vor der Anwendung von Enfluran bei Kindern mit Epilepsie gewarnt.

Auf die respiratorischen Schwierigkeiten bei der Narkoseeinleitung mit Isofluran wurde bereits eingehend hingewiesen (s. auch Tabelle 2). Diese Einleitungsprobleme werden seltener, wenn man

Tabelle 2. Häufigkeit typischer Einleitungskomplikationen bei Verwendung von Isofluran. (Nach Munkel [18])

	Gesamt n	0–1 Jahr n [%]	>1 Jahr n [%]
Vorübergehendes Atemanhalten	18	6 (25,0)	12 (16)
Husten	12	3 (12,5)	9 (12)
Laryngospasmus	12	10 (41,6)	2 (2,6)
Erbrechen	2	–	2 (2,6)
Salivation	5	2 (8,3)	3 (3,9)
Exzitation bei Einleitung	13	–	13 (17,1)

- mehr Erfahrung mit Isofluran gewonnen hat [11, 36],
- die inspiratorische Narkosegaskonzentration langsam steigert,
- eine adäquate Prämedikation verordnet (z. B. Midazolam oral oder rektal, 0,5 mg/kg KG).

Schlußfolgerungen

1. Wirkungsunterschiede sind zwischen Halothan, Enfluran und Isofluran beim Kind nur in der muskelrelaxierenden Potenz zu sehen, die bei Isofluran stärker ausgeprägt ist.
2. Isofluran und Enfluran sensibilisieren das Myokard im Gegensatz zu Halothan nicht gegenüber Katecholaminen.
3. Enfluran ist wegen der ungeklärten Relevanz der besonders bei Hyperventilation und hohen inspiratorischen Narkosegaskonzentrationen auftretenden epilepsiespezifischen EEG-Veränderungen und neuromuskulären Entladungen für die Kinderanästhesie ein ungünstiges Mittel.
4. Halothaninduzierte schwere Leberfunktionsstörungen sind bei Kindern sehr selten. Sie treten meist bei Wiederholungsnarkosen auf. Warnzeichen sind unklare Fieberzustände nach vorangegangenen Halothannarkosen.
5. Nach Enflurananästhesie sind ebenfalls schwere Leberfunktionsstörungen beschrieben worden.
6. Maskeneinleitungen mit Isofluran gehen gehäuft mit Problemen einher.

Bei Abwägung aller Argumente gibt es keinen zwingenden Grund, auf Halothan zur Narkose von Kindern zu verzichten. Selbstverständlich ist auch Isofluran bei Kindern anwendbar, wenn man mit den Problemen bei der Anwendung dieser Substanz vertraut ist.

Literatur

1. Adams AP (1981) Enflurane in clinical practice. Br J Anaesth 53 :279
2. Carney FMT, Dyke RA van (1972) Halothane hepatitis: A critical review. Anesth Analg 51:135
3. Cattermole RW, Verghese C, Blair IJ, Jones CJH, Flynn PJ, Sebel PS (1986) Isoflurane and halothane for outpatient dental anaesthesia in children. Br J Anaesth 58:385
4. Davidson S (1978) A comparative study of halothane and enflurane in paediatric outpatient anaesthesia. Acta Anaesthesiol Scand 22:58
5. Eger EL (1981) Isoflurane: A review. Anesthesiology 55:559
6. Fee JPH, Black GW, Dundee JW et al (1979) A prospective study of liver enzyme and other changes following repeat administration of halothane and enflurane. Br J Anaesth 51:1133
7. Fisher DM, Robinson S, Brett C, Gregory GA, Perin G (1984) Comparison of enflurane, halothane, and isoflurane for outpatients pediatric anesthesia. Anesthesiology 61:A 427
8. Friesen RH, Thieme RE, Honda AT, Morrison JE (1987) Changes in anterior fontanel pressure in preterm neonates receiving isoflurane, halothane, fentanyl or ketamine. Anesth Analg 66:431
9. Govaerts MJM, Sanders M (1975) Induction and recovery with enflurane and halothane in paediatric anaesthesia. Br J Anaesth 47:877

10. Hals J, Dodgson MS, Skulberg A, Kenna JG (1986) Halothane-associated liver damage and renal failure in a young child. Acta Anaesthesiol Scand 30:651
11. Hausdörfer (1991) Persönliche Mitteilung
12. Haxholdt OS, Loft S, Clemmensen A, Hjortso E (1986) Increased hepatic microsomal activity after halothane anaesthesia in children. Anaesthesia 41:579
13. Julien RM, Kavan EM, Elliott HW (1972) Effects of volatile anaesthetic agents on EEG activity recorded in limbic and sensory systems. Can Anaesth Soc J 19:263
14. Kare HW, Swedlow DB, Lee KW et al (1983) Epinephrine – halothane interactions in children. Anesthesiology 58:574
15. Larsen R (1990) Anästhesie, 3. Aufl. Urban & Schwarzenberg, München
16. Lewis RB, Blair M (1982) Halothane hepatitis in a young child. Br J Anaesth 54:349
17. Lewis RP, Jones MJ, Eastley RJ, Wandless JG (1988) "Fruit-flavoured" mask for isoflurane induction in children. Anaesthesia 43:1052
18. Munkel H (1989) Spezielle Probleme bei der Narkoseeinleitung mit Isofluran im Kindesalter. In: Kretz FJ, Eyrich K (Hrsg) Kinderanaesthesie Symposium 1987, Berlin. Springer, Berlin Heidelberg New York Tokyo
19. Mushin WW, Rosen M, Jones EV (1971) Post-halothane jaundice in relation to previous administration of halothane. Br Med J 3:18
20. Neundörfer B, Klose R (1975) EEG-Veränderungen bei Kindern während Enfluranänasthesie. Prakt Anaesth 10/5:271–284
21. O'Neill MP, Sharkey AJ, Fee JPH, Black GW (1982) A comparative study of enflurane and halothane in children. Anaesthesia 37:634–639
22. Otsuka S, Yamamato M, Kasuya S, Ohtomo H, Yamamoto Y, Yoshida TO, Akaza (1985) HLA antigens in patients with unexplained hepatitis following halothane anesthesia. Acta Anaesthesiol Scand 29:497–501
23. Pandit UA, Stende GM, Leach AB (1985) Induction and recovery characteristics of isoflurane and halothane anaesthesia for short outpatient operations in children. Anaesthesia 40:1226
24. Paull JD, Fortune DW (1987) Hepatotoxicity and death following two enflurane anaesthetics. Anaesthesia 42:1191
25. Persson A, Peterson E, Wählin A (1978) EEG-Changes during general anaesthesia with enflurane (efrane) in comparison with ether. Acta Anaesthesiol Scand 22:339
26. Plummer JL, Steven IM, Cousins MJ (1987) Metabolism of halothane in children having repeated halothane anaesthetics. Anaesth Intensive Care 15:136
27. Rosen I, Söderberg M (1975) Encephalographic activity in children under enflurane anesthesia. Acta Anaesthesiol Scand 19:361
28. Ryan JF, Todres ID, Coté CJ, Goudsouzian N (1985) A practice of anesthesia for infants and children. Grune & Stratton, Orlando
29. Sigurdsson GH, Lindahl S, Norden N (1983) Influence of premedication on the sympathetic and endocrine responses and cardiac arrhythmias during halothane anaesthesia in children undergoing adenoidectomy. Br J Anaesth 55:961
30. Sigurdsson GH, Lindahl SGW, Norden NE (1984) Catecholamine and endocrine response in children during halothane and enflurane anaesthesia for adenoidectomy. Acta Anaesthesiol Scand 28:47–51
31. Sigurdsson J, Hreidarsson AB, Thjodleifsson B (1985) Enflurane hepatitis. A report of a case with a previous history of halothane hepatitis. Acta Anaesthesiol Scand 29:495
32. Vergani D, Mieli-Vergani G, Alberti A, Neuberger J, Eddleston ALWF, Davis M, Williams R (1980) Antibodies to the surface of halothane-altered rabbit hepatocytes in patients with severe halothane-associated hepatitis. N Engl J Med 10:66
33. Walton B (1986) Editorial: Halothane hepatitis in children. Anaesthesia 41:575–578
34. Wark HJ (1983) Postoperative jaundice in children. The influence of halothane. Anaesthesia 38:237–242
35. Whitburn RH, Sumner E (1986) Halothane hepatitis in an 11-month-old child. Anaesthesia 41:611
36. Wren WS, McShane AJ, McCarthy JG, Lamont BJ, Casey WF, Hannon VW (1985) Isoflurane in paediatric anaesthesia. Anaesthesia 40:315

F. Kinderchirurgie und Kinderanästhesie in der Dritten Welt

28 Erfahrungen als Kinderchirurg in Thailand

A. Jahn

Es ist gut, daß der Veranstalter eines Symposiums, in dem es letztlich darum geht, die Versorgung kranker Kinder durch Anästhesisten und Chirurgen zu verbessern, auch an die Kinder in der Dritten Welt gedacht hat. Ich danke für die Einladung, über meine Erfahrung zu berichten. Dies ist indessen ein deprimierendes Thema. Es wird eigentlich immer schlimmer. Die Lebensbedingungen in der Dritten Welt werden trotz der vielen Bemühungen und Hilfen immer schlechter. Die Säuglings- und Kindersterblichkeit ist 10- bis 20mal größer als bei uns. Neue medizinische Probleme wie Aids sind hinzugekommen.

Der Medizinbetrieb ist eingebettet in die ökonomische Leistung eines Landes. Je ärmer ein Land ist, um so armseliger ist das medizinische Niveau. Das schließt nicht einsame Spitzenleistungen aus. Länder mit geringer Wirtschaftskraft können ihre Krankenhäuser nicht ausreichend finanzieren; Menschen mit geringem Einkommen können die Medikamente nicht bezahlen. Einmalspritzen werden tausende Male benützt, Kanülen werden stumpf, aber immer noch durch die Haut gedrückt. Die Aufzählung des Mangels ist endlos; vom Inkubator bis zur Gipsbinde fehlt es an allem.

Es ist sicher eine unzulässige Vereinfachung, die Einteilung der Welt in 3 Teile unter rein ökonomischen Kriterien vorzunehmen und damit auch gleichzeitig eine Unterentwicklung zu assoziieren. Unter den Ländern der sogenannten Dritten Welt gibt es solche mit hoher kultureller Entwicklung und großer Vergangenheit. Und es gibt Länder, in denen große Armut herrscht und die wir dennoch nicht zur Dritten Welt zählen, wie etwa die Sowjetunion.

Mangelnde Technik allerdings läßt sich nur bis zu einem bestimmten Punkt durch ärztliche Erfahrung, klinischen Blick, sorgfältige Untersuchung und ausführliche Anamnese ersetzen. Irgendwann wird man die Möglichkeit der Sonographie, der Computertomographie usw. schmerzlich vermissen und das Gefühl bekommen, das kranke Kind zwar nach bestem Wissen und Gewissen zu behandeln, aber nicht mit den Möglichkeiten, die die moderne Medizin bietet. Und so möchte ich es verstanden wissen, wenn ich sage, daß der Medizinbetrieb in Beziehung steht zur ökonomischen Leistung eines Landes.

Im Sommer 1988 war ich in einem der ärmsten Länder der Erde, in Vietnam. Ich bat um die Erlaubnis, ein Krankenhaus zu besuchen, und man zeigte mir das Hospital St. Paul in Hanoi, von dem gesagt wird, es sei eines der besseren. Als ich mir nach der Untersuchung eines Kindes die Hände waschen wollte, ließen sich weder Seife noch Handtuch, geschweige denn Desinfektionsmittel und Einmaltücher, auftreiben. Da sind wir dann schnell zurückversetzt in eine Zeit, die wir durch Dr. Semmelweiß überwunden geglaubt haben.

Der Medizinbetrieb kann in einem armen Land keine Insel des Wohlstandes sein. Es fehlen einfach die Mittel. Und Medizin, das wissen wir alle, ist teuer. Es schien mir, daß der einzige Betrieb, der in armen Ländern funktionierte, das Militär war, das ja auch der Machterhaltung einer herrschenden Klasse diente, die es in den armen Ländern zu erstaunlichem Reichtum bringen kann (s. Ferdinand Marcos auf den Philippinen oder Nicolao Ceaucescu von Rumänien). Entsprechend hoch ist der Anteil der Ausgaben für das Militär am Staatshaushalt. Wo soll dann das Geld für Krankenhäuser herkommen?

Kinder sind ein wirtschaftlicher Faktor, auch bei uns, aber in den armen Ländern sichern Kinder die Altersversorgung und oft auch das Überleben der Familie. Früh werden sie zur Arbeit eingesetzt, oft auch verkauft.

Ein Kind mit einer Behinderung, etwa Down-Syndrom, Querschnittslähmung, aber auch mit kleineren Handicaps, wird als Fehlinvestition betrachtet. Bald schon wird erkannt, daß dieses Kind die Erwartungen seiner Eltern nicht erfüllen wird können. Zunächst wird noch medizinische Hilfe gesucht. Operativen Eingriffen wird nur zugestimmt, wenn damit eine völlige Normalisierung ermöglicht wird. Sind größere Unkosten damit verbunden, kann die Familie schnell ins Elend oder in existentielle Bedrohung geraten. Dann passiert es, daß das Kind abgelehnt und fallengelassen wird, nicht mehr aus dem Krankenhaus abgeholt, ja sein Tod gewünscht wird. Oft genug habe ich Kinder mit Mißbildungen gesehen, die in den Familien zwar lebten, aber versteckt wurden, vor sich hinsiechten, etwa Taube, Stumme, Verkrüppelte, die mir gezeigt wurden, da man Wunder von mir erwartete. Der Ratschlag, das Kind etwa in eine Schule für Taubstumme zu bringen, wird oft schon deshalb abgelehnt, weil die paar Pfennige für die Busfahrt nicht aufgebracht werden können, ganz zu schweigen vom zeitlichen Aufwand.

Hat Kinderchirurgie unter diesen Bedingungen einen Sinn? Oder ist sie mehr ein Luxus, den sich nur Länder mit einem hohen Bruttosozialprodukt leisten können? Hat Kinderchirurgie z.B. einen Sinn im Irak, wenn ich in der Süddeutschen Zeitung vom 24./25. 11. 1990 lese, daß auf Wunsch der USA Kindernahrung unter das UNO-Embargo fällt? Eine Schweizer Delegation habe Krankenhäuser im Irak gesehen, in denen Kleinkinder am Verhungern seien. Hatte es einen Sinn, damals im Vietnamkrieg immer wieder Körper zusammenzuflicken, die andere Menschen zerstört hatten? Wo liegt der Sinn in einem Land, in dem Hungersnot, Bürgerkrieg und Flüchtlingselend herrschen, wie im Sudan oder in Äthiopien, Kindern ihre Lippenspalten zu verschließen oder in Gaza über Jahre hinweg Kinder der Intifada, die von israelischen Soldaten zusammengeschlagen wurden, zu behandeln, oder in einem Land wie Kambodscha, in dem nicht ausreichend gegen Poliomyelitis vakziniert wird, dann Lähmungsfolgen zu operieren?

Die Sinnfrage stellen heißt, sich gedanklich politisch zu involvieren. Man findet sich dann sehr schnell auf Seiten der geschundenen Kinder und damit oft schon in Opposition zu den jeweiligen Machthabern. Geht man einen Schritt weiter, wird man politisch aktiv, spricht man aus, was man denkt, wird man evtl. schnell des Landes verwiesen und kann nichts mehr für jene tun, für die man eigentlich ausgezogen war. Das ist ein Dilemma. Bleibt man indessen stumm bei all dem Unrecht und Elend, kann das Schweigen als Einverständnis mit den Verhältnissen mißdeutet werden.

Der Anspruch des Kinderchirurgen ist bescheiden. In den armen Ländern wird ja operiert und es gibt eine Chirurgie. Und die Chirurgen versuchen mit geringen Mitteln ihr Bestes für ihre Patienten, die oft auch Kinder sind. Und dies ist der Ansatzpunkt des Kinderchirurgen in der Dritten Welt. Er arrangiert sich mit den Kollegen und Kolleginnen, operiert mit ihnen zusammen, diskutiert mit ihnen und kann auch von ihnen lernen. Und chirurgische Probleme, eben auch kinderchirurgische Probleme, fallen tagtäglich an, auch im Irak, auch im Gazastreifen, auch in Vietnam und trotz Hungersnot, Bürgerkrieg und Flüchtlingselend auch in Äthiopien und im Sudan. Es ist vielleicht auch ein wenig Trotz bei allem mit dabei, wenn Kinderchirurgie dort betrieben werden soll. Und wenn man bald schon das Gefühl bekommt, eine Sisyphus-Existenz zu leben, so möge man sich mit Albert Camus trösten, der einmal gesagt hat: Er könne sich Sisyphus nicht anders als glücklich vorstellen.

Meine persönlichen Erfahrungen beruhen auf mehr als 2 1/2 Jahren in Vietnam, und zwar während des Kriegs, auf 1 Jahr und 3 Monate in Thailand und kürzeren Aufenthalten in Peshawar, an der pakistanisch-afghanischen Grenze, und im Westjordanland und Gazastreifen in Israel.

Ich beschränke mich hier auf Thailand.

Thailand gehört nicht zu den ärmsten Ländern der Welt und ist deshalb auch nicht repräsentativ für die Dritte Welt. Es zählt sich selbst zu den „developing countries", den sog. Schwellenländern, und nicht zu den „underdeveloped countries", den unterentwickelten Ländern, zu denen die Nachbarn Burma, Laos und Kambodscha gehören.

Daß ich ausgerechnet nach Thailand ging, hat sich so ergeben. Meine Intention war ursprünglich, in den Flüchtlingslagern während meines Urlaubs zu arbeiten. Durch Vermittlung des Flüchtlingskommissariats der UNO und des thailändischen Gesundheitsministeriums war ich in den Jahren 1977, 1978 und 1979 jeweils einen Monat in Pua und Nong Khai.

Pua ist ein kleines Dorf im Norden mit einem kleinen Krankenhaus und einem Arzt.

In der Nähe befand sich ein Flüchtlingslager, das 10mal mehr Bewohner als Pua hatte.

Meine Arbeitsbedingung sah vor, daß ich gleichermaßen Thai- wie Flüchtlingskinder behandeln sollte. Ich wurde in einer Hütte neben dem Krankenhaus untergebracht und bemühte mich um enge Zusammenarbeit mit dem Thai-Arzt und den ausländischen Ärzten im Camp, die aus Australien und den Philippinen stammten.

Im zweiten Jahr war ich in Nong Khai, einer Stadt am Mekong an der Grenze nach Laos, wo ein Flüchtlingslager war, von dem erzählt wurde, daß es soviel Flüchtlinge hätte wie die laotische Hauptstadt Vientiane Einwohner.

Im dritten Jahr habe ich meinen Aufenthalt auf beide Ortschaften verteilt. Inzwischen hatte der deutsche Botschafter von mir gehört. Er bedrängte mich, für ein Jahr als Kinderchirurg nach Thailand zu kommen.

Er würde für die Finanzierung und das thailändische Gesundheitsministerium für das Programm sorgen. 1981 war es dann soweit. Ich ging dann in 22 Krankenhäuser, wo ich unterschiedlich lange, etwa 1 Woche, 10 Tage, 1 Monat Kinder operierte, die von den Ärzten der Krankenhäuser für mich angesammelt worden waren.

Das konnte durchaus unterschiedlich sein. In manchen Krankenhäusern wurde ich so sehr mit zu operierenden Kindern eingedeckt, daß die dafür vorgesehene Zeit nicht ausreichte; in anderen Krankenhäusern hatte ich eher wenig zu tun. Viele waren es überall dort, wo die Bevölkerung über lokale Rundfunkstationen von meiner Ankunft unterricht worden war. Andere Krankenhäuser, sog. überregionale Häuser, hatten ständig soviel chirurgisch kranke Kinder, daß ein Kinderchirurg auch ohne öffentliche Ankündigung über alle Maßen zu tun hatte.

Von großem Interesse für einen Arzt aus Europa sind die Unterschiede zu seinen Erfahrungen. Welche Krankheiten treten in diesem asiastischen Land besonders häufig auf, die bei uns sehr selten sind?

Welche bei uns häufigen Krankheiten sind dort eher selten? Und bei welchen Krankheiten hat man den Eindruck, daß sie ebenso häufig wie bei uns sind?

Ich muß betonen, daß ich dort keine wissenschaftlichen Untersuchungen durchgeführt habe, sondern nur über meine Erfahrungen berichte.

Die zahlenmäßig häufigste Operation, mit der ich zu tun hatte, war die Korrektur von Lippen-Kiefer-Gaumen-Spalten (LKG-Spalten). In dem einen Jahr verschloß ich mehr als 200 Lippen- und ebensoviele Gaumenspalten, in der Regel nicht beides bei einem Kind, sondern ich stellte den Eltern die Wahl oder auch dem Patienten, wenn er alt genug war, darüber zu entscheiden, ob die Lippen- oder die Gaumenspalte geschlossen werden sollte.

Die Verteilung der LKG-Spalten war gleich im ganzen Land. An zweiter Stelle stehen wohl Hypospadien, die ebenfalls gleichermaßen verteilt sind.

Sehr interessant waren Unterschiede in der Inzidenz in einzelnen Regionen. Im Nordosten Thailands gab es besonders viele Kinder mit einer Urolithiasis, Steine überall, in der Niere, in den Uretern, in der Blase, in der Urethra.

In einem Ort, in Sakon Nakon, hatte ich besonders viele Narbenkontrakturen nach Verbrennungen zu operieren.

Im Norden fand ich besonders viele Kinder mit anterioren Enzephalozelen, und zwar nur hier.

Und daneben gab es eben alles, was so zum Beruf des Kinderchirurgen gehört.

Zu meiner Überraschung habe ich nur einmal einen Hodenhochstand operiert. Es gibt zwar viele Kinder dort mit abstehenden Ohren, aber niemand würde es einfallen, diese operieren zu lassen.

Bei vielen angeborenen Läsionen konnte man deren natürlichen Verlauf studieren. Was wird aus einem Klumpfuß, wenn er unbehandelt bleibt?

Was wird aus einer unbehandelten LKG-Spalte?

Immer sah man Zahnfehlstellungen, Zähne, die in die Spalte oder nach vorn wuchsen. Die Gaumenspalten schienen sich mit der Zeit zu verschmälern, jedenfalls sah ich breit klaffende Gaumenspalten nur bei Kleinkindern. Die Nahrungsaufnahme war das geringste Problem. Aber die Verstehbarkeit des

Sprechens war schwierig, oft unmöglich, und nur durch Aufschreiben konnte man kommunizieren.

Immer wurde eine LKG-Spalte als schwere Verunstaltung empfunden, unter der die älteren Kinder sehr litten.

Unbefriedigend war die Behandlung bösartiger Tumoren, dies waren Wilms-Tumoren, Neuroblastome, Rhabdomyosarkome, Retinoblastome.

Die histologische Untersuchung wurde jeweils in der Landeshauptstadt durchgeführt und dauerte bis zu 1 Monat. Eine zytostatische oder radiologische Nachbehandlung konnte ich in keinem Fall organisieren. Ich habe deshalb fortgeschrittene Tumoren, die lokal zu keiner Beeinträchtigung des Lebens geführt hatten, nicht operiert. Eine Chance gab ich jenen Kindern, die einen Wilms-Tumor im Stadium I hatten.

Was wird aus unbehandelten Enzephalozelen? Sie sind ursprünglich zystisch, werden mit der Zeit solide und führen lokal zu Sekundärschäden, wie Deformierungen der anliegenden Knochen wie Nasenbein, Orbita usw.

Ich habe zahlreiche Hirschsprung-Erkrankungen behandelt. Die Kinder hatten z. T. grotesk aufgetriebene Bäuche und hochstehende Zwerchfelle. Hier waren die chirurgischen Maßnahmen sehr befriedigend. In der Regel erhielten die Kinder eine Kolostomie, später einen Durchzug nach Duhamel und einen Verschluß der Kolostomie. Die Diagnose war in allen Fällen durch typische Kontrasteinläufe und die charakteristische Anamnese eindeutig zu erstellen. Eine histologische Bestätigung wurde immer versucht einzuholen. Eine Manometrie wurde nicht durchgeführt.

Kinder mit Hydrozephalus habe ich gesehen, aber nicht operiert. Die Ventile hätten von den Eltern gekauft werden müssen, was diese nicht taten, obwohl sie nach unseren Maßstäben nicht teuer waren und damals 1000 Baht, etwa 100 Mark, kosteten. Ich sah einige Kinder und Erwachsene mit unbehandelter Arthrogryposis, bei denen ich nichts unternahm.

Frakturen wurden gewöhnlich von meinen thailändischen Kollegen oft ohne Anästhesie und ohne Röntgenkontrolle nach Augenmaß reponiert und eingegipst.

Es wurde anschließend in der Regel weder kontrolliert noch war mir klar, wie lange der Gips belassen wurde. Oft genug wurde der Gipsverband nicht entfernt, sondern solange getragen, bis er selbst den Weg des Vergänglichen gegangen war. Ich sah einige nicht oder unzureichend behandelte Frakturen, in die das Gelenk beteiligt war und die mit mehr oder minder starker Bewegungseinschränkung geheilt waren. Selten gab es Krankheitsbilder, mit denen ich nichts anfangen konnte, z. B. eine Mißbildung im Bereich des Mundes.

Im Norden, wo es soviele anteriore Enzephalozelen gab, sah ich viele mit einem Hyperthelorismus, den ich nicht behandeln kann.

Was ist zu den Arbeitsbedingungen zu sagen?

Alle Krankenhäuser, die ich besuchte, verfügen über moderne Operationssäle und Narkose. Die Operationsschwestern und Pfleger waren ausnahmslos engagiert, kompetent, arbeitsfreudig, und ich hatte keinerlei Probleme mit ihnen.

Die Narkose wurde von Schwestern durchgeführt. Ich sah auch hier keinerlei Probleme, selbst wenn ich Neugeborene operierte.

Die Sterilität war immer gewährleistet; Infusionen, Bluttransfusionen, Antibiotika, Analgetika standen zur Verfügung, Die Verständigung erfolgte auf englisch, die Namen der Instrumente hatte ich langsam auch in Thai gelernt.

Ich möchte noch etwas zu den Ärzten sagen. Schon während des Studiums lernen sie, kleine Operationen zu machen, z. B. Appendektomien. In fast allen Krankenhäusern fand ich die Kolleginnen und Kollegen interessiert, sie ließen mich an Visiten teilnehmen und holten meinen Rat in schwierigen Fällen ein.

Mein wesentliches Anliegen war es, den operativ tätigen Kollegen zu zeigen, wie kinderchirurgische Probleme durch Operationen gelöst werden können. Das gelang am ehesten dort, wo ich einen ganzen Monat blieb. Dort konnte es geschehen, daß beim Abschied mir gesagt wurde: Ich werde jetzt manche Operationen besser machen als früher.

Es gibt in Bangkok 2 große kinderchirurgische Zentren und eines in Chiang Mai, die alle hervorragende Arbeit leisten. Die Kollegen sind in den USA, Japan und in Europa ausgebildet. Im Landesinneren werden die meisten Kinder jedoch nicht von Kinderchirurgen operiert, sondern von Allgemeinchirurgen, zuweilen allerdings von solchen, die ein besonderes Interesse an den Kindern hatten. Diese waren sehr dankbar für meine Anwesenheit.

Das wesentliche, alles andere in den Schatten stellende Problem war ökonomischer Natur. Der Jahresetat, den die Krankenhäuser vom Staat zur Verfügung gestellt bekommen, reicht etwa 3 Monate. Sie müßten schließen, wenn sie nicht Einnahmen hätten, die von den Kranken kommen.

Diese wiederum sind oft nicht in der Lage, die Behandlung zu bezahlen, weshalb es soviele Erwachsene mit LKG-Spalten, Klumpfüßen usw. gibt.

Die Kinder mit Hydrozephalus sterben wohl. Ich habe aber auch überlebende Kinder mit Hydrozephalus mit Riesenschädeln gesehen. Die meisten Thai gehen erst ins Krankenhaus, wenn es gar nicht mehr anders geht, wenn z. B. der Wurmfortsatz schon perforiert oder ein Leistenbruch riesig geworden ist. Es halten sich auf dem Land auch viele Scharlatane auf, die es mit irgendwelchen Zaubermitteln versuchen. Deren unheilvolle Ergebnisse habe ich zu sehen bekommen.

Ein weiteres Problem ist die geringe Bezahlung der Ärzte im Krankenhaus; damals waren es etwa 300 Mark im Monat bei freier Unterkunft. Sie waren auf Nebeneinnahmen angewiesen, um z. B. das Schulgeld für ihre Kinder bezahlen zu können. Diese Nebeneinnahmen erwarben sie vor und nach der Krankenhausarbeit, also vor 8 Uhr in der Frühe und nach 16 Uhr in Privatpraxen. Dies bewirkt einen langen Arbeitstag und macht verständlich, warum es immer wieder vorkam, daß sich die Kollegen während der schlecht bezahlten Krankenhausarbeit schonten, um für die Nebentätigkeit noch Kraftreserven zu haben. Meine Kollegen waren oft selbst überrascht, wenn sie erlebten, wie groß der Andrang der Menschen war, die zu mir wollten.

Ich beurteile das Jahr in Thailand positiv. Es wurden viele Kinder erfolgreich operiert, und zahlreiche Kolleginnen und Kollegen haben bekundet, gelernt zu haben, besser zu operieren. Ich selbst fühlte mich bereichert an Erfahrungen und durch menschliche Begegnungen mit Operationsschwestern, Ärztinnen und Ärzten, mit Kindern und deren Eltern und durch die Gastfreundschaft in dem schönen Land, das ich kennen und lieben lernen durfte.

Die Vorstellung, daß in Thailand eine unterentwickelte Medizin betrieben wird, ist in dieser allgemeinen Feststellung falsch. Ich habe auch in entlegenen Provinzkrankenhäusern immer mal wieder Kolleginnen und Kollegen getroffen, die über ein großes theoretisches Wissen auf dem neuesten Stand und ebenso großes technisches Können verfügten und die mit großer Hingabe arbeiteten. Die Erwartungshaltung mir gegenüber war dann immer besonders groß, und ich wurde mit komplizierten medizinischen Problemen konfrontiert.

Dann kam man wieder in Häuser, wo es wichtiger war, Basiswissen weiterzugeben und standardisierte Routineoperationen wie Pyloromyotomien und Leistenbrüche zu zeigen, da diese ganz einfach falsch durchgeführt wurden.

Eine Tätigkeit im Ausland habe ich stets als tiefen Einschnitt in das eigene Leben empfunden. Ohne zeitlichen Übergang sinkt man in eine andere Kultur, in ein Volk mit anderen Bräuchen, Ansichten, anderer Religion und Philosophie. Die Haltung zu Krankheit und Tod spielt hier hinein.

Eigene Flexibilität, ein hoher Grad an Sensibilität, das eigene Zurücknehmen und die Bereitschaft, auf die Fremde einzugehen, zu hören, zu sehen, aufzunehmen und nicht gleich zu werten, können einen vor Mißerfolgen, Mißverständnissen und Mißklängen bewahren.

Ein großes menschliches Abenteuer bleibt es allemal, ein Versuch vor sich selbst, menschlich zu bestehen und Belastungen auszuhalten. Ich bin mir darüber klar, daß die meisten unter uns ihre Stellen und Positionen haben und nicht so ohne weiteres fort können. Ich möchte Sie dennoch ermutigen, sich zu engagieren und nach Wegen zu suchen. Sie gewinnen dabei für sich selbst und tun etwas Gutes für Kinder.

Wie auch bei uns konzentrieren sich die Ärzte auf die Großstädte. Ein europäischer Arzt wird also seine Patienten in entlegenen Gegenden aufsuchen müssen, auch findet er in den Slums der Großstädte ein weites Betätigungsfeld. Je mehr er auf sich gestellt ist, um so größer werden die Anforderungen sein. Die Kranken kommen mit allen nur denkbaren Problemen, und schon hat der Arzt schwierigste Situationen der Geburtshilfe, der Unfallchirurgie, der Kinderheilkunde, der Wiederbelebung zu meistern – und dies mit mageren Mitteln und nur unzureichend ausgebildeten Helfern. Nichts ist schlimmer, als einen Menschen zu verlieren, nur weil es an einem bestimmten Medikament oder z. B. an einem Röntgenapparat gefehlt hat, oder noch schlimmer, wenn die eigene Qualifikation unzureichend war!

Je geringer die Qualifikation und Erfahrung des Arztes ist, um so weniger weit darf er sich also von einem Krankenhaus entfernen. Er sollte eine enge Zusammenarbeit mit einheimischen Krankenhausärzten anstreben, Kontaktmöglichkeiten, z. B. über Funk, installieren und über Transporte verfügen, und sei es zur Not mit Hubschraubern des Militärs. Ich habe immer erlebt, daß die lokalen Autoritäten hilfsbereit sind und anerkennen, daß da ein Fremder etwas für die eigenen Menschen tut.

Im allgemeinen geht ein Arzt oder eine Ärztin mit einer Organisation an einen Ort, wo schon Vorbereitungen getroffen sind. Die ärztlichen Aufgaben definieren sich also durch die gegebenen Möglichkeiten und das eigene Können. Ein Chirurg kann kaum verantwortlich operieren, wenn er keine geeigneten Instrumente, keine Narkose, keine ausgebildeten Schwestern und Pfleger, keine Sterilisation hat. Ohne diese Hilfsmittel muß er verzweifeln, die ständig notwendige Kunst des Improvisierens wird ihn zermürben. Entweder es gelingt ihm, am Ort eine Operationsmöglichkeit aufzubauen oder er muß sich auf nichtoperative ärztliche Tätigkeiten beschränken. Dann ist natürlich kein Chirurg notwendig.

Oft ist es sinnvoller, die Lebensbedingungen, z. B. die Hygiene, zu verbessern als immer wieder Durchfallepidemien mit Medikamenten zu behandeln. Man muß dann versuchen, dafür die lokalen Autoritäten zu gewinnen. Diese Aufgabe kann so überhandnehmen, daß am Ende kaum noch rein ärztlich gearbeitet wird. Es ist daher wichtig, immer wieder Bilanz zu ziehen und sich zu fragen, ob wirklich die Menschen in den Genuß der ärztlichen Tätigkeit gekommen sind, für die man eigentlich dorthin gegangen ist.

Es ist auch wichtig, frühzeitig einheimische Ärzte für die eigene Tätigkeit heranzubilden, zu gewinnen und zu begeistern, so daß sie bereit sind, diese fortzusetzen, wenn man selbst wieder abreist. Der Kontakt bleibt oft bestehen, was dann sehr beglückend ist.

Man arbeitet also eigentlich darauf hin, seinen eigenen Einsatz eines Tages überflüssig zu machen. Dieses Ziel erreicht zu haben, ist meiner Ansicht nach die höchste Befriedigung. Weniger gut ist es, wenn nach der Abreise der alte Zustand wieder eintritt, der den eigenen Einsatz erst gerechtfertigt hat. Er war dann aber trotzdem nicht umsonst, da man eine Zeitlang das Los der Menschen ein wenig hatte verbessern können.

Wenn man sich einheimischen Kollegen vorstellt, ist es wichtig, Informationen zu erhalten und zu erfahren, was gewünscht wird und wo ein Mangel besteht, damit man versuchen kann, eine Lösung zu finden, vielleicht sogar mit Hilfe der Organisation, die einen schickt.

Kommt man an einen Ort, wo nichts vorbereitet wurde, hat man erst einmal damit zu tun, für sich selbst akzeptable Lebensbedingungen zu schaffen. Lebt man selbst zu schlecht, läuft man Gefahr, über kurz oder lang frustriert oder sogar krank zu werden, womit dann keinem gedient ist. Man muß sich also darüber klar werden, was man selbst als Minimum an Lebensqualität braucht, und sich diese dann schaffen. Für mich war es z. B. immer wichtig, mich täglich baden oder duschen zu können, auch kann ich nicht bei Lärm oder mit Licht schlafen. Das aber sind Bedingungen, die in der Dritten Welt nicht selbstverständlich sind.

In Gegenwart der Kranken in den Krankenhäusern sollte man darauf achten, daß die einheimischen Ärzte ihr Ansehen nicht durch die eigene Anwesenheit einbüßen. Es ist besser, sich selbst zurückzunehmen und sich dafür in deren Rolle zu versetzen.

Viele Studenten der Medizin oder junge Kollegen haben den Wunsch, eine Zeitlang in einem armen Land zu arbeiten. Je weniger Erfahrung sie haben, um so schneller geraten sie medizinisch in eine Situation, der sie nicht gewachsen sind. Und sie gehen ja nicht deshalb dorthin, um den armen kranken Menschen durch die eigene Inkompetenz zusätzlich Schaden zuzufügen. Oft überschütten einen aber die Menschen mit einem unvorstellbaren Vertrauen, das durch das eigene Können indessen nicht gerechtfertigt ist. Oft ist der einzige Grund für dieses Vertrauen, daß man Europäer ist. Sie glauben, daß ein europäischer Arzt besser sein muß als ein einheimischer, was oft nicht richtig ist und die ansässigen Ärzte verstimmt. Bei fehlender Selbstkritik oder Überschätzung des eigenen Könnens bleiben Fehler nicht aus. Thailändische Ärzte haben mir Schauergeschichten von ausländischen Ärzten erzählt, die in der Provinz arbeiteten. Ich unterstelle also, daß ein junger Arzt mit der Absicht ins Ausland geht, den armen Menschen zu helfen. Das setzt die Verpflichtung voraus, ein hervorragender Arzt zu sein, viel zu können, um den Anforderungen gewachsen zu sein. Und da fehlt es dem jungen Arzt oft an ausreichender Erfahrung, die mit Idealismus und Liebe nicht zu ersetzen ist.

Dennoch kann auch ein junger, unerfahrener Arzt in einem armen Land tätig werden, wenn er sich auf weniger qualifizierte Arbeiten wie Impfungen, Erste Hilfe oder ähnliches beschränkt. Auch diese Tätigkeiten sind lebensnotwendig, tragen dazu bei, den eigenen Horizont zu erweitern, und stellen gleichzeitig eine Selbstprüfung dar.

Ein junger idealistischer Arzt hat aber nach Ablauf seiner ausführlichen Ausbildung und ersten praktischen Erfahrungen möglicherweise inzwischen seine Ansichten geändert und will nun nicht mehr... Es ist das alte Dilemma: Der junge, unerfahrene Arzt träumt von einer Tätigkeit in einem armen Land. Ist er älter und erfahren, kann er also etwas, hat er andere Träume und mag nicht mehr an seine früheren denken, geschweige denn sie realisieren. Was also soll man raten?

Es gibt medizinische Programme in der Dritten Welt für Ärzte unterschiedlichster Qualifikation. Jeder Arzt, der für sich einmal entschieden hat, hinauszugehen, sollte sich einem solchen Programm anschließen, in das er sich dann ganz einbringen kann.

Was ist ihm zu sagen, wenn er in ein Land geht, in dem Krieg herrscht? Vielleicht sympathisiert er mit einer kriegführenden Partei und schließt sich der kämpfenden Truppe an, z.B. Partisanen. Dann muß er auch das Risiko voll mittragen. Vielleicht will er aber etwas für die leidende Zivilbevölkerung tun und sich neutral im Krieg verhalten. So etwa ließe sich mein Einsatz in Vietnam charakterisieren. Es ist unvermeidbar, daß man mehr oder weniger auf eine Seite gezogen wird, schon deshalb, weil Abhängigkeiten entstehen. Man muß da sehr auf der Hut sein und aufpassen. Ich hatte, als ich im zentralen Hochland von Vietnam arbeitete, zumindest indirekten Kontakt zu den kommunistischen Truppen in der Region. Das ist immer ein Balanceakt, der ins Auge gehen kann. Jedenfalls hatte ich nie die Absicht, dort mein Leben zu lassen, habe brenzlige Situationen nie bewußt gesucht und hätte, wenn der Boden mir zu heiß geworden wäre, das Weite gesucht. Ich halte es für sinnlos, als Arzt in ein armes Land zu gehen und sich dort aufzuopfern. Damit ist keinem gedient.

Ein paar Worte noch zum allgemeinen Verhalten. Es ist ganz klar, daß man sehr beobachtet wird, besonders in der ersten Zeit. Höflichkeit, Hilfsbereitschaft und Zurückhaltung sind gewinnende Tugenden. Ich habe auch immer Almosen gegeben.

Ich habe mich auch immer darum bemüht, die Landessprache zu sprechen. Ich konnte Vietnamesisch und Thailändisch auf geringem Niveau sprechen, lesen, schreiben und oft besser verstehen als sprechen. Man hat dann ein wenig

Kontrolle über etwaige Dolmetscher und kann auch mit den Menschen in direkten Kontakt treten, die keine Fremdsprachen beherrschen. Daneben spreche ich Englisch und Französisch.

Als ich jung war, träumte ich davon, einmal so etwas zu machen wie Albert Schweitzer in Lambarene. Man kann Albert Schweitzer aber nicht einfach kopieren, sondern man muß Möglichkeiten finden, die sich heute bieten und die einem selbst liegen.

Es versteht sich von selbst, daß ein Arzt, der sich für ein derartiges Wagnis entscheidet, körperlich, geistig und seelisch gesund und belastbar sein muß. Es hat sich nicht bewährt, um persönlichen Schwierigkeiten im eigenen Land auszuweichen, in die Dritte Welt zu gehen.

Die verdrängt geglaubten Probleme holen einen dort immer ein und machen das Leben zur Qual. Am besten geeignet sind Ärzte, die auch hier bei uns gut zurechtkommen.

Für mich stellen die Zeiten in Vietnam und in Thailand eine wesentliche Bereicherung meines Lebens dar. Ich habe viele bewegende Begegnungen mit Menschen gehabt, habe mich gern auf sie eingelassen und war offen. Oft begegnete ich grauenvollem Elend, unzumutbaren Lebensumständen und entwürdigender Lebensverachtung und habe das alles so unendlich absurd gefunden. Auf die Fragen, die sich einem pausenlos stellen, hat wohl Albert Camus eine provozierende Antwort gegeben, die auch die eingangs gestellte Sinnfrage beantwortet: „Nur wenn wir zur Absurdität dieses Lebens ja sagen, können wir Sinn und Glück erfahren. Sinn und Sinnerfahrung sind gerade nicht an einer Ewigkeit, sondern sie sind an der Zeitlichkeit unseres Daseins festgemacht."

29 Probleme der anästhesiologischen Versorgung von Kindern in Ländern der „Dritten Welt"

B. Kloss-Quiroga

Wie auf vielen anderen Gebieten, dominieren die reichen Länder der Welt auch in der Medizin, was Standards und Prioritäten betrifft. In der Anästhesie haben Forschung und technische Ausrüstung in den Ländern des Nordens einen sehr hohen Differenzierungsgrad erreicht, wobei gerade auf dem Hintergrund der jüngsten deutschen Geschichte die Frage nach Effektivität und Effizienz der hochempfindlichen technischen Hilfsapparaturen eine neue Aktualität gewinnt.

Diese Frage hat jedoch für die meisten der Länder der sog. Dritten Welt noch nie eine Rolle gespielt. Hier treten insbesondere für den kindlichen Patienten Probleme in den Vordergrund, die im Alltag eines deutschen, europäischen oder, allgemeiner gesagt, industrialisierten Medizinerkopfes kaum eine Rolle spielen, in den sog. Entwicklungsländern jedoch oft von entscheidender Bedeutung sind, wenn es um das Anästhesierisiko geht.

Ich selbst bin als Anästhesistin im Klinikum Steglitz noch unter der Leitung von Prof. Henneberg tätig gewesen und habe von 1979 bis 1988 in Nicaragua als Anästhesistin in der Patientenbetreuung und Ausbildung gearbeitet. Meine jetzige Aufgabe bei der Deutschen Stiftung für internationale Entwicklung (DSE) hat mir mehrfach Gelegenheit gegeben, Krankenhäuser im südlichen und östlichen Afrika kennenzulernen und dadurch meine persönliche fachliche Erfahrung aus Zentralamerika zu erweitern.

Ich möchte zunächst mit einigen allgemeinen Bemerkungen zu der Gesundheitssituation der Bevölkerung, besonders der Kinder, in den Ländern des Südens meine Erörterungen einleiten, da diese den Rahmen für die medizinischen, anästhesiologischen und technisch-organisatorischen sowie qualitativen Probleme setzen.

Gesundheitssituation der Bevölkerung

Die Länder der Dritten Welt besitzen ca. 25% des weltweiten Reichtums, wenn wir das Bruttosozialprodukt als Maßstab nehmen, für annähernd 75% der Weltbevölkerung. Ihr ungeheurer Reichtum an Bodenschätzen und anderen natürlichen Ressourcen wird hauptsächlich durch ausländische finanzstarke Gruppen und eine kleine nationale Oberschicht genutzt, ohne daß selbst die öffentliche Hand, sprich Regierungen, einen Teil dieses Reichtums für die Entwicklung der Länder bereitstellen können.

Erziehungs- und Gesundheitssektor stellen auf diesem Hintergrund keine Priorität im nationalen Budget dar, da sie kostenintensiv und nicht unmittelbar produktiv sind. Das Netz der öffentlichen Gesundheitseinrichtungen in diesen Ländern ist durch mangelnde Infrastruktur, minimale bauliche Voraussetzungen und mangelnde technische und administrativ-organisatorische Qualität gekennzeichnet.

Auf der anderen Seite finden wir in den Ländern eine Bevölkerung, deren überwiegender Teil auf dem Lande wohnt und qualifizierte Gesundheitseinrichtungen nur unter hohen finanziellen und zeitlichen Opfern in Anspruch nehmen kann.

Vielfach ist die Ernährungssituation gerade für die Kinder Spiegel der herrschenden absoluten Armut. Mangelnde hygienische Verhältnisse, Unkenntnis über die einfachsten hygienischen Vorsorgemaßnahmen – gekoppelt mit der extrem armen Wohnsituation (Erdfußboden, Wasserstellen am Fluß, Defäkation im Freien, Zusammenleben von Mensch und Haustier im selben Raum, keine hygienischen Lagermöglichkeiten, kein Schutz vor extremen klimatischen Einflüssen) – führen zu der für diese Länder typischen Fehl- und Mangelernährung und dem daraus resultierenden Krankheitsprofil von erhöhter Infektanfälligkeit, besonders für die übertragbaren Kinderkrankheiten und ihre Komplikationen, von häufigen akuten Atemwegserkrankungen und regelmäßig bei Beginn der Regenzeit beängstigend zunehmenden infektiösen Magen-Darm-Erkrankungen, zusätzlich zu dem chronisch vorhandenen Parasitismus.

Besonders die Kinder zwischen 9 Monaten und 2 Jahren sind hier gefährdet. Sie haben zum einen nicht mehr den Infektionsschutz durch die Muttermilch, die in diesem Alter auch nicht mehr die einzige Nahrung ist, und zum anderen gehören sie noch nicht zu der Gruppe der Kinder, die allem Unbill zum Trotz ihre Kleinkinderzeit überlebt haben. Die Säuglings- und Kleinkindersterblichkeit ist häufig extrem hoch. 50% der Todesfälle finden sich bei Kindern unter 5 Jahren und ein hoher Prozentsatz der Neugeborenen erreicht in vielen Ländern nicht einmal das 1. Lebensjahr.

Für die Mehrzahl der Kinder, die sich einem chirurgischen Eingriff unterziehen müssen, der ja meistens von der chirurgischen Seite kein großes Risiko darstellt, gelten die gerade skizzierten Wohn- und Lebensbedingungen. Auch wenn normalerweise der Prozentsatz von chirurgischen Eingriffen bei Kindern unter 5 Jahren in einem Distriktkrankenhaus relativ gering ist, – in einer von uns durchgeführten Untersuchung waren es 11% – wird das ohnehin hohe Operations- und Anästhesierisiko durch diese Ausgangsbedingungen zusätzlich erhöht. Wenn nun noch ein solches Kind notfallmäßig anästhesiert werden muß, wird die Möglichkeit einer ernsthaften anästhesiologischen Komplikation immer greifbarer.

Diagnostische Probleme

Viele Krankenhäuser, insbesondere in den Distrikten im Landesinneren, haben im Vergleich zu unseren Einrichtungen sehr reduzierte Möglichkeiten zur präoperativen Diagnostik. Standarduntersuchungen sind Röntgen (nicht immer), Hkt und Hb (oft das eine aus dem anderen bestimmt), Stuhl- und Urinuntersuchungen, Blutzuckerbestimmung über Sticksmethode, Malariatest.

Elektrolyte, die Standarduntersuchung, ohne die im Klinikum Steglitz zu meiner Zeit keine Narkose begonnen wurde, konnten erst 1987 in Nicaragua routinemäßig in einem Krankenhaus in der Hauptstadt oder in Privatlaboratorien (ebenfalls in der Hauptstadt) bestimmt werden.

Auch klinische Diagnostik ist oft nur eingeschränkt zu betreiben, da es an den entsprechenden technischen Möglichkeiten fehlt. Oft gibt es kein EKG-Gerät, kein Laparoskopiegerät, keine Möglichkeit zur bakteriologischen Untersuchung. Ärzte/Ärztinnen sind in jedem Fall auf Berufserfahrung, gesunden Menschenverstand und ihre Hände sowie das Stethoskop angewiesen.

Unbedingte Einfühlsamkeit gegenüber der für die Kinder wie für die Angehörigen ungewohnten und z.T. beängstigenden Situation, sowie eine genaue Kenntnis der herrschenden Traditionen, Tabus und Verhaltensweisen ist Vorbedingung, um verläßliche Informationen zu bekommen und andererseits eindeutige Anweisungen geben zu können.

Einige Beispiele aus der Praxis sollen die diagnostischen Probleme erläutern:

a) Ein zweijähriges Kind wird mit einer Inguinalhernie aufgenommen und nach der üblichen Vorbereitung und präoperativen Diagnostik operiert. Am 3. postoperativen Tag bricht die Operationswunde auf, und eine ungeheure Masse von Spülwürmern ergießt sich aus ihr. Das Kind bekommt eine septische Infektion und verstirbt.
Eine präoperative Untersuchung der Fäkalien auf Parasiten war nicht erfolgt. Das positive Untersuchungsergebnis hätte höchstwahrscheinlich nicht zum Aufschub der chirurgischen Intervention geführt. Nach dieser Erfahrung wurden alle Kinder in dem Krankenhaus auf Parasiten untersucht und vor dem Eingriff behandelt.

b) Zur Reposition einer Unterarmfraktur bei einem 5jährigen Kind wird Ketalar intramuskulär verabreicht. Während der Narkose fällt das Kind in einen komatösen Zustand und verstirbt trotz sofortiger Intubation und Beatmung. Die klinische Untersuchung ergibt außer einem Verdacht auf plötzliche starke Erhöhung des intracraniellen Drucks keine weiteren diagnostischen Hinweise.

c) In Lokalanästhesie soll bei einem 1 1/2 Jahre alten Kind ein minimaler chirurgischer Eingriff vorgenommen werden. Die Anästhesistin wird gerufen, als das Kind bradykard wird und bald darauf ein Herzstillstand eintritt. Sofortige Intubation, Beatmung und Herzmassage bringen für kurze Zeit Erfolg. Nach dreimaligen Reanimationsversuchen verstirbt das Kind. Eine diagnostische Klärung kann nicht erfolgen.

Medizintechnische Probleme

Die technischen Einrichtungen der Anästhesieabteilungen in den Krankenhäusern sind in der Mehrzahl ausgesprochen einfach. Wenn wir von einem Regionalkrankenhaus in Nicaragua ausgehen, gibt es für ein 100-Betten-Krankenhaus 2–3 Operationssäle, deren Ausstattung nicht über ein altes Anästhesiegerät mit Halothanverdampfer, ein Paar Kautschuktubi, ein Laryngoskop mit Mackintosh-Spatel Größe 3 und 4 hinausgeht. Für Kindernarkosen sind adaptierte Vorrichtungen vorhanden, 2–3 Kindermasken und ebensoviele Tubi. Ein Stethoskop mit langem Schlauch zur Herzfrequenzüberwachung bildet oft das einzige Instrument der intraoperativen Kreislauf- und Herzfunktionskontrolle. Periphere Venenkanülierung ist in den meisten Fällen möglich. Für zentrale Venenzugänge gibt es jedoch kein Instrumentarium. Magensonden und Absaugkatheter, die gerade in kleinen Größen erforderlich wären, sind nicht vorhanden. Absauggeräte sind meist alt, ihre Leistung unbefriedigend; darüber hinaus fallen sie oft wegen Defekten aus.

Es wird deutlich, daß vor diesem Hintergrund größere chirurgische Eingriffe in den Bereich des Abenteuertums gelangen. Daher ist in vielen Krankenhäusern das Operationsprogramm für Kinder auf Hernioplastiken, Phimosenoperationen, Repositionen von Extremitätenfrakturen, Appendektomien und ähnliches beschränkt. In den Krankenhäusern der Hauptstadt werden auch Neugeborene operiert und größere chirurgische Eingriffe bei Kindern durchgeführt. Die medizinisch-technische Ausstattung der Hauptstadtkrankenhäuser unterscheidet sich jedoch oft nur in der Quantität von der der Regionalkrankenhäuser. Wesentliches Unterscheidungsmerkmal bilden die höhere Qualifikation des anästhesiologischen Personals hinsichtlich Ausbildung und Berufserfahrung und die postoperativen Betreuungsmöglichkeiten. Dennoch sind auch in den Hauptstadtkrankenhäusern die größeren chirurgischen Eingriffe mit einem erhöhten Operations- und Narkoserisiko für die Kinder verbunden.

Hinsichtlich der Möglichkeiten, Anästhesien unterschiedlichen Typs durchzuführen, bestehen Unterschiede zwischen den Krankenhäusern und den Ländern. Grundsätzlich ist jedoch zu sagen, daß in der Regel Inhalationsnarkosen mit einem Lachgas-Sauerstoff-Gemisch und Halothanbeimischung durchgeführt werden können. Auch finden sich in vielen Krankenhäusern Möglichkeiten der intravenösen Anästhesie mit Droperidol/Fentanyl oder Diazepam/Fentanyl. Ebenso ist Ketalar oft in 5%iger Lösung zur i. m.-Injektion vorhanden. Meinen Informationen zufolge sind die Möglichkeiten in vielen afrikanischen Krankenhäusern jedoch weitaus beschränkter. Standardanästhesiemittel ist vielfach der Äther, der mit Verdampfern angewendet wird oder mit dem allgemein bekannten Emo-Gerät. Selten haben die Einrichtungen Ventilatoren, noch seltener ist das zur Verfügung stehende Personal dafür ausgebildet, die kontrollierte maschinelle Beatmung anzuwenden.

Therapeutische Probleme

Unter diesem Begriff möchte ich vornehmlich die postoperative Betreuung der Kinder abhandeln, die nach Überwindung der mangelnden diagnostischen Möglichkeiten und der technischen Beschränkungen eine dritte Hürde für eine risikoarme Anästhesie und Chirurgie und einen unkomplizierten postoperativen Verlauf darstellt.

Viele Krankenhäuser kennen weder Intensiv- oder Wachstation, noch Aufwachraum. Die gerade aus der Narkose erwachten somnolenten Patienten werden auf die Station verlegt, wo sie von der für eine Vielzahl von Patienten zuständigen Pflegekraft übernommen werden, jedoch in keiner Weise adäquat betreut werden können. Familienangehörigen fällt in der Regel diese Aufgabe zu, sie sind aber natürlich nicht entsprechend informiert und aufgeklärt. Gerade in der unmittelbaren postoperativen Zeit ist ja vermehrt mit Komplikationen wie Erbrechen, Unruhezustände und Blutungen zu rechnen.

Eine zuverlässige Kontrolle von Einfuhr und Ausfuhr ist in den wenigsten Fällen möglich. Parenterale Ernährung in der postoperativen Phase wird zum Balancespiel und daher auch nur, wenn es unbedingt nötig erscheint, durchgeführt. Dabei stehen außer Kochsalzlösungen und 5%igen Glukoselösungen keine weiteren Infusionsflüssigkeiten zur Verfügung. Die Aufbereitung von höherprozentigen Glukoselösungen ist nicht bekannt und wegen der Unmöglichkeit eines zentralen Zugangs auch gar nicht indiziert.

Ausgewogene Sondenkost steht nicht zur Verfügung. In einigen Krankenhäusern kann Verpflegung für die Patienten nicht bereitgestellt werden und muß von den Angehörigen besorgt werden. Eine Kontrolle der verordneten postoperativen Diät ist daher selten möglich.

Die zur Verfügung stehenden Antibiotika erschöpfen sich in 2–4 unterschiedlichen Penicillinen, Gentamycin, Baktrim und Chloramphenicol. Eine Resistenzbestimmung der Keime bei Infektionen kann nicht vorgenommen werden. Antibiotische Therapie wird blind angesetzt.

Postoperative Krankengymnastik existiert in den wenigsten Krankenhäusern, was sich gerade für die orthopädische postoperative Behandlung negativ auswirkt.

Qualifikationen des anästhesiologisch vorgebildeten Personals

Hier möchte ich zunächst einmal die Situation des Anästhesiepersonals insgesamt thematisieren:

In dem Krankenhaus, in dem ich 7 Jahre als Anästhesistin arbeitete, war außer einer empirisch vorgebildeten Krankenschwester überhaupt kein Anästhesiepersonal vorhanden. Diese Situation ist typisch für Distrikt- und Regionalkrankenhäuser in für Ärzte wenig attraktiven Gegenden. In den größeren Krankenhäusern (in den größeren Städten des Landes) finden sich dann Anästhesiologen, deren Ausbildung entweder empirisch ist oder die eine Facharztweiterbildung im Ausland absolviert haben. Ihr Interesse, an staatlichen Krankenhäusern für ein geringes, in keiner Weise ihren Ansprüchen entsprechendes Gehalt, eine gute anästhesiologische Arbeit zu leisten, ist gering. So kommt es, daß die eigentliche Arbeit vom anästhesiologischen Pflegepersonal durchgeführt wird, welches in der Regel höher motiviert, jedoch nicht qualifiziert ausgebildet ist.

Anästhesiepflegepersonal

Meine Arbeit in Nicaragua hat mir deutlich gemacht, daß die Ausbildung von Anästhesiepflegepersonal für die adäquate Betreuung aller Patienten, die Kinder eingeschlossen, für die Länder in der Dritten Welt ganz besonders wichtig ist.

Dafür gibt es mehrere Gründe:

1. Der Großteil der praktischen Arbeit in der Anästhesie wird vom Pflegepersonal eigenverantwortlich durchgeführt.
2. Die Bereitschaft von ausgebildeten Fachärzten, in Distriktkrankenhäusern zu arbeiten, ist gering. Die lukrativen Möglichkeiten von privaten Krankenhäusern in den größeren Städten spielen hierbei eine wesentliche Rolle.
3. Es ist billiger für das Gesundheitswesen, Anästhesiepflegepersonal auszubilden. Die Ausbildung ist mit meist 1–2 Jahren nach der Krankenpflegeausbil-

dung oder 2–3 Jahren direkt nach dem Abitur wesentlich kürzer als für einen Anästhesiefacharzt und später bei der Bezahlung wesentlich billiger.
4. Das Patientenprofil in den meisten Distrikten weist den Großteil der Patienten, ca. 80%, als risikoarme Gruppe aus, die auch von einer Anästhesiepflegekraft qualifiziert betreut werden kann.

Trotz dieser Vorteile steht die Ausbildung von Anästhesiepflegepersonal in vielen Ländern nicht im Vordergrund. Daher gibt es auch hier nur empirische vorgebildete Kräfte, deren geringes Hintergrundwissen in der Anästhesie gerade für Kinder ein zusätzliches Risiko darstellt.

Ärztliches Anästhesiepersonal

Die geringe Motivation des ärztlichen Personals, qualifizierte Arbeit in staatlichen Krankenhäusern zu leisten, wurde bereits erwähnt. Darüber hinaus habe ich immer wieder die Erfahrung gemacht, daß die Kollegen und Kolleginnen zwar formal gut ausgebildet waren, aber die erlernte Theorie nicht in die praktische Arbeit umsetzen konnten. Mangelnder Zugang zu aktueller Fachliteratur verhinderte darüber hinaus die Auffrischung der einmal erworbenen Kenntnisse.

Korrektive für gemachte Fehler in Form von Mortalitätskomitees oder ähnlichem waren in den wenigsten Krankenhäusern eingerichtet. Diese Situation wirkt sich besonders negativ auf die kindlichen Patienten aus, die ja besonderer Zuwendung bei der Anästhesie bedürfen, bei denen Komplikationen rascher zu fatalen Konsequenzen führen und wo die Verantwortung des Anästhesisten besonders gefragt ist. Ein Beispiel:

In einem akademischen Lehrkrankenhaus in Nicaragua werden neurochirurgische Eingriffe durchgeführt. Ein 10jähriger Junge mit einem Tumor in der hinteren Schädelgrube steht auf dem Op.-Plan. Die Operation wird in sitzender Position durchgeführt. Ein Anästhesiefacharzt ist für den Patienten verantwortlich. Zwei Anästhesiepflegeschülerinnen im letzten Semester sollen ihn dabei unterstützen. Als die betreuende Anästhesistin zur Supervision in den OP kommt, findet sie die Schülerinnen allein vor. Es wird eine Halothannarkose durchgeführt und manuell beatmet. Der venöse Zugang an einem Arm ist mit einer kleinkalibrigen Nadel gelegt. Der zentralvenöse Zugang entpuppt sich als ein nur mehrere Zentimeter in eine Vene am zweiten Arm vorgeschobener, nicht gut laufender, ebenfalls kleinkalibriger kurzer Katheter.

Die Schülerinnen können in diesem Moment keinen peripheren Puls mehr tasten; das EKG kann nicht abgeleitet werden, da keine Monitore vorhanden sind. Das gekreuzte Blut befindet sich noch im Labor und ist nicht angefordert. Der verantwortliche Anästhesist ist nirgendwo zu finden. Nach kurzem Gespräch mit dem Neurochirurgen wird der Patient horizontal mit erhöhten Beinen gelagert, über die vorhandenen Zugänge Flüssigkeit schnell infundiert und der Patient mit 100% O_2 beatmet. Nach einigen Minuten ist der periphere Puls wieder tastbar. Dies stellt auch der Anästhesist fest, als er nach etwa 10 Minuten und nach mehrmaligem Nachfragen erscheint. Er wundert sich, daß alle so aufgeregt sind, es sei doch „alles in Ordnung", und er verschwindet wieder aus dem Saal. Die Operation wird ohne Tumorexstirpation schnell beendet. Der Patient erwacht gut aus der Narkose. Die Schülerinnen werden dieses Erlebnis nicht vergessen.

Die Summierung der hier angesprochenen Probleme stellt die reale Situation für die Durchführung einer Anästhesie in vielen Ländern der Dritten Welt dar. Dabei ist anzumerken, daß in den afrikanischen Ländern die technischen, diagnostischen und therapeutischen Möglichkeiten noch weitaus eingeschränkter sind, als in der lateinamerikanischen Region.

Für die Kinderanästhesie ist daher das Risiko um ein Vielfaches höher, als dies in den Industrieländern der Fall ist.

Welche Empfehlungen können wir also aussprechen?

1. Eine wesentliche und wichtige Aufgabe ist die qualifizierte Ausbildung von Anästhesiepflegepersonal.
2. Zur Verfügung gestellt werden sollten einfach anzuwendende, ohne großen technischen Aufwand durchzuführende, komplikationsarme Anästhetika, insbesondere für Eingriffe bei Kindern. Ketalar stellt ein solches Anästhetikum dar und ist insgesamt gesehen nicht wesentlich teurer als die üblichen Inhalationsnarkotika.
3. Die bestmögliche Risikoeinschätzung unter Berücksichtigung der diagnostischen präoperativen Möglichkeiten, der medizinisch-technischen Ausstattung, der postoperativen Nachsorge und der fachlichen Qualifikation des Anästhesiepersonals sollte als zusätzlicher Parameter für die Indikation beachtet werden.

G. Abstracts
der freien Vorträge

Meinungsverschiedenheiten der Chirurgen und Anästhesisten in der Notfallbehandlung des Kleinkindes

K. Wojeiechowski, A. Budniewski, T. Gretel, H. Nowak und S. Fechner

Die Autoren, die schon 20 Jahre gemeinsam im Regionalen Pädiatrischen Krankenhaus in Posen praktizieren, das 100 Betten der Kinderchirurgie, die Intensivstation und viele andere Spezialgebiete umfaßt, handeln im sog. „Spannungsfeld" wie in einer „Vernunftheirat".

Die Zusammenarbeit der Chirurgen und Anästhesisten in unserem Zentrum hat sich gut entwickelt, ist jedoch täglich durch viele Meinungsverschiedenheiten gekennzeichnet. Diese Verschiedenheiten betreffen v. a. die Ordnung der Tätigkeiten im Falle eines kleinen Kindes in schlechtem Zustand. Seit langem wurde schon festgelegt, daß Kinder in sehr schlechtem Zustand direkt auf die Intensivstation aufgenommen werden, besonders solche mit schweren Verletzungen oder im traumatischen oder septischen Schock. Die 2. Gruppe der Kinder in nicht ganz so schlechtem Zustand oder mit einer unbekannten Diagnose werden in die kinderchirurgische Abteilung übernommen.

Die Abteilungen sind sich in der Sache des Monitorings, der Laboruntersuchungen, der strengen Führung des Wasser- und Elektrolythaushaltes und anderer unentbehrlicher Untersuchungen einig.

Während der Stabilisierung der Patienten werden gleichzeitig alle diagnostischen Maßnahmen durchgeführt, um den Kranken zur Operation vorzubereiten. Meinungsverschiedenheiten betreffen oft die Art der Venenzugänge (direkte Punktion oder Venae sectio), die Interpretation der Laboruntersuchungen (der Chirurg ist toleranter als der Anästhesist, der präziser die Grenze zwischen dem Risiko der Anästhesie und der Operation bestimmt).

Gewöhnlich ist der Chirurg zur frühen Operation bereit, der Anästhesist dagegen versucht, noch Zeit zu gewinnen, um den allgemeinen Gesundheitszustand des Kindes verbessern zu können.

In der postoperativen Behandlung will der Anästhesist den Kranken fast mathematisch führen und bedient sich vieler Formeln. Der Chirurg berücksichtigt zwar die Laborresultate, behandelt das Kind jedoch mehr klinisch.

Beide Methoden der Behandlung sind sehr wertvoll; das Ergebnis der Diskussion (Spannungsfeld) ist dennoch für das Kind das vernünftigste und das günstigste.

Steigert ein niedriger Hämoglobinwert die postoperativen Komplikationen bei Säuglingen mit Apnoen?

W. Gangoly und G. Weber

Wir verglichen in einer prospektiven Studie die Häufigkeit und Schwere postoperativer Komplikationen anämischer Säuglinge mit Säuglingen, deren Hb- und HKT-Werte sich im Normbereich befanden.

85 Risikosäuglinge wurden einer Herniotomie unterzogen. 70 Säuglinge (Gruppe A) hatten einen präoperativen Hb-Wert von 10,0 mg/dl oder höher, 15 Säuglinge (Gruppe B) einen Hb-Wert von unter 10 mg/dl.

Die Säuglinge litten unter keinen schweren organischen Grunderkrankungen; allen Säuglingen war eine erhöhte Apnoeneigung gemeinsam.

Das operative Management war standardisiert. Die Säuglinge wurden assistiert beatmet. Das intraoperative Monitoring umfaßte EKG, Pulsoxymeter, Temperatur, Blutdruck und endexspiratorische Kapnometrie. Weiter wurden intermittierend Blutgasanalysen, Blutzucker- und bei Bedarf Blutbildkontrollen durchgeführt; alle Werte befanden sich im Normbereich.

Postoperativ wurden die Kinder monitorisiert und engmaschig kontrolliert. An postoperativen Komplikationen traten in beiden Gruppen Apnoen sowie verlängerte Aufwachphasen auf, in Gruppe A ein Spasmus und ein Atemstillstand bei der Ausleitung.

In der Gruppe A traten postoperative Apnoen bei 42,9 % der Säuglinge, in Gruppe B bei 46,7 % auf. Eine verlängerte Aufwachphase gab es in Gruppe A bei 8,6 % der Säuglinge und in Gruppe B nur bei einem Säugling (6,7 %).

Die Ergebnisse in beiden Gruppen zeigten keine signifikanten Unterschiede. Das bedeutet, daß Säuglinge mit einem Hämoglobinwert bis 8 mg% keine höhere Komplikationsrate aufweisen als Säuglinge, deren Hämoglobinwerte im Normbereich liegen.

Autologe Bluttransfusion bei Kindern mit offener Herzoperation – Technik und Hämodynamik

J. I. Stein, H. Gombotz, B. Rigler, J. Berger, C. Suppan und A. Beitzke

Die Gefahren der homologen Bluttransfusion – Übertragung von Infektionen wie Aids, Non-A-non-B-Hepatitis, Unverträglichkeitsreaktion, mögliche Immunisierung und Immunsuppression – stellen v. a. für Kinder ein Risiko dar. Dies hat zu einem Umdenken in der Transfusionsmedizin und zu der Entwicklung von Blutspartechniken geführt.

Wir verbanden die bekannten Vorteile der Hämodilution zur Vermeidung von Gerinnungsstörungen bei Kindern mit zyanotischen Herzfehlern mit der Möglichkeit, durch prä- und intraoperative Eigenblutspende die homologe Bluttransfusion zu vermeiden.

Wir berichten über insgesamt 25 Kinder (Alter: 1,5–17 Jahre, Gewicht: 9–63 kg), die ohne Verwendung von Fremdblut einer Korrekturoperation für ihre angeborenen Herzfehler (8 azyanotische, 17 zyanotische Fehler) am offenen Herzen unterzogen wurden.

Bei allen Kindern wurde nach der Narkoseeinleitung 20 mg Blut/kg KG abgenommen und mit Glukose-Ringer-Laktat und blutfreiem Priming eine extreme Hämodilution durchgeführt.

Bei 10 zyanotischen Kindern (5,8 + 2,3 Jahre; 18,5 + 8 kg) wurde unter standardisierten Bedingungen zusätzlich schon während der präoperativen Herzkatheteruntersuchung unter Kontrolle der Hämodynamik 20 mg Blut/kg KG abgenommen und durch Hydroxyäthylstärke ersetzt (1:1). Das Blut wurde dann bis zur Operation (8–16 Tage) aufbewahrt und nach Bedarf mit dem intraoperativ gewonnenen Blut retransfundiert.

Signifikant änderten sich Hkt und Hb und trugen zu einem Abfall des pulmonalem Blutflusses und der pulmonalen und systemvenösen Sättigung – bei gleichbleibender arterieller Sättigung – bei. Alle intra- und postoperativen Hkt-Werte bis zum 12. postoperativen Tag waren signifikant erniedrigt.

Die autologe Bluttransfusion nach prä- und intraoperativer Eigenblutspende ist eine sichere und effektive Methode zur Vermeidung homologer Transfusionen bei Kindern mit offener Herzoperation und sollte in Zukunft möglichst vielen Kindern zugute kommen.

Pulsoxymetrie und Kapnographie in der Kinderanästhesie – Vergleichende Untersuchungen von Halothan/N_2O/O_2-Maskennarkosen und Ketamin i. m. bei Herniotomien im Kindesalter

T. Rosolski, C. Thiele und B. Richter

Die Herniotomie gehört zu den häufigsten Operationen im Greifswalder kinderchirurgischen Krankengut. Um die von uns angewandten Prämedikations- und Narkoseverfahren hinsichtlich ihrer Auswirkungen auf das Herz-Kreislauf-System und den Gasaustausch mit einem nichtinvasiven Verfahren zu untersuchen, wurden Pulsoxymetrie und Kapnographie nach Prämedikation mit Dehydrobenzperidol und anschließender Halothan/N_2O/O_2-Maskennarkose bzw. i. m.-Gabe von Ketamin bei jeweils 20 Kindern zwischen 3 und 8 Jahren beobachtet.

Es konnte gezeigt werden, daß die Kinder ca. 40–60 min nach oraler Gabe von 0,1 ml Dehydropenzperidol/kg KG einschliefen, wobei Pulsfrequenz und

Atemfrequenz bei gleichbleibender O_2-Sättigung und exspiratorischer CO_2-Konzentration abfielen. Sowohl die Narkoseeinleitung mit der Maske als auch die i.m.-Gabe von Ketamin wurden in den meisten Fällen gut toleriert. Puls und Atemfrequenz stiegen intraoperativ gering an, wobei die O_2-Sättigung und die exspiratorische CO_2-Konzentration wiederum konstant blieben.

Die Vor- und Nachteile der eingesetzten Narkoseverfahren und ihre Besonderheiten wurden diskutiert.

Insgesamt kann jedoch beurteilt werden, daß beide Narkoseverfahren für Herniotomien, deren durchschnittliche Operationsdauer unter 20 min liegt, gut geeignet sind.

Die Lungenmechanik der Exspirationsphase bei beatmeten Kindern während einer Intubationsnarkose

H. B. Simon, R. Schlimgen und R. DoKhac

Es sollte die Auswirkung der Intubation auf die mechanischen Eigenschaften der Lunge von Säuglingen und Kleinkindern während der Exspiration untersucht werden.

Es wurden 50 Kinder mit einem Körpergewicht zwischen 3,4 und 21,5 kg untersucht. Als Respirator kam der Servo 900 C zur Anwendung. Mit dem dazu gehörenden „lung function calculator" ermittelten wir die Compliance (C) und Resistance (R). Die RET („required expiration time") errechnete sich daraus nach der Formel (C·R·3) als die Zeit, in der 95% des Atemzugvolumens ausgeatmet sind. Die EET („effective expiration time") ergibt sich aus der Atemfrequenz und dem I:E-Verhältnis.

Die Compliancewerte zeigten sich linear abhängig vom Körpergewicht. Die Formel hierfür beträgt C = 0,8·KG. Die Resistancewerte folgten einer exponentiellen Funktion. Der Höchstwert lag bei 85 mbar·s/l. Die RET zeigt eine breite Streuung zwischen 0,5 und 2,08 s. Im Vergleich RET/EET zeigt sich, daß bei 21 Kindern die RET länger war als die EET.

Erwartungsgemäß zeigt sich bei der Compliance die Abhängigkeit von dem Gewicht und damit vom Lungenvolumen. Die Resistancewerte sind in etwa doppelt so hoch, wie sie sonst für Kinder angegeben werden. Die praktische Konsequenz zeigt sich dann auch bei der RET, die in 42% der Fälle die EET übersteigt und zum Auftreten von „air-trapping" führt. Diesem kann meist dadurch abgeholfen werden, daß eine niedrigere Atemfrequenz gewählt wird. Aber auch eine Verkürzung des I:E-Verhältnisses auf 1:2 kann das „air-trapping" verhindern.

Die Stellung der malignen Hyperthermiediagnostik in der langfristigen Anästhesie- und Operationsvorbereitung

D. Olthoff und C. D. Meinecke

Extreme Positionen sind in der Frage der Abklärungsnotwendigkeit der Disposition zur malignen Hyperthermie (MH) bezogen worden. Einerseits wird ein Verzicht auf die Diagnostik mittels In-vitro-Kontrakturtest bei gutem Monitoring und Dantrolenverfügbarkeit für notwendig gehalten, andererseits – insbesondere durch die Kollegen mit eigenen Erfahrungen bei MH-Manifestationen – eine Testung bei familiärer Belastung und jedem Verdacht gefordert. Die Gegner der MH-Diagnostik weisen insbesondere daraufhin, daß die Muskelbiopsie eine eigenständige Gefahr bedeutet und Literaturdaten eine Einschränkung der Spezifität der Testaussage bei Kindern im Alter unter 6 bzw. 3 Jahren belegen würden.

Aus den Erfahrungen unserer Klinik, die bislang auf dem ehemaligen DDR-Gebiet als einzige Einrichtung die Diagnostikmöglichkeit anbot und seit Ende 1987 insgesamt 210 Personen untersucht hat, ergeben sich u. a. folgende Schlußfolgerungen.

Bei den Anfragen bzw. Überweisungen zur Diagnostik überwiegt mit 68 % das Kindesalter wegen der hohen Inzidenz MH-verdächtiger Symptome (Temperaturerhöhung, Trismus, CK-Erhöhungen usw.) durch das meistverwendete Anästhesieverfahren (Halothan, oft mit Succinylcholin zur Intubation).

Bei den primär wegen der Symptome überwiesenen Patienten liegt der Anteil MH-negativer Ergebnisse doppelt so hoch wie in der Gesamtgruppe. Bei den im Rahmen von Familienuntersuchungen durchgeführte Tests deutet sich eine 1:1-Relation an.

Eine altersabhängige Einschränkung der In-vitro-Kontrakturtestung ist nicht erforderlich. Bei den seit 1989 auch bei Kindern unter 4 Jahren durchgeführten Untersuchungen wurden in 32 von 34 Fällen eindeutige Ergebnisse erzielt (die 2 verbleibenden Fälle wurden aus Sicherheitsgründen als MH eingestuft und sollen endgültig über Familienuntersuchungen abgeklärt werden).

Das Verfahren ist sicher (bislang keine Anästhesie- oder Wundkomplikation) und wird von den Patienten bzw. Angehörigen und den Kollegen gewünscht bzw. akzeptiert.

Bei anamnestischem Verdacht (Eigen- oder Familienanamnese) ist die Testdurchführung unabdingbare Voraussetzung für größere elektive Eingriffe bzw. Serienoperationen (z. B. bei muskuloskletalen Mißbildungen).

Als Kompromißlösung bietet sich bei Dringlichkeit eines Eingriffs oder Bedenken eines der beteiligten Partner trotz eines größeren organisatorischen Aufwandes die kombinierte Durchführung von vorgesehenem Eingriff und Muskelbiopsie in einer Anästhesie an (eigene Erfahrungen bei bislang 9 Kindern).

Es ist festzustellen, daß auf die MH-Diagnostik mittels In-vitro-Kontrakturtestung z. Z. noch nicht verzichtet werden sollte; aus dem MH-Problem entstehende Fragen sind in guter Zusammenarbeit zwischen Operateur und Anästhesisten zugunsten des Patienten immer zu lösen.

Die Intensivtherapie kritisch thermisch geschädigter Kinder in der Akutphase – ein interdisziplinäres Problem?

D. Fichtner und K. Weißker

Die Kinderintensivtherapie wird im Klinikum Buch von Anästhesisten ausgeübt und ist von der Organisationsform her nicht der Kinderchirurgischen Klinik zugeordnet. Alle kritisch thermisch geschädigten Kinder werden in der Akutphase (bis zu ca. 14 Tagen) von der Kinderintensivtherapiestation aufgenommen und gemeinsam mit dem Kinderchirurgen behandelt. Zur Sicherung einer optimalen Schockbehandlung erfolgt neben der Flüssigkeits- und Schmerztherapie eine sofortige kontrollierte Beatmung der Patienten. Dieses in der Literatur nicht unwidersprochene Vorgehen wird hier mit pathophysiologischen Vorstellungen begründet. Damit sind die Prämissen der Therapie in der Akutphase gesetzt: Das intensivtherapeutische Konzept wird in dieser Phase von den vitalen Funktionen bestimmt. Die lokale Behandlung der thermischen Verletzungen beginnt zwar schon in dieser akuten Phase, gewinnt aber im zeitlichen Verlauf zunehmend an Bedeutung. Damit verbunden sind Veränderungen in der Behandlungsleitung. Während der Intensivtherapeut zu Beginn der Behandlung dominiert, übernimmt diese später der Kinderchirurg. Dieses Vorgehen setzt ein gewisses Verständnis der beteiligten Disziplinen füreinander voraus. Beispielsweise muß manchmal der berechtigte Wunsch des Kinderchirurgen nach baldiger Nekrektomie hinter der vital notwendigen Allgemeinbehandlung zurückgestellt werden. Dieses Vorgehen wird seit mehreren Jahren von der Kinderintensivtherapie und der Kinderchirurgie gemeinsam ausgeübt. Es wurden Ergebnisse demonstriert, um die gute Praktikabilität dieser Zusammenarbeit zu zeigen.

Das Neugeborene als kinderanästhesiologisches Übungsobjekt – eine aktuelle Tatsache

G. Habel

Der Kinderanästhesist hat eine optimale, sachgerechte, adaptierte Anästhesie zu garantieren. Diese hat gerade im Säuglings- wie Neugeborenenalter eine besondere Wertigkeit und ihre Schwierigkeiten. Anhand einiger ausgewählter praktischer Negativerlebnisse der letzten Jahre wurde auf die Vielgestaltigkeit der Probleme hingewiesen und die Forderungen nach Ausführung von Anästhesien im Säuglings- und Neugeborenenalter, v. a. im Notfall, durch erfahrene Kinderanästhesisten begründet.

Das Kind beim ersten deutschen Kinderanästhesisten, dem Berliner Chirurgen Dieffenbach

G. Habel

In seinem letzten Lebensjahr 1847 publizierte Dieffenbach die Monographie „Der Äther gegen den Schmerz". In ihr teilt er seine ersten Erfahrungen mit der Anwendung des Äthers bei „chirurgischen Operationen" mit. Hineingestellt in den Rahmen bisher unbekannter Lebensumstände Dieffenbachs, die aus dem Studium verschiedener Archivalien gewonnen wurden, versuchte der Referent Dieffenbachs Probleme und Erfahrungen, die er bei seinen Narkosen an Kindern sammelte, darzustellen und aus heutiger Sicht das damalige Dreieckverhältnis Patient – Chirurg – Anästhesist zu werten.

Maßnahmen zur Verhütung perioperativer Psychotraumen bei Kindern mit ambulanten Eingriffen

A. W. de Pay, H. J. Lindner, R. Humburg und S. Warth

Die ambulante operative Versorgung von Kindern besitzt aus den verschiedensten Gründen einen positiven Stellenwert. Der Vorzug eines Eingriffs unter ambulanten Bedingungen darf jedoch nicht die Sicherheit und den Anspruch auf eine operationsadäquate Narkoseführung beeinträchtigen. Ferner sollte alles vermieden werden, was unnötigerweise zu einer Abwehrhaltung des Kindes gegenüber dem geplanten Eingriff führt.

Neben Maßnahmen zur Stufenaufklärung der Eltern, deren Gefühl der Sicherheit sich auf die Kinder überträgt und organisatorischen und räumlichen Anstrengungen zur Vermittlung einer vertrauten Atmosphäre mit geringen Mitteln bemühen wir uns um eine atraumatische Einleitung der Narkose ohne Prämedikation durch rektale Anwendung von Methohexital (15 mg/kg KG). Mit der ausschließlichen Verwendung von volatilen Anästhetika streben wir eine rasche postoperative Wiederherstellung der Vigilanz an, um die Rückführung in das häusliche Milieu zu beschleunigen.

Mit einem Fragebogen, der von den Angehörigen der Kinder ausgefüllt wurde, untersuchten wir 678 perioperative Verläufe retrospektiv und prospektiv. Mit einer Umfrage bei den Operateuren der unterschiedlichsten Fachrichtungen erhielten wir Auskunft über die Akzeptanz unserer Narkoseführung für die durchgeführten Eingriffe und eine Beurteilung der langfristigen Resonanz bei Kindern und Eltern und überprüften dies mit einer Umfrage bei den zuweisenden Kinderärzten.

Es stellte sich heraus, daß die überwiegende Anzahl der Eltern die rektale Einleitung außerhalb des Operationstraktes sehr positiv beurteilt, da die Kinder weder Schmerzen empfanden noch durch akustische und visuelle Eindrücke des operativen Umfeldes verängstigt wurden. Operateure und Angehörige waren überrascht über die rasche vollständige Wiederherstellung der Vigilanz, so daß aus anästhesiologischer Sicht eine Entlassung in die häusliche Betreuung ca. 2 h nach der Operation möglich gewesen wäre. Da wir, je nach Art des Eingriffes, die Wartezeit bis zur abschließenden Untersuchung des Operateurs mit Eis und Getränken für Eltern und Kinder überbrückten, blieb ein insgesamt positiver Eindruck und eine starke Überzeugung für die ambulante Durchführung des Eingriffs erhalten.

Lokalanästhesie zur postoperativen Analgesie bei kinderchirurgischen Routineeingriffen

H. Giest, J. Giest und H. Correns

Der postoperative Schmerz stellt einen psychologischen Streß dar, der die ohnehin schon bestehende Ausnahmesituation des Kindes im Krankenhaus multipliziert. Obwohl häufig noch vernachlässigt, wird ihm jedoch zunehmende Aufmerksamkeit geschenkt. Trotz ihrer einfachen Durchführbarkeit haben lokalanästhetische Maßnahmen für die postoperative Analgesie von kinderchirurgischen Routineoperationen nur in geringem Maße Verbreitung gefunden. Eine ausgezeichnete Analgesie ohne systemische Nebenwirkungen ist der entscheidende Vorteil.

Bei Operationen mit der stärksten postoperativen Schmerzintensität, nämlich bei Operationen im Genitalbereich und am Ohr, hat sich diese Methode bestens bewährt. Gerade bei ambulant durchgeführten Operationen ist dies die günstigste Methode der postoperativen Analgesie.

Bedarfsangepaßte Analgesie im Kindesalter

B. Schockenhoff, P. Hoffmann und P. Lierz

Eine dem Schmerzniveau angepaßte postoperative Analgesie stellt den Anästhesisten schon bei erwachsenen Patienten häufig vor Probleme. Um so größere Schwierigkeiten treten im Kindesalter auf, da das Schmerzniveau und das Schmerzempfinden in dieser Altersgruppe extrem unterschiedlich ist und entsprechend abgestufte Analgesiemöglichkeiten zur Verfügung stehen müssen.

Wir untersuchten bei einem kindlichen Patientengut aus den operativen Bereichen Allgemeinchirurgie, HNO-Heilkunde, Augenheilkunde und Zahn-, Mund- und Kieferchirurgie 3 postoperative Analgesieverfahren sowie ein intraoperatives, eine Analgetikagabe beinhaltendes Anästhesieverfahren in ihren Auswirkungen auf das Aufwachverhalten, auf Kreislauf- und Atmungsparameter und auf Schmerzinzidenz und -stärke.

Untersucht wurden 120 Kinder im Alter zwischen 3 und 9 Jahren, die sich operativen Eingriffen im Rahmen der genannten Fachgebiete unterziehen mußten, wobei die Dauer der Eingriffe zwischen 25 und 120 min lag.

Die Narkosen wurden jeweils als Intubationsnarkosen mit Enfluran/O_2/N_2O oder mit Isofluran/N_2O/O_2 durchgeführt, wobei die Narkoseeinleitung entweder durch Inhalation oder durch Etomidat (0,3 mg/kg KG) erfolgte und die Relaxation durch Succinylcholin zur Intubation und, bei Eingriffen mit einer voraussehbaren Dauer von 45 min, mit Atracurium (0,5 mg/kg KG) erfolgte. Die erwünschte postoperative Analgesie sollte durch folgende Verfahrensweise erreicht werden:

- intraoperative Gabe von 6–8 µg Fentanyl/kg KG (die letzte Fentanylgabe erfolgte bei längerer Operationszeit spätestens 45 min vor Operationsende), n = 30;
- intraoperative Gabe von Paracetamol als Suppositorium (ben-u-ron), 250–750 mg, n = 30;
- postoperative Gabe von Paracetamol als Suppositorium (ben-u-ron), 250–750 mg nach dem Auftreten von Schmerzen, n = 30;
- postoperative Gabe von 0,3 mg Piritramid (Dipidolor)/kg KG i. v. bei Auftreten von Schmerzen, n = 30.

Untersucht wurden bei den Kindern die postoperativen Kreislaufparameter, die Atemfrequenz, die O_2-Sättigung mit Hilfe der Pulsoxymetrie sowie die Inzidenz und Stärke postoperativer Schmerzen und das Auftreten möglicher Nebenwirkungen.

Eine sehr gute Analgesie bei Fehlen kardiovaskulärer oder respiratorischer Nebenwirkungen ließ sich sowohl durch intraoperative Paracetamolgabe sowie durch postoperative Verabreichung von Piritramid i. v. erreichen. Unter beiden Behandlungsarten blieben die Kinder mit stabilen Atmungs- und Kreislaufverhältnissen über einen Zeitraum von mehreren Stunden schmerzfrei.

Nach Durchführung einer „analgetischen" Anästhesie mit intraoperativer Fentanylgabe traten bei den meisten untersuchten Kindern die postoperativen Schmerzen erst verzögert, nämlich 20–50 min nach der Extubation auf. Zu diesem Zeitpunkt war dann allerdings die analgetische Wirkung des Fentanyls nicht mehr nachweisbar; die Kinder benötigten dann Analgetika in einer Dosierung, wie sie aus dem Verhalten bei normalen Inhalationsanästhesien bekannt ist.

Eine unzureichende postoperative Analgesie wurde dann erreicht, wenn Paracetamolsuppositorien erst nach Auftreten des postoperativen Schmerzes gegeben wurden. Hier reichte dann offenbar die analgetische Potenz des Paracetamols nicht aus, um eine ausreichende Analgesie zu ermöglichen. Diese Kinder benötigten in über 75 % der Fälle die Gabe weiterer Analgetika, um schmerzfrei zu werden.

Zusammenfassend läßt sich sagen, daß sowohl durch intraoperative Gabe von Paracetamolsuppositorien als auch durch frühzeitige postoperative intravenöse Piritramidgabe eine vergleichbar gute, nebenwirkungsfreie postoperative Analgesie zu erreichen ist.

Patientenkontrollierte Analgesie bei Kindern und Jugendlichen: Ergebnisse einer randomisierten, prospektiven Studie

B. M. Lehn, C. B. Berde, J. D. Yee, N. Sethna und D. C. Russo

Die patientenkontrollierte Analgesie (PCA) ist eine neue Form der Schmerztherapie, die zur Behandlung postoperativer Schmerzen bei Erwachsenen bereits mit gutem Erfolg eingesetzt werden konnte. Der Patient aktiviert nach Bedarf dieses computergesteuerte Pumpsystem und kann sich so kleine Schmerzmittelgaben selbst verabreichen. Bestimmte Obergrenzen der Anforderungsrate und der Gesamtmenge werden definiert, um das System sicher zu machen. Wenig Informationen liegen über den Einsatz dieser Methode mit pädiatrischen Patienten vor.

Wir verglichen die konventionelle postoperative Schmerztherapie, intramuskuläre Gabe von Morphin (IM), PCA-Morphin und PCA-Morphin kombiniert mit einer niedrig dosierten, kontinuierlichen Infusion (PCA-Plus). 82 Kinder und Jugendliche nach orthopädischen Eingriffen im Alter zwischen 7 und 19 Jahren nahmen an der Studie teil. Die Patienten in den beiden PCA-Gruppen hatten niedrigere Schmerzratings (gemessen mit visuellen Analogskalen) und waren zufriedener mit der Behandlung als die Patienten, die Morphin i. m. erhielten. Die Werte der Schmerzratings (Mittelwerte + Standardabweichungen) betrugen: IM = $5{,}55 \pm 2{,}46$; PCA = $4{,}58 \pm 2{,}45$; PCA-Plus = $3{,}63 \pm 2{,}39$. Diese Unterschiede waren statistisch signifikant. Der Verbrauch an Morphin unterschied sich nicht wesentlich in den 3 Gruppen. Es zeigte sich, daß die Nebenwirkungsrate in den beiden PCA-Gruppen nicht anstieg. Speziell erwies sich die Angst vor vermehrtem Auftreten von Atemdepressionen bei PCA-Behandlung als unbegründet. Patienten, die PCA-Plus verwendeten, waren weniger sediert als Patienten der i.m.-Gruppe. Die Länge des Krankenhausaufenthaltes wurde nicht beeinflußt durch die Art der Schmerztherapie. Es wurden alters- und geschlechtsspezifische Effekte festgestellt.

Die Studie zeigt, daß die patientenkontrollierte Analgesie eine sichere und effiziente Form der postoperativen Schmerztherapie bei Kindern und Jugendlichen ist.

Postoperative Analgesie im Kindesalter: Paracetamol, Tramadol und Pethidin im Vergleich

G. Krandick, U. Hoffmann, S. Marr und M. Oberhauser

Gerade bei Kindern ist die Notwendigkeit einer medikamentösen Schmerzbekämpfung in der postoperativen Phase zur Reduktion des psychischen Traumas unumstritten. Hierbei gilt es, solche Medikamente anzuwenden, die in ihrer Wirksamkeit und Sicherheit den Erfordernissen der kleinen Patienten und der modernen Chirurgie (Tageschirurgie) gerecht werden. Während einerseits die Gabe eines peripher wirksamen Analgetikums vielfach als unzureichend angesehen wird, bestehen andererseits Zweifel an der Sicherheit von Opioiden, insbesondere im Hinblick auf eine atemdepressorische Wirkung. Wir verglichen Sicherheit und Wirksamkeit des peripher angreifenden Paracetamol und der Opioide Tramadol und Pethidin. Hierzu wurden 450 Kinder im Alter von 4 Wochen bis 16 Jahren, die an unserer Klinik im Rahmen einer Tageschirurgie oder eines stationären Aufenthalts einem elektiven Eingriff unterzogen wurden, prospektiv untersucht. Nach oraler Prämedikation ohne analgetische Komponente 13 mg Midazolam/m^2 KOF) erhielten die Patienten intraoperativ oder unmittelbar postoperativ 1 mg Pethidin/kg KG i.m. oder 1–1,5 mg Tramadol/kg KG i.m. oder i.v. oder 15–25 mg Paracetamol/kg KG als Suppositorium. Postoperativ wurden über 6 h die Schmerzintensität und das Schlaf-Wach-Verhalten anhand einer visuellen Analogskala registriert und der Analgetika- und Sedativabedarf ermittelt. Hierbei ergaben sich altersgruppen- und eingriffsspezifische Unterschiede, aus denen Indikationen für die Anwendung aller 3 Analgetika abzuleiten sind. Diese Ergebnisse werden im einzelnen dargestellt. Neben deutlich häufigerem Erbrechen in beiden Opioidgruppen wurden keine wesentlichen unerwünschten, insbesondere keine atemdepressorischen Nebenwirkungen beobachtet.

Beeinflußt die Tageszeit das Nüchternvolumen des Magens von prämedizierten Kindern? Vergleichende Untersuchungen bei oraler, rektaler und intramuskulärer Prämedikation

G. Michaelis, D. Jooß, J. Biscoping und G. Hempelmann

Aus verständlichen Gründen sollte Kindern am Operationstag vor Wahleingriffen eine längere Wartezeit erspart bleiben, doch läßt sich nicht immer nach diesem Grundsatz verfahren. Nach mehrstündigem Warten befinden sich die Kinder – nicht zuletzt wegen ihres Hunger- und Durstgefühls – in einer schwer positiv zu beeinflussenden psychischen Situation. Dem Anästhesisten fällt dann die Aufgabe zu, auch durch eine adäquate Prämedikation die Situation so zu „entschärfen", daß eine „streßarme" Narkoseeinleitung möglich wird. Das Ziel der Untersuchungen war es daher, einen möglichen Einfluß der Tageszeit auf das Nüchternvolumen unter Berücksichtigung verschiedener Prämedikationsregime zu überprüfen. Weiterhin sollte ein möglicher Zusammenhang mit dem erzielten Prämedikationseffekt geklärt werden.

Hierzu wurden bei Kindern, welche sich einem Wahleingriff (Allgemeinchirurgie, Orthopädie, Ophthalmologie) in Intubationsnarkose unterziehen mußten, Art und Zeitpunkt der Prämedikation sowie der Narkoseeinleitung protokolliert. Nach einem vorgegebenen Schema wurde der Prämedikationseffekt beurteilt. Unmittelbar nach Intubation wurde das Magensekret zur Volumen- und pH-Wert-Bestimmung gewonnen.

Es wurden die Protokolle von 366 Kindern mit einem durchschnittlichen Alter von 5,1 Jahren (6 Monate bis 12 Jahre) ausgewertet. Die Kinder waren entweder mit Thalamonal intramuskulär (15%) oder mit Midazolam rektal, oral oder intramuskulär (42%, 30%, 13%) prämediziert worden. Der Zeitpunkt der Medikamentenapplikation lag zwischen 7 und 12 Uhr, wobei die Narkoseeinleitung durchschnittlich 58 min später erfolgte. Der Prämedikationseffekt wurde bei 75% der Kinder als „gut", bei 13% als „ausreichend" und bei 12% als „unzureichend" bewertet, wobei nur geringfügige Unterschiede zwischen den verschiedenen Applikationsformen bestanden. Der Prämedikationseffekt war unabhängig von der Tageszeit und beeinflußte ebenfalls nicht das Nüchternvolumen des Magens. Dagegen ließ sich eine Zunahme des intragastralen Volumens mit fortschreitender Tageszeit nachweisen, wobei die Gruppe der oral mit Midazolam (geschmackskorrigierte Ampullenlösung) vorbereiteten Kinder bereits sehr „früh" die höchsten Volumina aufwiesen. Die Azidität des Magensaftes (mittlerer pH-Wert 2,3) war unbeeinflußt vom Prämedikationsmodus und der Wartezeit.

Die Hypothese, daß „Angst und Streß" die Magensekretion anregt, ist – wie schon bei unprämedizierten Kindern gezeigt – nach den vorliegenden Ergebnissen für elektive Eingriffe nicht aufrechtzuerhalten. Aufgrund tierexperimenteller Befunde ist ein Magensaftvolumen von mehr als 0,4 ml/kg KG im Falle einer Aspiration bei Narkoseeinleitung mit deutlich höherem Morbiditätsrisiko behaftet. Dieser Wert wurde von Kindern, welche erst zu späterer Tageszeit operiert wurden, häufig überschritten. Zur Risikominderung ist auch von daher die Forderung gerechtfertigt, Kinder immer am Beginn des Operationsprogrammes zu berücksichtigen. Wo dies nicht möglich ist, sollte bei „spätem" Narkosebeginn daher immer an die Aspirationsgefahr gedacht und präventiv geplant werden.

Die Wirkung einer Prämedikation und die Möglichkeiten ihrer Beurteilung im Kindesalter

K. Purtscher und G. Weber

Bei der Operationsvorbereitung von schmerzfreien Patienten ist eine primär anxiolytische und nur in geringem Maße sedierende Wirkung der Prämedikation notwendig.

Aus diesem Grund wurden an der Universitätsklinik für Kinderchirurgie 2 verschiedene Arten der Prämedikation verabreicht und ihre Auswirkung beobachtet. Es wurden 40 Kinder im Alter von 4 bis 14 Jahren (ASA-Klassifikation I und II), die sich einer elektiven Operation unterziehen mußten, untersucht. Die Kinder wurden entweder mit einer Kombination aus Droperidol, Pethidin und Atropin i.m. oder Midazolamsirup p.o. prämediziert. Zur Beurteilung der präoperativen Ängstlichkeit wurden am Operationstag ein semistrukturiertes Interview in Kombination mit einem speziell für Kinder adaptierten Angstscreeningtest (modifizierte Form des SAS) durchgeführt und daraus ein Angstindex errechnet. Das Ausmaß der Anxiolyse und Sedierung wurden 15 und 30 min nach Verabreichen der Prämedikation und bei der Fahrt in den Operationsbereich sowohl durch die Beobachtungen des Untersuchers als auch der Zimmerschwester erhoben. Die bereits länger vorliegenden klinischen Erfahrungen bei der Prämedikation mit der Kombination aus Droperidol, Pethidin und Atropin einerseits und Midazolam andererseits wurden durch die Untersuchungen bestätigt: Midazolam p.o. führt in der verabreichten Dosierung zu keiner validen Anästhesie oder Sedierung, die Kinder zeigten gegenüber den notwendigen vorbereitenden Maßnahmen zur Narkose ein deutlich indifferentes Verhalten. Im Gegensatz dazu waren die mit Droperidol, Pethidin und Atropin prämedizierten Kinder größtenteils schläfrig, und die notwendigen Manipulationen führten oft zu schreckhaften Reaktionen und Weinerlichkeit der Kinder. Die Abweichungen von der Gleichverteilung sind für die Zeit nach 15 min nicht, für die Zeit nach 30 min jedoch statistisch signifikant.

Anästhesiologische Probleme bei Kindern mit medikamentöser Dauertherapie

I. Seyfarth-Metzger

Im Gegensatz zu der Anästhesie der Erwachsenen ist es in der Kinderanästhesie eine Ausnahme, wenn ein Kind anästhesierelevante Medikamente einnimmt, dementsprechend ist auch relativ wenig über die spezifischen Arzneimittelinteraktionen und Nebenwirkungen dieser Medikamente im Kindesalter bekannt. In diesem Beitrag wird auf folgende Medikamentengruppen ausführlich eingegangen: Antikonvulsiva, Antihypertensiva, Zytostatika, Steroide, Schilddrüsenhormone.

Anhand jeder Stoffgruppe wird diskutiert, welche präoperativen Vorbereitungen und Voruntersuchungen erforderlich sind, welche Nebenwirkungen berücksichtigt werden müssen, welches Monitoring während der Narkose erforderlich ist und welches die Konsequenzen für die Durchführung der Narkose sind.

Antikonvulsiv behandelt werden vor allem Frühgeborene mit Hirnblutungen und Kinder mit Hydrozephalus, mit Hirntumoren und nach Schädel-Hirn-Trauma. Diese Kinder sollten beispielsweise nicht mit Neuroleptika wie Truxalsaft prämediziert werden, da Truxal krampfauslösend wirken kann. Die Nebenwirkungen und Pharmakokinetik der verschiedenen Stoffgruppen wurde besprochen. Die Häufigkeit der arteriellen Hypertonie im Kindesalter liegt in der BRD bei 1–3%; neben den angeborenen Herzfehlern und Tumoren, wie dem Phäochromozytom, sind die Ursachen der kindlichen Hypertonie meist nephrogen. Genau wie bei Erwachsenen gilt inzwischen auch bei Kindern die Empfehlungen, Antihypertensiva bis zur Prämedikation zu verordnen. Die Nebenwirkungen von Diuretika, β-Rezeptorenblocker, Kalziumantagonisten und ACE-Hemmern wurden besprochen, und auf die erforderlichen präoperativen Untersuchungen wurde eingegangen.

Bei zytostatisch behandelten Kindern muß mit sehr schweren Nebenwirkungen und Arzneimittelinteraktionen mit den Narkosemitteln gerechnet werden. Allgemein bekannt sind Knochenmarkschädigungen; aber auch Lungenfibrose und Herzinsuffizienz können nach Behandlung mit Zyklosphosphamid, Daunorubimicin und Doxorubicin auftreten, weshalb besonders gründliche Voruntersuchungen und ein umfassendes perioperatives Monitoring bei diesen Kindern erforderlich sind. Die wichtigsten Nebenwirkungen der am häufigsten eingesetzten Zytostatika wurden referiert.

Bei allen Kindern mit Nebennierenrindeninsuffizienz und Dauermedikation mit Steroiden sollte perioperativ Hydrokortison substituiert werden. Die Erholungszeit nach Steroidmedikation wird jedoch von verschiedenen Autoren äußerst unterschiedlich beurteilt, dementsprechend variieren auch die Empfehlungen zur Substitution; die verschiedenen Empfehlungen wurden dargestellt und auf Grundlage unserer klinischen Erfahrung diskutiert. In der Regel ist die kindliche Hypothyreose durch das Neugeborenenscreening bekannt; zumeist sind Kinder mit angeborener Hypothyreose auch ausreichend substituiert. Für elektive Eingriffe sollte die Hypothyreose präoperativ ausreichend substituiert worden sein, und die Schilddrüsenwerte sollten im Normbereich liegen. Bei Notfalleingriffen muß bei hypothyreoten Kindern auf schwere Veränderungen geachtet werden, besonders auf Myokarddepression, Hypothermie, Nebennierenrindeninsuffizienz und Hypoglykämie. Die Vorgehensweise für elektive Operationen und Notfalleingriffe wurde besprochen.

Leberteilresektion – konventionelle Verfahren vs. Nd:YAG-Laser

C. Philipp, V. Arendt, H.-P. Berlien und J. Waldschmidt

Wegen des Netzwerks von arteriellen, venösen und biliären Gefäßen galten Leberresektionen lange als problematische und risikoreiche Eingriffe. Eine Vielzahl technischer Hilfsmittel zur Resektion und Blutstillung wurden diskutiert und erprobt:

- Ultraschallmesser (CUSA),
- Infrarotkoagulation,
- Hochfrequenzdiathermie, bi- und unipolar,
- Kryochirurgie,
- Laser, im Kontakt und nicht im Kontakt.

Die Komplikationen waren:

- intraoperative Blutung,
- postoperative Blutung,
- Infektion,
- biliäre Fistel,
- Verletzung des Hilus; Cholestase, Leberinsuffizienz, portale Hypertension,
- Verletzung der V. cava inferior.

Patienten und Methode

35 Leberteilresektionen aus der Zeit von 1975 bis 1988 wurden ausgewertet. Die Resektionen wurden entweder nach der „Fingerbruchmethode" unter zusätzlicher Blutstillung durch Tourniquet der hilären Gefäße, Parenchymnaht und Fibrinklebung (n = 24) oder mit dem Nd:YAG-Laser (n = 11) durchgeführt. Nach üblicher Präparation und Ligatur der entsprechenden Portalgefäße wurde mit diesem Laser eine Gewebedurchtrennung bei gleichzeitiger Koagulation des Schnittrandes und der Gallenkapillaren erzielt.

Die Betriebsparameter des Nd:YAG-Lasers waren:

- Wellenlänge 1064 nm,
- Leistung >100 W,
- Fokusdurchmesser 0,5 mm^2,
- Schnittgeschwindigkeit 1,0 mm/s.

Venöse Gefäße mit Durchmesser bis 5 mm und arterielle Gefäße mit Durchmesser bis 3 mm wurden während der Vaporisation des Parenchyms verschlossen, größere Gefäße waren während der Vaporisation des Parenchyms gut zu erkennen und konnten präliminar ligiert werden.

Ergebnisse

Zu Abb. 1 und 2: Die durchschnittlichen Vollblutgaben konnten in der Lasergruppe auf etwa 55% reduziert werden. Bei etwa gleicher Menge an kristallinen und kolloidalen Lösungen reichte die Gabe von Erythrozytenkonzentrat aus.

Zu Abb. 3 und 4: Nur bei einigen Kindern war eine postoperative Vollblut- oder Erythrozytengabe notwendig. In der Lasergruppe konnte bis auf eintägige Redondrains auf Drainagen verzichtet werden. Die geringeren Blutgaben in der Lasergruppe hatten keine Anämie zur Folge; die Hb-Verläufe waren in beiden Gruppen nahezu parallel. In der Lasergruppe konnte postoperativ auf die Gabe von FFP ganz verzichtet werden.

Zu Abb. 5 und 6: Während in der Gruppe ohne Laser nahezu alle Kinder postoperativ einer Intensivbehandlung bedurften, konnte in der Lasergruppe teilweise darauf verzichtet werden. Sowohl die Verweildauer auf der Intensivstation als auch die Beatmungsdauer war in der Lasergruppe geringer. Die

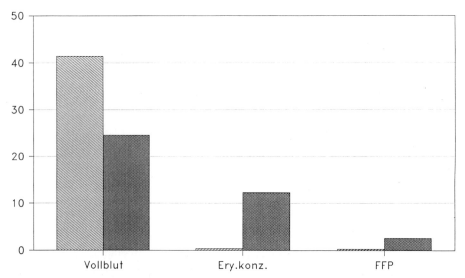

Abb. 1. Intraoperative Blutgaben (n = 25; Mittelwerte)

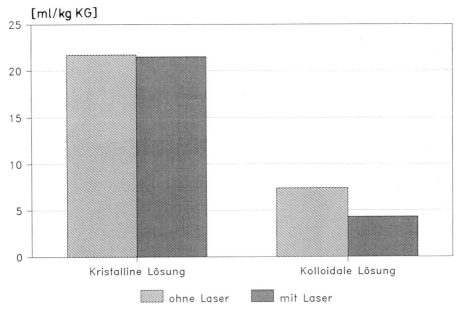

Abb. 2. Intraoperative Volumengaben (n = 35; Mittelwerte)

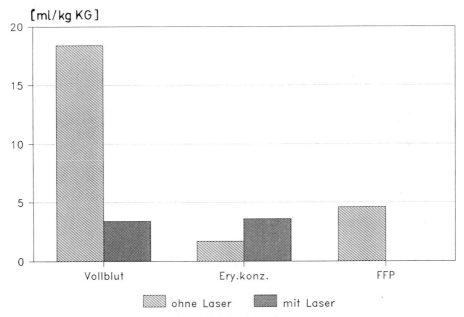

Abb. 3. Postoperative Blutgaben (n = 35; Mittelwerte)

Verkürzung der Beatmungsdauer ist dabei umso wichtiger, da neben den allgemeinen Komplikationen eine Beatmung die Leberperfusion erheblich beeinflußt.

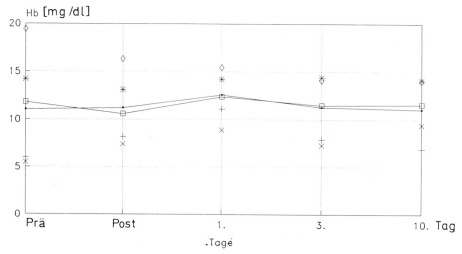

Abb. 4. Hb-Verläufe (n = 35)

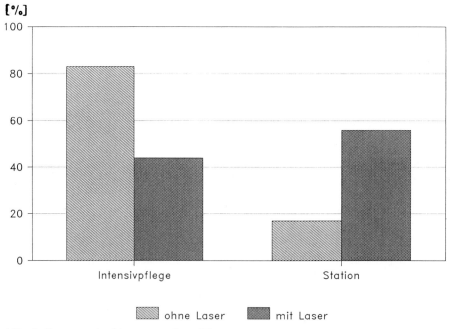

Abb. 5. Postoperative Versorgung (n = 35)

Zu Abb. 7: Die Grafik zeigt den prozentualen Anteil der postoperativ beatmeten Kinder im zeitlichen Verlauf. Während die Hälfte der Kinder in der Gruppe ohne Laser im Anschluß an die Operation eine Beatmung benötigten, war es in der Lasergruppe nur ein Fünftel. 120 h postoperativ war in der Lasergruppe keine Beatmung mehr notwendig.

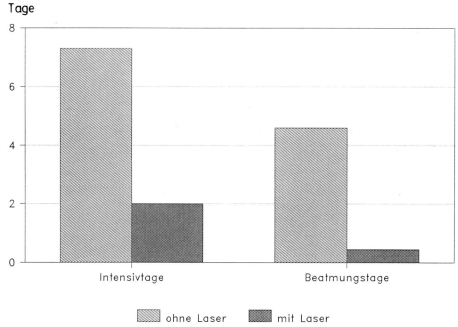

Abb. 6. Intensivpflege/Beatmungen (n = 35; Mittelwerte)

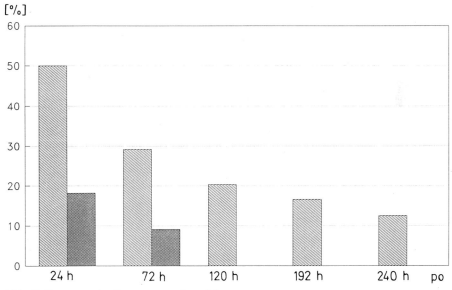

Abb. 7. Postoperative Beatmungen (n = 35)

Zu Abb. 8: Neben der Abnahme der Verweildauer auf der Intensivstation findet sich auch eine Abnahme der Gesamtliegedauer. Indikationsbedingt zeigen die individuellen Werte bei diesem Parameter eine große Varianz. Zur Darstellung wurden deshalb die Mediane verwendet.

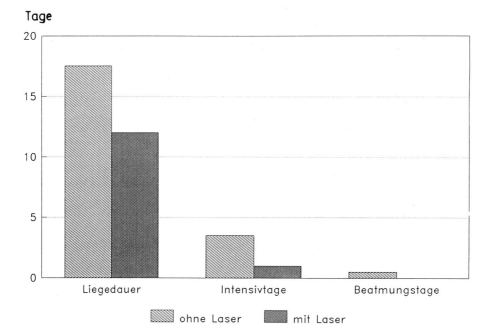

Abb. 8. Liegedauer (n = 35; Mediane)

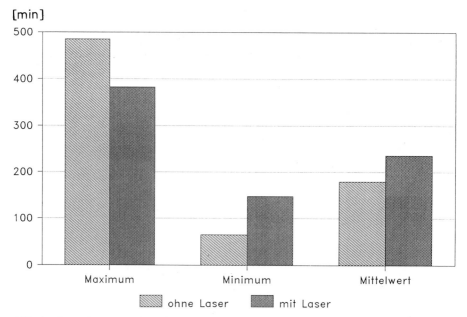

Abb. 9. Operationsdauer (n = 35)

Zu Abb. 9: Die mittlere Gesamtoperationsdauer ist in der Lasergruppe nicht wesentlich verlängert. Durch die bessere Operationsübersicht und den Fortfall zusätzlicher Maßnahmen zur Blutstillung, Drainage, Gallengangsokklusion und Versiegelung der Schnittfläche wird der größere Zeitaufwand für die eigentliche Resektion wieder ausgeglichen.

Diskussion

Die Benutzung des Nd:YAG-Lasers in der Chirurgie bietet, verglichen mit den konventionellen Methoden, Vorteile, die seinen Einsatz in zunehmendem Maße rechtfertigen und sogar erfordern. Diese Vorteile zeigen sich in der offenen Chirurgie v. a. bei der Resektion von blutreichen Geschwülsten, Zysten, Angiomen und Abszessen im Bereich parenchymatöser Organe. Für die Leberresektion sind als direkte Vorteile zu nennen:

- blutungsfreies Operieren,
- berührungsloses Operieren,
- Schnitt und Koagulation gleichzeitig,
- Koagulationssaum mit Zerstörung von Resttumorzellen und Entzündungsgewebe,
- vollständige Versiegelung der Operationsfläche,
- keine Nachblutung,
- Verzicht auf postoperative Drainagen,
- keine Lymph- und Gallefisteln,
- keine postoperativen Adhäsionen.

Für die intra- und postoperative Betreuung resultieren hieraus:

- Vermeidung der Risiken einer Massivtransfusion,
- geringerer Anteil postoperativer Intensivbetreuungen und Beatmungen,
- geringere Dauer postoperativer Intensivbetreuungen und Beatmungen.